Jose O'Daly

Neurodegeneratieve ziekten: Kuru, Alzheimer, Parkinson, Huntington

Jose O'Daly

Neurodegeneratieve ziekten: Kuru, Alzheimer, Parkinson, Huntington

Neurodegeneratieve ziekten bij mens en dier

GlobeEdit

Imprint

Any brand names and product names mentioned in this book are subject to trademark, brand or patent protection and are trademarks or registered trademarks of their respective holders. The use of brand names, product names, common names, trade names, product descriptions etc. even without a particular marking in this work is in no way to be construed to mean that such names may be regarded as unrestricted in respect of trademark and brand protection legislation and could thus be used by anyone.

Cover image: www.ingimage.com

This book is a translation from the original published under ISBN 978-620-0-48426-0.

Publisher:
GlobeEdit
is a trademark of
Dodo Books Indian Ocean Ltd., member of the OmniScriptum S.R.L Publishing group
str. A.Russo 15, of. 61, Chisinau-2068, Republic of Moldova Europe

ISBN: 978-620-0-59243-9

Copyright © Jose O'Daly
Copyright © 2020 Dodo Books Indian Ocean Ltd., member of the OmniScriptum S.R.L Publishing group

Contents

Abstract 3
Inleiding 6
Medicijnen gebruikt in het AD 38
Neurobeschermende behandelingen 68
2.0 Materiaal en methoden 91
3,0 Resultaten 93
4.0 Discussie 105
Conclusies 120
Referenties 127

Analyse van neurodegeneratieve ziekten: Kuru, Gerstmann-Sträussler-Scheinker Syndroom, Fatal Familiar Insomnia, Variably Protease-Sensitive Prionopathy, Creutzfeld-Jakob, Alzheimer, Parkinson, Huntington Diseases.

Jose Antonio O'Daly. MD, DMSc, PhD. Adres: Avenida Este Uno, Residencias La Vista C, Appartement 7D, Los Naranjos Del Cafetal, El Hatillo, Caracas, Venezuela, 1081.

Korte titel: Neurodegeneratieve ziekten bij mens en dier.

Abstract

De **evolutie van** concepten over de α-helix, de β-sheet, de peptidebinding en de rol van waterstofbruggen om deze te stabiliseren worden in detail besproken. Twee aminozuren worden met elkaar verbonden door een amidebinding die een peptidebinding wordt genoemd in een condensatiereactie tussen de aminogroep van de ene en de carboxylgroep van de andere, waarbij een watermolecuul wordt vrijgemaakt en een dipeptide wordt gevormd; als er een derde aminozuur binnenkomt, wordt er een tripeptide gevormd, tot een polypeptide, een reactie die plaatsvindt bij de ribosomen. In de genetische code van het DNA worden twintig aminozuren, ook wel resten genoemd, gecodeerd die de peptiden vormen, die wanneer ze in polypeptideketens zijn georganiseerd, eiwitten worden genoemd. Linus Pauling was de belangrijkste Amerikaanse chemicus van zijn tijd. Hij was de eerste die de nieuwe kwantummechanische inzichten van de fysica toepaste op de chemie, wat leidde tot het idee van resonantie. Hij **publiceerde in 1939 "De aard van de chemische verbinding"**, waarop Watson en Crick zich baseerden voor chemische informatie, toen ze op het punt stonden de structuur van het DNA te bepalen. Er zijn honderden radicalen en dus veel verschillende aminozuren, maar slechts 22 zitten in eiwitten, de twintig klassieke aminozuren, en een ontdekt in 1986 genaamd Selenocysteïne en de andere in 2002 genaamd Pyrrolysine hebben beide specifieke codons in het genoom. **Kuru** is een zeldzame ongeneeslijke en fatale neurodegeneratieve aandoening die veel voorkwam bij de bevolking van Papoea-Nieuw-Guinea, veroorzaakt door de overdracht van abnormaal gevouwen Prion-eiwitten, wat leidt tot symptomen zoals bevingen, verlies van coördinatie en neurodegeneratie. De term Kuru (beven) is afgeleid van het woord *kuria* of *guria* (schudden), vanwege de lichaamstrillingen die een klassiek symptoom van de ziekte zijn. Kuru, een overdraagbare spongiforme encefalopathie, is een ziekte van het zenuwstelsel met fysiologische en neurologische gevolgen, die uiteindelijk tot de dood leidt. Het wordt gekenmerkt door progressieve cerebellaire ataxie, of verlies van coördinatie en controle over de spierbewegingen. **De ziekte van Creutzfeldt-Jakob (CJD)** is een fatale degeneratieve hersenaandoening. Vroege symptomen zijn onder andere geheugenproblemen, slechte coördinatie, gedragsveranderingen en visuele stoornissen. Later komen dementie, onwillekeurige bewegingen, blindheid, zwakte en coma voor. Ongeveer 70% van de mensen sterft binnen een jaar na de diagnose. De meeste gevallen zijn spontaan; 7,5% van de gevallen zijn geërfd van iemands ouders op een autosomaal dominante manier. CJD is een overdraagbare spongiforme encefalopathie (TSE), veroorzaakt door prionen, eiwitten die normaal gesproken aanwezig zijn in de neuronen van het centrale zenuwstelsel (CZS). Deze eiwitten, eenmaal verkeerd gevouwen, beïnvloeden signaalprocessen, beschadigen neuronen en resulteren in degeneratie die het spongiforme uiterlijk in de aangetaste hersenen veroorzaakt. De CJD Prion is gevaarlijk, omdat het het hervatten van inheemse Prion-eiwit in de zieke toestand bevordert. Het aantal verkeerd gevouwen eiwitmoleculen zal exponentieel toenemen en het proces leidt tot een grote hoeveelheid onoplosbaar eiwit in de aangetaste cellen. Deze massa van verkeerd gevouwen eiwitten verstoort de neuronale celfunctie en veroorzaakt celdood. Mutaties in het gen voor het Prion-eiwit kunnen een misvouwing van de dominante α-helicale gebieden in β-platen veroorzaken. Het **Gerstmann-Sträussler-Scheinker Syndroom (GSSS)** is een uiterst zeldzame, meestal familiale, fatale neurodegeneratieve ziekte die patiënten van 20 tot 60 jaar treft. Het is uitsluitend erfelijk, en wordt slechts in enkele families over de hele wereld aangetroffen, volgens het National Institute of Neurological Disorders and Stroke (NINDS). Het wordt ingedeeld bij de overdraagbare spongiforme encefalopathieën (TSE) vanwege de oorzakelijke rol die het menselijke Prion-eiwit (PRNP) speelt. GSSS is een van een klein aantal ziekten die worden veroorzaakt door Prionen, een klasse van pathogene eiwitten die zeer resistent zijn tegen proteasen. Een verandering in codon 102 van proline naar leucine werd gevonden in het gen PRNP, op chromosoom 20, van de meest getroffen personen. **Fatal Familiar Insomnia (FFI)** is een zeldzame aandoening die resulteert in slaapproblemen die geleidelijk aan beginnen en in de loop van de tijd verergeren. Andere symptomen zijn spraak, coördinatieproblemen en dementie, met als gevolg de dood binnen enkele maanden tot enkele jaren. Het is een Prion-ziekte van de hersenen, veroorzaakt door een mutatie in het eiwit PrPC. **Variabele Eiwitgevoelige Prionopathie (VPSPr)** is een sporadische Prion-eiwitaandoening. Het werd voor het eerst geïdentificeerd als een afzonderlijke ziekte in 2010 die zich voordoet in slechts 2 of 3 van de 100 miljoen mensen. Vanaf 2018 zijn er veertien gevallen gemeld in het Verenigd Koninkrijk. Het heeft overeenkomsten met CJD, maar de klinische verschijnselen verschillen, en het abnormale Prion-eiwit (PrPSC) is minder goed bestand tegen vertering door proteasen, terwijl sommige varianten gevoeliger zijn voor proteasen dan andere. De **ziekte van Alzheimer (AD)** is een chronische neurodegeneratieve aandoening die langzaam begint en in de loop van de tijd geleidelijk aan verergert. Het is de oorzaak van 60-70% van de gevallen van dementie; het meest voorkomende vroege symptoom is de moeilijkheid om de recente gebeurtenissen te herinneren. Naarmate de ziekte voortschrijdt, zijn de symptomen onder meer problemen met taal, desoriëntatie, gemakkelijk verdwalen op straat, stemmingswisselingen, verlies van motivatie, het niet beheren van zelfzorg, en gedragsproblemen. Als de toestand van een persoon afneemt, trekt hij zich terug uit het gezin en de maatschappij. Geleidelijk aan gaan lichaamsfuncties verloren, wat uiteindelijk leidt tot de dood. De snelheid van de progressie kan variëren; de typische levensverwachting na de diagnose is drie tot negen jaar. **De ziekte van Parkinson** (PD) is een langdurige degeneratieve aandoening van het CZS die vooral het motorische systeem aantast. Naarmate de ziekte verergert, komen niet-motorische symptomen steeds vaker voor. De symptomen komen meestal langzaam op. Vroeg in de ziekte zijn de meest voor de hand liggende symptomen: schudden, stijfheid, traagheid van beweging, en moeite met lopen, met denk- en gedragsproblemen. Dementie komt vaak voor in de gevorderde stadia van de ziekte. Depressie en angst komen ook vaak voor bij meer dan een derde van de mensen met een PD. Andere symptomen zijn onder andere sensorische, slaap- en emotionele problemen. De belangrijkste motorische symptomen worden "Parkinsonisme" genoemd. De oorzaak van PD is onbekend, maar er wordt aangenomen dat er zowel genetische als omgevingsfactoren bij betrokken zijn. De **Ziekte van Huntington (HD)**, ook wel Huntington chorea genoemd, is een erfelijke aandoening die leidt tot de dood van hersencellen. De vroegste symptomen zijn problemen met de stemming of mentale vaardigheden. Een algemeen gebrek aan coördinatie en een onstabiele gang van zaken volgen vaak. Naarmate de ziekte vordert, worden ongecoördineerde, schokkerige lichaamsbewegingen duidelijker. Lichamelijke vermogens verslechteren geleidelijk aan totdat de gecoördineerde beweging moeilijk wordt en de persoon niet meer in staat is om te praten. Mentale vaardigheden nemen over het algemeen af in dementie. De symptomen beginnen meestal tussen 30 en 50 jaar, maar kunnen op elke leeftijd beginnen. De ziekte kan zich eerder in het leven van elke opeenvolgende generatie ontwikkelen. Ongeveer 8% van de gevallen begint voor de leeftijd van 20 jaar en heeft meestal symptomen die meer lijken op die van PD.

Trefwoorden: α-helix, β-sheets, neurodegeneratieve ziekten, Kuru, ziekte van Alzheimer, ziekte van Creutzfeldt-Jakob, Gerstmann-Sträussler-Scheinkersyndroom, ziekte van Parkinson, ziekte van Huntington, overdraagbare spongiforme encefalopathieën

Inleiding

Het woord proteïne komt van het Griekse "Proteios" dat "primair" betekent, dat "de eerste plaats inneemt". Harold Hartley suggereerde in zijn toespraak ter herdenking van 100 jaar Bertzelius' dood het woord proteïne aan Mulder in een brief uit Stockholm van 10 juli 1838 [1]. Het onderzoek van Mulder begon in 1835 met een chemische analyse van zijde, die zich ook uitstrekte tot fibrine, serumalbumine, ei-albumine, gelatine en glutenine met behulp van zuren en alkaliën. Hij vond geoxideerde basisradicalen gecombineerd in een eenvoudige relatie met zwavel en fosfor, waarbij hij de stoffen noemde zoals ze in de natuur werden gevonden [2]. Het woord is ontleend aan de Griekse betekenis van het woord: het zijn de belangrijkste moleculen in levende organismen. Een eiwit bestaat uit één of meerdere polypeptiden met meer dan 100 aminozuren in een lineaire sequentie. Een aminozuur is een organisch molecuul met amino- (-NH2) en carboxyl (-COOH) groepen, de meest voorkomende en belangrijkste zijn die welke deel uitmaken van eiwitten en een sleutelrol spelen in alle biologische processen. Twee aminozuren worden samengevoegd in een condensatiereactie tussen de aminogroep van de ene en de carboxylgroep van de andere, waarbij een watermolecuul vrijkomt dat een amidebinding vormt die een peptidebinding wordt genoemd (fig. 1), in een dipeptide. Als er een derde aminozuur binnenkomt, wordt er een tripeptide gevormd en zo verder, tot er een polypeptide ontstaat, een reactie die op natuurlijke wijze plaatsvindt bij de ribosomen. In de genetische code worden twintig aminozuren, ook wel resten genoemd, gecodificeerd, die de peptiden vormen, die wanneer ze in polypeptideketens zijn georganiseerd, proteïnen worden genoemd. Alle aminozuren in eiwitten zijn L-α-aminozuren. De aminogroep is verbonden met de aangrenzende carboxylgroep of α-koolstof, ook een waterstof en een laterale keten of radicale R-keten van variabele structuur zijn verbonden, die de identiteit en eigenschappen van elke verschillende aminozuur bepaalt [3] , [4].

De α-helix en de peptidebinding

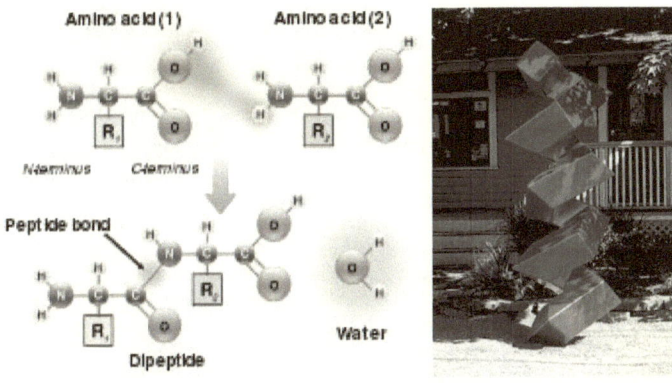

Fig. 1. Peptidebindingsvorming via uitdrogingsreactie. Afb. 2. Julian Voss-Andreae's α Helix voor Linus Pauling (2004), gepoedercoat staal, hoogte 10 ft (3 m). Het beeld staat voor het kinderhuis van Pauling op 3945 SE Hawthorne Boulevard in Portland, Oregon, USA.

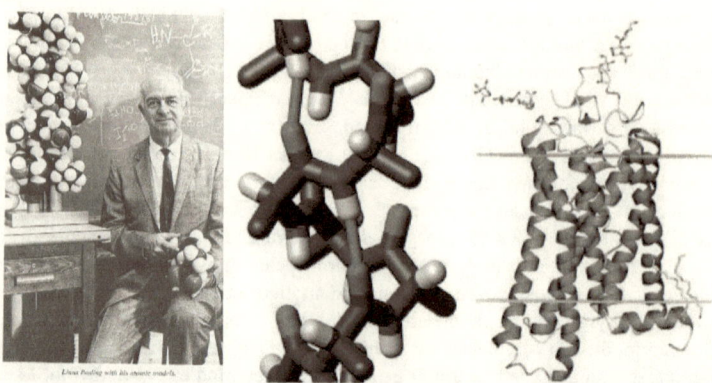

Fig. 3. **A**. Linus Pauling en de α-Helix [4]. **B**. Zijaanzicht van α-helix van alanineresiduen Twee waterstofbindingen voor dezelfde peptidegroep zijn in magenta, de H tot O-afstand is 2 A (0,20 nm). De eiwitketen loopt omhoog. De N-terminal onderaan, de C-terminal bovenaan. De zijkettingen in zwarte stompjes maken een lichte neerwaartse hoek in de richting van de N-terminal, de peptideoxygenen in rode punt omhoog en de peptide NH blauw met grijze stompjes naar beneden. **C**, Boviene rhodopsine (PDB-bestand1GZM), met zeven helften die het membraan kruisen en gemarkeerd zijn met horizontale lijnen [5].

Linus Pauling was de belangrijkste Amerikaanse chemicus van zijn tijd (Fig. 2 , 3). Hij wordt beschouwd als een van de eersten die de nieuwe kwantummechanische inzichten van de fysica toepast op problemen van de chemie, wat leidde tot het idee van resonantie. Zijn uitgebreide onderzoek omvatte "De aard van de chemische verbinding", en hij publiceerde een boek met dezelfde titel in 1939, waarop Watson en Crick zich baseerden voor chemische informatie, toen ze op het punt stonden om de structuur van het DNA te bepalen. Het werk van Pauling vertegenwoordigt de tweede grote benadering om eiwitten in de moleculaire biologie in te voeren, de eerste was de functionele benadering van de biochemici, Avery en Chargaff en de genetici Delbruck en de Phage Group. Zo is het werk van Pauling (Fig. 3) van belang om Watson en Crick te voorzien van de basisbenadering die zij hebben gebruikt bij het oplossen van de structuur van het DNA door middel van modelbouw. In 1948, terwijl hij in bed herstelde van een verkoudheid, construeerde Pauling op speelse wijze een ruw papieren model van een polypeptideketting met behulp van de toen bekende chemische en stereochemische beperkingen, zoals dat de peptidebinding een vlakke of vlakke vorm was. Hij concludeerde dat de polypeptideketen een enkele gestrande helix was, (Fig. 2, 3) hij noemde de α-helix, en won de Nobelprijs voor de chemie in 1954 [4], [5]. De rivaliteit tussen Pauling en Bragg vormt het decor voor het verhaal van Watson en Crick. Terug in de late jaren 1920, Pauling had geslagen Bragg aan de stereo chemische en elektrostatische regels die de structuur van mineralen bepaald. In 1951, kort nadat Bragg's en Cavendish groep jammerlijk faalden in hun pogingen om een structuur voor de polypeptide op te zetten, onthulde Pauling triomfantelijk zijn α-helix, waarbij het aan de ontzette Cavendish groep werd overgelaten om de juistheid ervan te verifiëren. Pauling moest een feit negeren dat de vooruitgang in de Cavendish groep had afgeremd, namelijk de röntgendiffractiefoto van Astbury die een vlek liet zien die zei dat een volledige draai van de helix 5.1 Angstroms zou zijn. De theorie van Pauling zei dat de hoogte van de volledige bocht 5,4 angstroms was, wat correct bleek te zijn. Dit vermogen om alle feiten met verdachte te behandelen was een ander inzicht, dat Watson en Crick uit het succes van Pauling haalden [4], [5].

De Alpha Helix

De alfa-helix (α-helix) is de secundaire structuur van eiwitten en is een rechtse helixconformatie waarbij elke ruggengraat N-H groep een waterstofbinding geeft aan de ruggengraat C=O groep van het aminozuur dat zich eerder langs de eiwitsequentie bevindt (Figs 1 , 2 , 3). De α-helix wordt ook wel een klassieke Pauling-Corey-Branson α-helix genoemd. De naam 3.613-helix wordt ook gebruikt voor dit type helix, wat duidt op het gemiddelde aantal resten per spiraalvormige draai, waarbij 13 atomen betrokken zijn bij de ring die gevormd wordt door de waterstofbrug. Van de soorten lokale structuur in eiwitten is de α-helix het meest regelmatig, het meest voorspelbaar uit de reeks, en het meest voorkomend [4] , [5] , [6]. Eiwitten bestaan uit polypeptideketens en zijn onderverdeeld in verschillende categorieën zoals primaire, secundaire, tertiaire en quaternaire structuren, afhankelijk van de vorm van een vouw van de polypeptideketens. α-helix- en β-platen zijn de twee meest voorkomende secundaire structuren van een polypeptideketen. De **α-helicale** structuur van eiwitten is te danken aan de waterstofbinding tussen de ruggengraat amide- en carbonylgroepen. Dit is een rechtshandige spoel, die typisch 4 tot 40 aminozuurresten in de polypeptideketen bevat. Figuur 4 illustreert de structuur van α-helix [5].

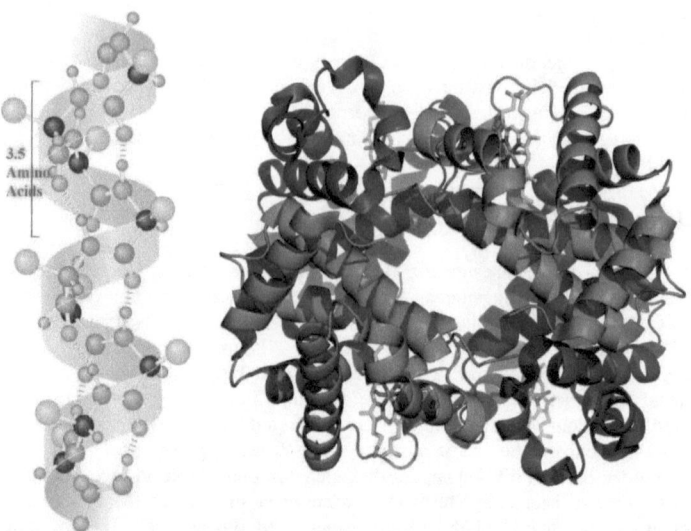

Fig. 4. **A**. α-Helix Proteïnestructuur van Commons Wikimedia. **B**. Hemoglobine molecuul, met vier heem-bindende subeenheden (groen), en polypeptiden (blauw, rood) elk gemaakt van α-helices. Foto door Zephyris, Commons Wikipedia [5].

Er vormen zich waterstofbruggen tussen een N-H groep van een aminozuurresidu met een C=O groep van een ander aminozuur, dat eerder in 4 residuen wordt geplaatst. Deze waterstofbruggen zijn essentieel voor het creëren van de α schroefvormige structuur, en elke volledige draai van de helix heeft 3,6 aminozuurresiduen. (Fig. 4 A). Aminozuren waarvan de R-groepen te groot zijn (d.w.z. tryptofaan, tyrosine) of te klein (d.w.z. glycine) destabiliseren de α-helften. Proline destabiliseert ook α-helften door zijn onregelmatige geometrie; zijn R-groep bindt terug aan de stikstof van de amidegroep, en veroorzaakt sterische hinder. Bovendien verhindert het ontbreken van een waterstof op de stikstof van Proline dat het deelneemt aan de waterstofbinding. Daarnaast is de stabiliteit van α-helix afhankelijk van het dipoolmoment van de hele **helix, wat te wijten is aan individuele dipolen van C=O-groepen die betrokken zijn bij de waterstofbinding. Stabiele α-helften eindigen meestal met een geladen aminozuur om het dipoolmoment te neutraliseren** [4], [5].

Wat is een β-blad?

Het is een ander type van de secundaire structuur van het eiwit; het bestaat uit β-strengen die zijdelings verbonden zijn door ten minste twee of drie ruggengraatwaterstofbindingen, die een over het algemeen gedraaide, geplooide plaat vormen. Over het algemeen bevat een β-streng 3 tot 10 aminozuurresiduen, en deze strengen worden naast andere bètastrengen gerangschikt terwijl ze uitgebreide waterstofbindingsnetwerken vormen. Hier creëren N-H-groepen in de ruggengraat van een streng waterstofbruggen met de C=O-groepen in de ruggengraat van de aangrenzende streng. Twee uiteinden van de peptideketen kunnen worden toegewezen aan de N-terminus en de C-terminus om de richting te illustreren. N-terminus duidt op een uiteinde van de peptideketen, waar vrije aminegroep beschikbaar is. Op dezelfde manier vertegenwoordigen de C-terminus de andere terminal van de peptideketen, waar de vrije carboxylgroep beschikbaar is. Aangrenzende β-strengen kunnen waterstofbruggen vormen in een antiparallelle, parallelle of gemengde opstelling. In de anti-parallelle regeling grenst de N-terminus van de ene stand aan de C-terminus van de volgende stand. In een parallelle opstelling zijn de N-eindpunten van aangrenzende strengen in dezelfde richting georiënteerd [5]. De volgende figuur 5 illustreert de structuur en het waterstofbrugpatroon van parallelle en antiparallelle β-strengen.

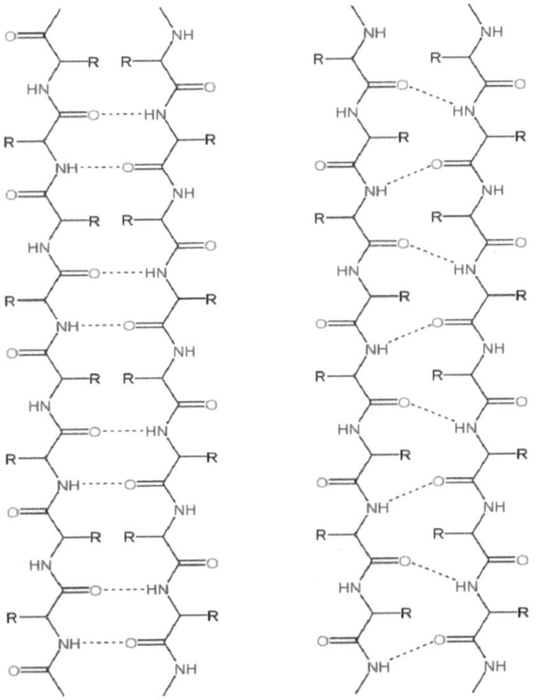

Fig. 5. Parallelle en Antiparallelle β-sheet door F. Vasconcellos, via Commons Wikimedia [6].

Selenocysteïne

Er zijn honderden Radicalen en honderden verschillende aminozuren, koop slechts 22 zijn onderdeel van eiwitten, de laatste waren Selenocistein [6] ontdekt in 1986 (Fig 6) en Pyrrolysine in 2002 (Fig 7), hebben allemaal specifieke codons in de genetische code.

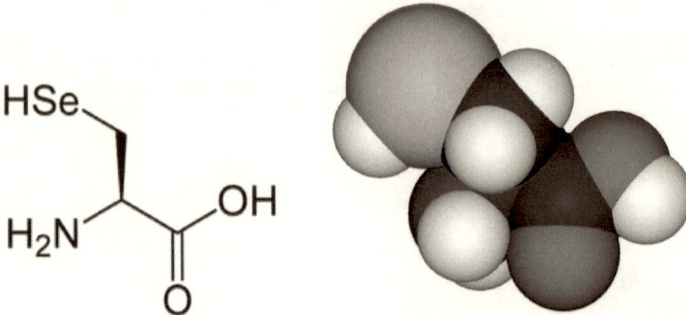

Fig. 6. Selenocysteïne (Sec). 2-Amino-3-selaniepropaanzuur. Bepaalde organismen gebruiken een extra aminozuur, selenocysteïne, dat het 21e aminozuur wordt genoemd, dat zijn eigen codon mist en een stopcodon gebruikt nadat het is aangepast. Hiervoor maakt het gebruik van complexe machines, met specifieke enzymen en RNA. Sec komt voor in alle domeinen van het leven, inclusief bacteriën, archaea en eukaryota. Sec komt voor in de actieve plaatsen van enzymen die betrokken zijn bij het verwijderen van reactieve zuurstofsoorten, en in de activering van het schildklierhormoon [3].

Selenocysteïne, symbool **Sec** of **U**, [2] in andere publicaties ook als **Se-Cys** [3] is het [21e] proteïnogene aminozuur (Fig 6). Selenocysteïne bestaat van nature in alle drie de domeinen van het leven, maar niet in elke stamboom, als een bouwsteen van selenoproteïnen [7]. Selenocysteïne is een cysteïne-analoog met een seleniumhoudende selenolgroep in plaats van de zwavelhoudende thiolgroep Selenocysteïne werd ontdekt door Thressa Stadtman [7] in de National Institutes of Health, en is aanwezig in verschillende enzymen, bijvoorbeeld glutathion-peroxidases, tetra-jodothyronine-5'-deiodinases, thioredoxine-reductases, dehydrogenases, hydrogenases, glycine-selenofosfaat-synthetase2, en methionine-R-sulfoxide-reductase-B1(SEPX1) [8].

Selenocysteïne heeft een structuur die vergelijkbaar is met die van cysteïne, maar met een atoom van selenium dat de plaats inneemt van de gebruikelijke zwavel (Fig. 6) en een selenolgroep vormt die bij fysiologische pH wordt gedeprotoneerd. Zoals andere natuurlijke proteïnogene aminozuren hebben cysteïne en selenocysteïne een L-chiraliteit in de oudere D/L-notatie, gebaseerd op de homologie van D- en L-glyceraldehyde. In het nieuwere R/S systeem van het aanwijzen van chiraliteit, gebaseerd op de atoomnummers van atomen in de buurt van de asymmetrische koolstof, hebben ze R-chiraliteit, vanwege de aanwezigheid van zwavel als tweede buurman van de asymmetrische koolstof. De overige chirale aminozuren, die alleen lichtere atomen in die positie hebben, hebben S-chiraliteit. Eiwitten, die een of meer selenocysteïne-residuen bevatten, worden selenoproteïnen genoemd; ze bevatten een enkel selenocysteïne-residu. Selenoproteïnen, met de katalytische activiteit van selenocysteïne, worden selenoenzymen [9] genoemd, die katalytische driehoeksstructuren blijken te gebruiken die de nucleofiliciteit van de actieve site van selenocysteïne beïnvloeden.

In de Biologie heeft Selenocysteïne een lagere pKa (5,47) en een lager reductiepotentieel dan cysteïne. Deze eigenschappen maken het zeer geschikt voor eiwitten die betrokken zijn bij de werking van antioxidanten [10]. Hoewel het in de drie domeinen van het leven wordt gevonden, is het niet universeel in alle organismen [11]. In tegenstelling tot andere aminozuren die in biologische eiwitten aanwezig zijn, is selenocysteïne niet direct gecodeerd in de genetische code [12]. In plaats daarvan wordt het op een speciale manier gecodeerd door een UGA-codon, wat normaal gesproken een stopcodon is. Een dergelijk mechanisme wordt translationele hercodering genoemd [13] en de efficiëntie ervan hangt af van de selenoproteïne die wordt gesynthetiseerd en van vertaalinitiëringsfactoren [14]. Wanneer cellen worden gekweekt in de afwezigheid van selenium, eindigt de vertaling van selenoproteïnen bij het UGA-codon, wat resulteert in een afgekapt, niet-functioneel enzym. Het UGA-codon wordt gemaakt om selenocysteïne te coderen door de aanwezigheid van een selenocysteïne-invoegvolgorde (SECIS) in het mRNA. Het SECIS-element wordt gedefinieerd door karakteristieke nucleotidesequenties en secundaire structuurbasisparameters. Bij bacteriën bevindt het SECIS-element zich meestal direct na het UGA-codon binnen het leesraam voor de selenoproteïne [15]. In Archaea en in eukaryoten bevindt het SECIS-element zich in het 3' onvertaalde gebied (3' UTR) van het mRNA en kan het meerdere UGA-codons sturen om selenocysteïne-residuen te coderen [16]. Ook hier geldt dat er, in tegenstelling tot de andere aminozuren, geen vrije pool van selenocysteïne in de cel bestaat. Zijn hoge reactiviteit zou schade aan de cellen veroorzaken. In plaats daarvan slaan de cellen selenium op in de minder reactieve geoxideerde vorm, selenocystine, of in gemethyleerde vorm, selenomethionine. Selenocysteïne-synthese gebeurt op een gespecialiseerd tRNA, dat ook functioneert om het op te nemen in ontluikende polypeptiden [17].

Pyrrolysine

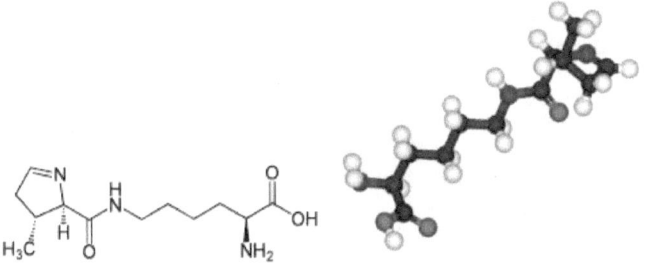

Fig. 7.Pyrrolysine. N6-[(2R, 3R)-3-methyl-3,4-dihydro-2H-pyrrol-2-yl]carbonyl] L-lysine [3].

Pyrrolysine Symbool **Pyl** of **O**; [3] gecodeerd door het amberkleurige stopcodon UAG, is een α-aminozuur dat gebruikt wordt in de biosynthese van eiwitten in sommige methanogene archaea en bacteriën [17] , [18] , [19] het is niet aanwezig in de mens (Fig 7). Het bevat een α-aminogroep, die in de geprotoneerde -+NH3 vorm is, en een carboxylzuurgroep, die in de gedeprotoneerde -COO- vorm is onder biologische omstandigheden. De pyrroline zijketen is vergelijkbaar met die van lysine, omdat het basisch is en positief geladen bij een neutrale pH-waarde. Bijna alle eiwitten worden gemaakt met behulp van slechts 20 standaard aminozuurbouwstenen Twee ongebruikelijke genetisch gecodeerde aminozuren zijn Selenocysteïne en Pyrrolysine. Pyrrolysine werd in 2002 ontdekt op de actieve plaats van een methyltransferase enzym uit een methaanproducerend archeon, *Methanosarcina barkeri* [19], [20]. Dit aminozuur wordt gecodeerd door UAG en de synthese en opname ervan in eiwitten wordt bemiddeld via de biologische machines die gecodeerd zijn door de pylTSBCD-cluster van genen [18]. Zoals bepaald door röntgenkristallografie [20] en MALDI-massaspectrometrie, bestaat pyrrolysine uit 4-methylpyrroline-5-carboxylaat in amidebinding met de εN van lysine [20].

Er zijn honderden radicalen en dus veel verschillende aminozuren, maar slechts 22 zijn in eiwitten de twee laatste ontdekt een in 1986 genaamd Selenocysteïne en de andere in 2002 genaamd Pyrrolysine die specifieke codons in het genoom hebben. De lineaire sequentie van aminozuren is de primaire structuur, en de belangrijkste factor om de driedimensionale structuur te stabiliseren zijn de -SH-groepen van cysteïne die met zichzelf reageren om disulfurbruggen te vormen door een reductiereactie [3]. Eiwitten hebben één polypeptide zoals myoglobine of meerdere zoals insuline die met elkaar verbonden zijn door zwavelbruggen (Fig. 8 A en B).

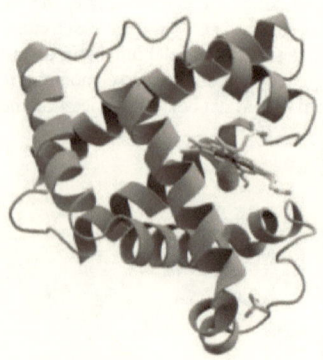 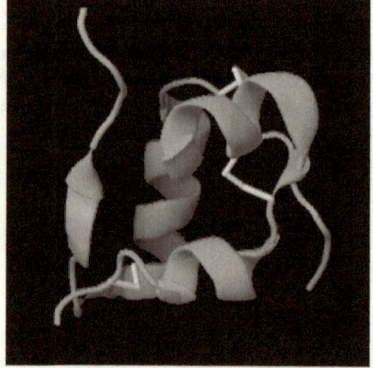

Afb. 8 **A**. Myoglobine is een ijzer- en zuurstofbindend eiwit dat voorkomt in het spierweefsel van gewervelde dieren en alle zoogdieren. Bij de mens wordt myoglobine alleen in de bloedbaan gevonden na een spierblessure. **B**. Insuline is een peptidehormoon dat twee polypeptideketens bevat die met elkaar verbonden zijn door disulfidebruggen (geel) [3].

Eiwitten die complexer zijn, hebben meerdere ketens die met elkaar verbonden zijn door niet-covalente krachten, sommige met organische structuren zoals de Hemegroep in hemoglobine (Fig. 4 B), die essentieel zijn voor het zuurstoftransport. Het heeft vier polypeptiden die verbonden zijn met niet-covalente krachten, zoals waterstofbindingen met georganiseerde structuren in het eiwit als α-helften die door Linus Pauling zijn ontdekt [3] , [4]. De effecten van de lokale α-helften, disulfidebruggen en aanvullende organische structuren zijn de secundaire structuur van het eiwit basis van de tridimensionale configuratie of tertiaire structuur, gevonden in de detailanalyse met röntgenkristallografie. Deze bevinding opende het begrip van de chemische en fysiologische werking van eiwitten, aangezien de meer significante werking afhangt van een zeer kleine actieve plaats, in een zeer grote molecule. Eiwitten zijn in een constante omzet; ongeveer 400 g/dag in een 70 Kg man, van hen 300 g/dag worden gerecycleerd voor nieuwe eiwitten en 30-100 g/dag gelyseerd tot Amonium, NH3, en ureum: H2N-CO-NH2 de manier waarop Amonium wordt uitgescheiden, die zelfs in de afwezigheid van ingeslikt voedsel doorgaat. Eiwitten in levende organismen hebben 22 verschillende aminozuren, waarvan de helft door de mens wordt gesynthetiseerd; de rest moet met het voedsel worden meegenomen. Het is bekend dat er 150 aminozuren zijn, de meeste zitten niet in eiwitten, maar sommige zitten wel in biologische materialen [3]. Sinds de term, eiwit voor het eerst werd bedacht in 1838 en eiwitten werden ontdekt als de essentiële component van fibrine en albumine, werden alle cellulaire eiwitten verondersteld een gunstige rol te spelen in planten en zoogdieren. In 1967 stelde Griffith echter voor dat eiwitten besmettelijke ziekteverwekkers zouden kunnen zijn en postuleerde hun betrokkenheid bij Scrapie, een universeel dodelijke overdraagbare spongiforme encefalopathie bij geiten en schapen [21]. Toch was deze nieuwe hypothese pas in 1982 bewezen, toen Prusiner en medewerkers besmettelijke deeltjes uit met Scrapie besmette hamsterhersenen zuiverden en aantoonden dat ze bestonden uit een specifiek eiwit dat hij het "Prion" noemde [22]. De besmettelijke Prion-pathogeen is in feite afkomstig van zijn endogene celvorm in het Centraal Zenuwstelsel (CZS). In tegenstelling tot andere infectieuze agentia, zoals bacteriën, virussen en schimmels, bevatten Prionen geen genetisch materiaal zoals DNA of RNA. De unieke eigenschappen en genetische informatie van Prionen zijn gecodeerd binnen de conformatiestructuur en posttranslationele modificaties van de eiwitten [21]. Opmerkelijk is dat Prion-achtig gedrag recentelijk is waargenomen in andere cellulaire eiwitten, niet alleen in pathogene rollen maar ook in het dienen van fysiologische functies. De betekenis van deze fascinerende ontwikkelingen in de Prion-biologie ligt ver buiten het bereik van een enkelvoudig cellulair eiwit en de daaraan gerelateerde ziekte [22].

Prionen, een term die is afgeleid van de zinsnede "Proteinaceous Infectious Particle" [22], zijn de ziekteverwekkers die een groep dodelijke zoönotische overdraagbare spongiforme encefalopathieën (TSE's) veroorzaken, ook wel bekend als Prion-ziekten. Ze behoren tot de klasse van de neurodegeneratieve aandoeningen die de ziekte van Alzheimer (AD), de ziekte van Huntington (HD) en de ziekte van Parkinson (PD) omvat. Scrapie is een woord voor jeukerig of pruritus, 痒 of 瘙痒, R. Wickner stelde voor dat Scrapie een oorsprong zou kunnen hebben die zo ver teruggaat als het oude China [23]. Zoals hij aangaf, is het Chinese karakter voor jeukerig (痒) een combinatie van de belangrijkste onderdelen van de Chinese karakters voor ziekte (病) en schapen (羊), wat duidt op een symptoom gezien bij zieke schapen (病羊 in het Chinees). Een andere interessante associatie is dat de uitspraak van het Chinese karakter voor jeukerig (痒) dezelfde is als die van het Chinese karakter voor schapen (羊). Aangezien de meeste Chinese karakters hun eigen betekenis hebben en 2000 tot 3000 jaar geleden werden ontwikkeld, wordt aangenomen dat Scrapie heeft bestaan in de tijd dat het karakter werd gecreëerd [23]. Hoewel het besmettelijke karakter van Scrapie al in de 18e eeuw werd vermoed, werd de overdraagbaarheid ervan pas in 1936 experimenteel bewezen (Fig. 9 A , B), [24].

Ziekten bij mensen, dieren en de Prion-eiwitten

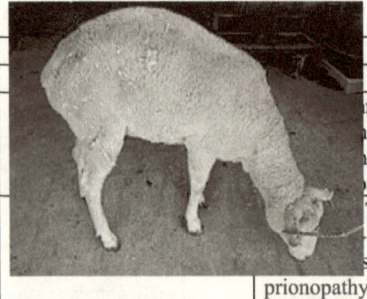

	ronic Wasting Disease (CWD); Bovine Encephalopathy (BSE) of Mad Cow Disease; Feline Encephalopathy; Exotic Ungulate athy. Tremor); Creutzfeldt-Jakob-ziekte (CJD); Sträussler-Scheinker Syndroom (GSS); Fatal somnia (FFI); Variably protease-sensitive prionopathy (VPSPr).
Prion-eiwitten	Ziekten
Aβ en Tau	Ziekte van Alzheimer (AD).
α-Synuclein	Ziekte van Parkinson (PD); Dementie van Lewy lichamen; Systemische meervoudige Atrofie.
Polyglutamine	Huntington Disease (HD); Dentatorubro-pallidoluysian Atrophy; Bulbar en Spinal Muscular Atrophy; Espino Cerebellar Ataxia Types 1, 2, 3, 6, 7, 17.
Tau, TDP-43	Frontotemporale dementie; progressieve corticobasale degeneratie; supranucleaire verlamming.
SOD-1, TDP-43	Amyotrofe laterale sclerose (ALS).

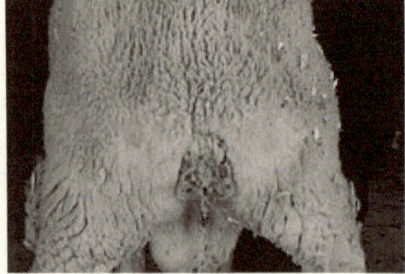

Afb. 9. **A**. Ooi met scrapie met gewichtsverlies en gebogen uiterlijk. **B**. Zelfde ooi als links met blote vlekken op de achterkant van het schrapen [25].

Tabel 1. Ziekten bij mensen, dieren en Prion-eiwitten die erin worden gevonden.

Nu wordt Scrapie bijna wereldwijd gevonden en bestaat het in twee verschillende vormen, klassiek en atypisch [26]; elk subtype vertoont een eigen klinisch, epidemiologisch, moleculair en
Histopathologische kenmerken. Naast Scrapie zijn er verschillende andere dierziekten van Prion (Tabel 1), waarvan de meest opvallende de Chronic Wasting Disease (CWD) en Mad Cow Disease zijn. In 1984 verscheen Mad Cow Disease, ook bekend als Bovine Spongiform

Encephalopathy (BSE), voor het eerst bij runderen in het Verenigd Koninkrijk [27]; daarna ontwikkelde het zich snel tot een grote epidemie en tegen 2004 waren er meer dan 180.000 gevallen van BSE gemeld. Mad Cow Disease is geïdentificeerd in 23 landen, waaronder Canada en de VS. Naast de aanvankelijk geïdentificeerde en meest voorkomende vorm van BSE, klassieke BSE (C-type BSE), werden in 2004 ook twee atypische types, genaamd de H- en L-types, geïdentificeerd [28] , [29] , [30]. Er werd een verband ontdekt tussen een nieuwe variant van de ziekte van Creutzfeldt-Jakob (vCJD) bij de mens en de uitbraak van de gekkekoeienziekte, die medio jaren negentig de Prion-ziekten onder de aandacht van het publiek bracht [31]. Tot nu toe zijn er ongeveer 200 gevallen van vCJD geregistreerd [32] , [33].

Kuru

Het is een zeer zeldzame, ongeneeslijke en onveranderlijk dodelijke neurodegeneratieve aandoening, die veel voorkomt onder de Bosbewoners van Papoea-Nieuw-Guinea [34]. Kuru wordt veroorzaakt door de overdracht van abnormaal gevouwen Prion-eiwitten, wat leidt tot symptomen zoals bevingen, verlies van coördinatie en neurodegeneratie. De term Kuru is afgeleid van het woord *kuria* of *guria* (schudden) uit het bos, vanwege de lichaamsbevingen die een klassiek symptoom van de ziekte zijn en *kúru* zelf betekent, "beven" [35]. Het wordt ook wel de "lachziekte" genoemd vanwege de pathologische lachuitbarstingen, die een symptoom van de ziekte zijn. Het is nu algemeen aanvaard dat de Kuru via het begrafeniskannibalisme onder de leden van de Bossenstam van Papoea-Nieuw-Guinea werd overgedragen. Overleden familieleden werden traditioneel gekookt en gegeten, wat de geest van de doden zou helpen bevrijden [36]. Vrouwen en kinderen consumeerden meestal de hersenen, het orgaan waarin de besmettelijke Prionen het meest geconcentreerd waren, waardoor de overdracht van Kuru mogelijk werd. De ziekte kwam dan ook meer voor bij vrouwen en kinderen. (Fig. 10, 11).

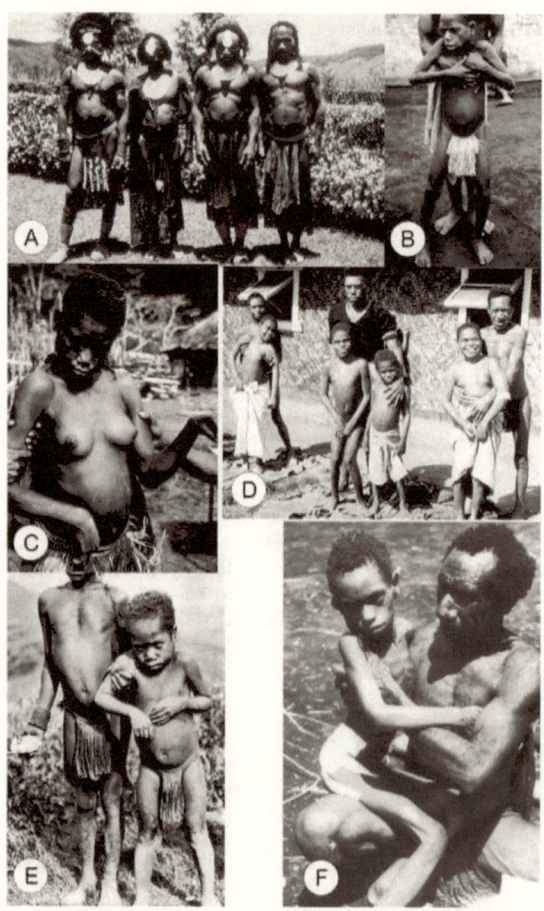

Afb. 10. Algemene opvattingen van kuru. **(A)** Een groep Bosmensen, dcg-57-ng-118. **(B)** Een jongen met kuru gesteund door een vader. **(C)** Een vrouw met kuru, dcg-ng-57-346A. **(D)** Een groep jongens met kuru. **(E)** Een jongen met kuru die gesteund wordt door een puber, dcg-57-png-1148. **(F)** Een vergevorderd stadium van kuru. Alle lantaarnplaten zijn gemaakt door D. Carleton Gajdusek en aan P. Liberski gegeven [41].

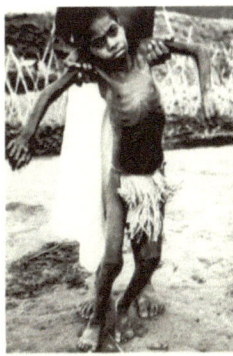 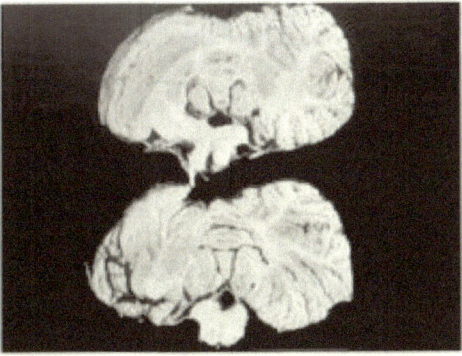

Afb. 11. **A**. Voor kind met gevorderde Kuru **B**. Cerebellum van Kuru slachtoffer [5].

De epidemie begon waarschijnlijk toen een dorpeling sporadisch de ziekte van Creutzfeldt-Jakob kreeg en stierf. Toen de dorpelingen de hersenen aten, kregen ze de ziekte, en het werd vervolgens verspreid naar andere dorpelingen die hun besmette hersenen aten [37]. Terwijl de Fore mensen stopten met het eten van menselijk vlees in het begin van de jaren '60, toen het voor het eerst werd gespeculeerd om te worden overgedragen via endocannibalisme, bleef de ziekte hangen als gevolg van Kuru's lange incubatieperiode van ergens tussen de 10 en meer dan 50 jaar [38]. De epidemie nam sterk af na het weggooien van kannibalisme, van 200 sterfgevallen per jaar in 1957 tot 1 of geen sterfgeval per jaar in 2005, waarbij bronnen het oneens zijn over de vraag of het laatst bekende Kuru-slachtoffer in 2005 of 2009 stierf. [39] , [40], [41] , [42] , [43].

Tekens en symptomen in Kuru

Kuru, een overdraagbare spongiforme encefalopathie, is een ziekte van het zenuwstelsel die fysiologische en neurologische effecten veroorzaakt, die uiteindelijk tot de dood leiden. Het wordt gekenmerkt door progressieve cerebellaire ataxie, of verlies van coördinatie en controle over de spierbewegingen [41] , [42], (Figs 29 , 30). De preklinische of asymptomatische fase, ook wel de incubatietijd genoemd, bedraagt gemiddeld 10-13 jaar, maar kan wel 5 jaar duren en is geschat op 50 jaar of meer na de eerste blootstelling [43]. Het klinische stadium, dat begint bij het eerste begin van de symptomen, duurt gemiddeld 12 maanden. Het klinisch verloop van Kuru is verdeeld in drie specifieke fasen: de ambulante, de sedentaire en de terminale fase. Hoewel er enige variatie is in deze stadia tussen de individuen, zijn ze in hoge mate bewaard gebleven onder de getroffen bevolking [41]. Voor het begin van de klinische symptomen kan een individu ook prodromale symptomen vertonen, waaronder hoofdpijn en gewrichtspijn in de benen [42]. In het eerste of ambulante stadium kan het geïnfecteerde individu een onstabiele houding en gang vertonen, verminderde spiercontrole, bevingen, moeilijkheid om woorden of dysartrieën uit te spreken, en titubatie. Deze fase wordt de ambulant genoemd omdat het individu ondanks de symptomen nog steeds in staat is om rond te lopen [42]. In het tweede of sedentaire stadium is het besmette individu niet in staat om zonder steun te lopen en lijdt het aan ataxie en hevige trillingen. Bovendien vertoont het individu tekenen van emotionele instabiliteit en depressie, maar vertoont het toch een ongecontroleerde en sporadische lach. Ondanks de andere neurologische symptomen zijn de peesreflexen in dit stadium van de ziekte nog steeds intact [42]. In de derde en laatste of terminale fase gaan de bestaande symptomen van het geïnfecteerde individu, zoals ataxie, zo ver dat ze niet meer zonder steun kunnen zitten. Er ontstaan ook nieuwe symptomen: het individu ontwikkelt dysfagie, of moeite met slikken, wat kan leiden tot ernstige ondervoeding. Ze kunnen ook incontinent worden, het vermogen of de wil verliezen om te spreken en ongevoelig worden voor hun omgeving, ondanks het behoud van het bewustzijn [43]. Tegen het einde van de terminale fase ontwikkelen patiënten vaak chronische zwerende wonden die gemakkelijk kunnen worden geïnfecteerd. Een besmette persoon overlijdt meestal binnen drie maanden tot twee jaar na de eerste terminale symptomen, vaak als gevolg van een longontsteking of een infectie [43]. Kuru Prionen en de sporadische ziekte van Creutzfeldt-Jakob Prionen hebben gelijkwaardige overdrachtseigenschappen bij transgene en wilde muizen [44].

Ziekte van Creutzfeldt-Jakob

De ziekte van Creutzfeldt-Jakob (CJD) is een fatale degeneratieve hersenaandoening [45], [46]. Vroege symptomen zijn onder andere geheugenproblemen, slechte coördinatie, gedragsveranderingen en visuele stoornissen. Latere symptomen zijn dementie, onwillekeurige bewegingen, blindheid, zwakte en coma. Ongeveer 70% van de mensen sterft binnen een jaar na de diagnose [47]. CJD wordt veroorzaakt door een Prion [48]. Infectieuze Prionen zijn verkeerd gevouwen eiwitten die ervoor kunnen zorgen dat normaal gevouwen eiwitten verkeerd worden gevouwen. De meeste gevallen komen spontaan voor, terwijl ongeveer 7,5% van de gevallen op een autosomaal dominante manier van iemands ouders wordt geërfd [47]. Blootstelling aan hersen- of ruggenmergweefsel van een geïnfecteerde persoon kan ook leiden tot verspreiding van CJD. Er is geen bewijs dat het zich kan verspreiden tussen mensen via normaal contact of bloedtransfusies [47].

De diagnose houdt in dat andere mogelijke oorzaken worden uitgesloten. Een ruggengraatkraan, EEG of magnetische resonantie beeldvorming kan de diagnose ondersteunen [47]. Er is geen specifieke behandeling. Opioïden kunnen worden gebruikt om te helpen bij pijn, terwijl clonazepam of natriumvalproaat kan helpen bij onvrijwillige bewegingen. CJD treft ongeveer één per miljoen mensen per jaar. Het begin is typisch rond de leeftijd van 60 jaar, werd voor het eerst beschreven in 1920 [47]. Het is geclassificeerd als een overdraagbare spongiforme encefalopathie [48], [49]. CJD is anders dan Bovine Spongiform Encephalopathy (gekkekoeienziekte) en de variant van de ziekte van Creutzfeldt Jakob (vCJD) [50].

Tekens en symptomen in CJD

Het eerste symptoom van CJD is snel progressieve dementie, wat leidt tot geheugenverlies, persoonlijkheidsveranderingen depressie, psychose en hallucinaties (Fig. 32 A). Myoclonus of schokkerige bewegingen komen in 90% van de gevallen voor, maar kunnen bij het eerste begin afwezig zijn [51]. Andere veel voorkomende kenmerken zijn angst, depressie, paranoia, obsessief-compulsieve symptomen en psychose [52], samen met fysieke problemen zoals spraakstoornissen evenwichts- en coördinatiestoornissen of ataxie, veranderingen in de gang, een starre houding. Bij de meeste mensen met CJD gaan deze symptomen gepaard met onvrijwillige bewegingen en het verschijnen van een atypische, diagnostische elektro-encefalogram-opsporing De duur van de ziekte varieert sterk, maar sporadisch of niet geïrriteerd CJD kan binnen maanden of zelfs weken fataal zijn [53]. De meeste slachtoffers sterven zes maanden na het verschijnen van de eerste symptomen, vaak aan een longontsteking als gevolg van verminderde hoestreflexen. Ongeveer 15% van de mensen met CJD overleeft twee of meer jaren [52]. De symptomen van CJD worden veroorzaakt door de progressieve dood van de zenuwcellen van de hersenen, die gepaard gaat met de opbouw van abnormale Prion-eiwitmoleculen die amyloïden vormen [54]. Wanneer hersenweefsel van een persoon met CJD onder een microscoop wordt onderzocht, kunnen veel kleine gaatjes worden gezien waar hele gebieden van zenuwcellen zijn gestorven (Fig 32 B). Het woord "spongiforme" in Overdraagbare Spongiforme Encefalopathieën verwijst naar de sponsachtige verschijning van het hersenweefsel [56].

Oorzaak van CJD

CJD is een overdraagbare spongiforme encefalopathie (TSE), veroorzaakt door prionen [48], dat zijn eiwitten die normaal gesproken in neuronen van het CZS voorkomen. Deze eiwitten, eenmaal verkeerd gevouwen, beïnvloeden signaalprocessen, beschadigen neuronen en resulteren in degeneratie die het spongiforme uiterlijk (Fig. 31, 32 B) in de aangetaste hersenen veroorzaakt [57]. De CJD Prion is gevaarlijk omdat het het hervatten van inheemse normale Prion-eiwit PrPC in de zieke toestand PrPSc bevordert [58]. Het aantal verkeerd gevouwen eiwitmoleculen zal exponentieel toenemen en het proces leidt tot een grote hoeveelheid onoplosbaar eiwit in de aangetaste cellen. Deze massa van verkeerd gevouwen eiwitten verstoort de neuronale celfunctie en veroorzaakt celdood. Mutaties in het gen voor het Prion-eiwit kunnen een misvouwing van de dominante α-helicale (Fig 4) regio's in β-platen veroorzaken (Fig 5). Deze verandering in de bevleesdheid schakelt het vermogen van het eiwit om de spijsvertering te ondergaan uit. Als de Prion eenmaal is overgedragen, dringen de defecte eiwitten de hersenen binnen, waardoor andere Prion-eiwitmoleculen zich in een zelfvoorzienende feedbacklus verkeerd gaan vormen. Deze neurodegeneratieve ziekten worden gewoonlijk Prion-ziekten genoemd [59]. Mensen kunnen ook CJD ontwikkelen omdat ze een mutatie dragen van het gen (PRNP) dat codeert voor het Prion-eiwit. Dit komt slechts in 5-10% van alle CJD-gevallen voor. In sporadische gevallen is de misvouwing van het Prion-eiwit een proces dat, als gevolg van de effecten van veroudering op de cellulaire machines, verondersteld wordt plaats te vinden, wat verklaart waarom de ziekte vaak later in het leven verschijnt [47] , [60]. In een studie van de Europese Unie (EU) werd vastgesteld dat 87% van de gevallen sporadisch waren, 8% genetisch, 5% iatrogeen en minder dan 1% variant [61].

Histopathologie van CJD

Het testen van weefsel blijft de meest definitieve manier om de diagnose van CJD te bevestigen, hoewel erkend moet worden dat zelfs een biopsie niet altijd sluitend is. Bij een derde van de mensen met sporadische CJD is er sprake van afzettingen van Prion-eiwit (Scrapie) PrPSC in de skeletspier en/of de milt. De diagnose van vCJD kan worden ondersteund door een biopsie van de amandelen, die aanzienlijke hoeveelheden PrPSC bevatten; een biopsie van hersenweefsel is echter de definitieve diagnostische test voor alle andere vormen van de ziekte van Prion (Fig. 31, 32 B). Vanwege de invasiviteit zal een biopsie niet worden uitgevoerd als de klinische verdenking voldoende hoog of laag is. Een negatieve biopsie sluit CJD niet uit, omdat het in een bepaald deel van de hersenen kan overheersen [62]. De klassieke histologische verschijning (Fig 32 B) is spongiforme verandering in de grijze stof: de aanwezigheid van vele ronde vacuolen van één tot 50 micrometer in de neuropil, in alle zes de corticale lagen in de hersenschors of met diffuse betrokkenheid van de cerebellaire moleculaire laag [63]. Deze vacuolen lijken glasachtig of eosinofiel en kunnen samensmelten. Neuronaal verlies en gliosis worden ook gezien [64]. Plaquettes van amyloïdachtig materiaal zijn te zien in de neocortex in sommige gevallen van CJD. Echter, extra-neuronale vacuolisatie kan ook worden gezien in andere ziektetoestanden. Diffuse corticale vacuolisatie komt voor bij de ziekte van Alzheimer, en oppervlakkige corticale vacuolisatie komt voor bij ischemie en frontotemporale dementie. Deze vacuolen zien er duidelijk en ponsbaar uit. Grotere vacuolen die neuronen, vaten en glia omsluiten zijn een mogelijk verwerkingsartefact [62].

Epidemiologie in CJD

Hoewel CJD de meest voorkomende menselijke Prion-ziekte is, komt deze naar schatting bij ongeveer één op de miljoen mensen per jaar voor. Een in 1989 gepubliceerde suggereert echter dat tussen de 3-13% van de mensen met de diagnose Alzheimer daadwerkelijk verkeerd gediagnosticeerd waren en in plaats daarvan CJD hadden [65]. Vermoedelijk zijn de getroffenen besmet geraakt door met Prion besmet rundvlees van runderen met subklinische atypische boviene spongiforme encefalopathie, dat een zeer lange incubatietijd heeft. CJD treft meestal mensen in de leeftijd van 45-75 jaar, die het vaakst voorkomen bij mensen tussen 60-65 jaar. De uitzondering hierop is de meer recentelijk erkende variant CJD (vCJD), die bij jongeren voorkomt [66].

De Centers for Disease Control and Prevention (CDC) houdt toezicht op het optreden van CJD in de VS door middel van periodieke herzieningen van de nationale sterftecijfers. Volgens de CDC:

1- CJD komt wereldwijd voor in een tempo van ongeveer één geval per miljoen inwoners per jaar.

2- Op basis van de sterftecijfers van 1979 tot 1994 is de jaarlijkse incidentie van CJD stabiel gebleven op ongeveer één geval per miljoen mensen in de VS [66].

3- In de VS zijn CJD-sterfgevallen onder mensen jonger dan 30 jaar extreem zeldzaam, minder dan vijf sterfgevallen per miljard per jaar [66] , [67].

4- De ziekte komt het vaakst voor bij mensen van 55-65 jaar, maar gevallen kunnen zich voordoen bij mensen ouder dan 90 jaar en jonger dan 55 jaar.

5- In meer dan 85% van de gevallen is de duur van CJD minder dan 1 jaar met een mediaan van vier   maanden, na aanvang van de symptomen [66] , [67].

Geschiedenis van CJD

De ziekte werd voor het eerst beschreven door Hans Gerhard Creutzfeldt in 1920 en kort daarna door Alfons Maria Jakob, die het de naam Creutzfeldt-Jakob gaf. Een aantal van de klinische bevindingen die in hun eerste artikelen worden beschreven, komen niet overeen met de huidige criteria voor de ziekte van Creutzfeldt-Jakob en er wordt gespeculeerd dat ten minste twee van de mensen in de eerste studies aan een andere kwaal leden [68]. Een vroege beschrijving van familiaire CJD komt van Friedrich Meggendorfer (1880-1953) [69] , [70]. In een in 1997 gepubliceerde studie werden wereldwijd meer dan 100 gevallen van overdraagbare CJD geteld en er kwamen destijds nog steeds nieuwe gevallen bij [71].

Het eerste rapport over vermoedelijke iatrogene CJD werd in 1974 gepubliceerd. Dierproeven toonden aan dat hoornvliezen van geïnfecteerde dieren CJD kunnen overbrengen, en de veroorzaker verspreidt zich langs de visuele paden. Een tweede geval van CJD in verband met een hoornvliestransplantatie werd zonder details gemeld. In 1977 werd voor het eerst melding gemaakt van CJD-overdracht door zilveren elektroden die eerder in de hersenen van een persoon met CJD werden gebruikt. De transmissie vond plaats ondanks de decontaminatie van de elektroden met ethanol en formaldehyde. Uit retrospectieve studies is gebleken dat er nog vier andere gevallen zijn die waarschijnlijk een soortgelijke oorzaak hebben. De transmissiesnelheid van een enkel vervuild instrument is onbekend, hoewel deze niet 100% is. In sommige gevallen vond de blootstelling plaats weken nadat de instrumenten werden gebruikt op een persoon met CJD [71]. In de jaren tachtig werd ontdekt dat Lyodura, een dura mater transplantatieproduct, aantoonbaar CJD overdroeg van de donor naar de ontvanger. Dit leidde tot een verbod op het product in Canada, maar het werd tot 1993 in andere landen, zoals Japan, gebruikt [71]. In een herzieningsartikel dat in 1979 werd gepubliceerd, werd aangegeven dat er op die datum 25 dura mater-zaken hadden plaatsgevonden in Australië, Canada, Duitsland, Italië, Japan, Nieuw-Zeeland, Spanje, het Verenigd Koninkrijk en de Verenigde Staten [71]. In 1985 bleek uit een reeks casusberichten in de VS dat het kadaver bij injectie het hypofyse- en groeihormoon van de mens kon overbrengen op de mens [71]. In 1992 werd erkend dat menselijke gonadotropine, toegediend door middel van een injectie, ook CJD van persoon tot persoon kon overbrengen [71].

Stanley B. Prusiner van de Universiteit van Californië, San Francisco (UCSF) kreeg in 1997 de Nobelprijs voor fysiologie of geneeskunde "voor zijn ontdekking van Prions, een nieuw biologisch principe van infectie" [72]. Echter, Yale University neuropatholoog Laura Manuelidis heeft de Prion-eiwit (PrP) verklaring voor de ziekte aangevochten. In januari 2007 meldden zij en haar collega's dat zij een virusachtig deeltje hadden gevonden in natuurlijk en experimenteel besmette dieren. "De hoge besmettelijkheid van vergelijkbare, geïsoleerde virusachtige deeltjes die geen intrinsieke PrP door antilichaamlabeling vertonen, in combinatie met hun verlies aan besmettelijkheid wanneer nucleïnezuur-eiwitcomplexen worden verstoord, maken het waarschijnlijk dat deze 25nm-deeltjes de oorzakelijke TSE-virussen zijn" [73].

Gerstmann-Sträussler-Scheinker Syndroom

Het Gerstmann-Sträussler-Scheinkersyndroom (GSSS) is een uiterst zeldzame, meestal familiale, dodelijke neurodegeneratieve ziekte die patiënten van 20 tot 60 jaar treft. Het is uitsluitend erfelijk en komt volgens NINDS slechts in enkele families over de hele wereld voor. Het wordt ingedeeld bij de overdraagbare spongiforme encefalopathieën (TSE) vanwege de oorzakelijke rol die PRNP, het menselijke Prion-eiwit speelt [74]. GSSS werd voor het eerst gemeld door de Oostenrijkse artsen Josef Gerstmann, Ernst Sträussler en Ilya Scheinker in 1936. [75] , [76] , [77]. Familiezaken worden in verband gebracht met autosomaal dominante erfenis [78]. Bepaalde symptomen zijn gemeenschappelijk voor GSSS, zoals progressieve ataxie, piramidevormige verschijnselen en zelfs beginnende dementie bij volwassenen; ze vorderen meer naarmate de ziekte vordert in de tijd [79].

Symptomen in GSSS

Begin met het langzaam ontwikkelen van dysartrie of spreekmoeilijkheden en cerebellaire truncal ataxie of onvastheid (Fig. 33) en dan wordt de progressieve dementie duidelijker. Geheugenverlies kan het eerste symptoom van GSSS zijn [80]. Extrapyramidale en piramidale symptomen en tekens kunnen voorkomen en de ziekte kan spinocerebellaire ataxi's nabootsen in de beginfase. Myoclonus betekent dat spasmodische spiercontractie minder vaak wordt gezien dan bij CJD Veel patiënten vertonen ook nystagmus of onvrijwillige beweging van de ogen, visuele stoornissen, en zelfs blindheid of doofheid [81].

Oorzaak van GSSS

GSSS is een van een klein aantal ziekten die worden veroorzaakt door Prionen, een klasse van pathogene eiwitten die zeer resistent zijn tegen proteasen. Een verandering in codon 102 van proline naar leucine is gevonden in het Prion-eiwitgen of PRNP, op chromosoom 20, van de meest getroffen personen [81]. Daarom lijkt het erop dat deze genetische verandering meestal nodig is voor de ontwikkeling van de ziekte. GSSS kan worden gediagnosticeerd door middel van genetische testen [82] waarbij een bloed- en DNA-onderzoek wordt uitgevoerd om te proberen het gemuteerde gen bij een bepaald codon op te sporen. Als de genetische mutatie aanwezig is, zal de patiënt uiteindelijk getroffen worden door GSSS en, door de genetische aard van de ziekte, zijn de nakomelingen van de patiënt vatbaar voor een hoger risico op overerving van de mutatie.

Klinische behandeling voor GSSS

Er is geen genezing voor GSSS en er is ook geen behandeling bekend om de progressie van de ziekte te vertragen. Therapieën en medicatie zijn echter gericht op het behandelen of vertragen van de effecten van de symptomen. Hun doel is om te proberen de kwaliteit van leven van de patiënt zoveel mogelijk te verbeteren. De duur van de ziekte kan variëren van 3 maanden tot 13 jaar met een gemiddelde duur van 5 of 6 jaar [81] , [82].

Fatale familiaire slapeloosheid

Fatale bekende slapeloosheid (FFI) is een zeldzame aandoening die resulteert in slaapproblemen [83] die geleidelijk aan beginnen en in de loop van de tijd verergeren [84]. Andere symptomen zijn spraak- en coördinatieproblemen en dementie [85] , [86], met als gevolg de dood binnen enkele maanden tot enkele jaren [84]. Het is een Prion-ziekte van de hersenen, veroorzaakt door een mutatie in het normale eiwit PrPC [87]. Het heeft twee vormen: 1- Fatale familiale slapeloosheid (FFI), die autosomaal dominant is en 2- Sporadische fatale slapeloosheid (sFI) als gevolg van een niet erfelijke mutatie. De diagnose is gebaseerd op een slaaponderzoek, PET-scan en genetische testen [87]. FFI heeft geen bekende genezing en gaat gepaard met een geleidelijke verergering van slapeloosheid, wat leidt tot hallucinaties, delirium, verwarrende toestanden zoals die van dementie, en uiteindelijk de dood. (Afb. 35). De gemiddelde overlevingstijd vanaf het begin van de symptomen is 18 maanden [88]. Het eerste opgenomen geval was een Italiaanse man, die in 1765 in Venetië stierf [89] , [90].

Tekens en symptomen van FFI

De ziekte kent vier stadia [91]:

1. De persoon heeft toenemende slapeloosheid, wat resulteert in paniekaanvallen, paranoia en fobieën. Deze fase duurt ongeveer 4 maanden.
2. Hallucinaties en paniekaanvallen worden merkbaar en duren ongeveer 5 maanden.
3. Volledig onvermogen om te slapen wordt gevolgd door een snel gewichtsverlies. Dit duurt ongeveer 3 maanden.
4. Dementie, waarbij de persoon in de loop van 6 maanden niet meer reageert of stom is, is de laatste fase van de ziekte, waarna de dood volgt.

Andere symptomen zijn het overvloedige zweten, het lokaliseren van de pupillen, en de plotselinge intrede in de menopauze voor vrouwen en impotentie voor mannen, nekstijfheid, verhoging van de bloeddruk, hartslag en constipatie. Naarmate de ziekte vordert, komt de persoon vast te zitten in een staat van voor-slaap limbo, of hypnagogie, wat de staat is vlak voor de slaap in gezonde personen. Tijdens deze stadia bewegen mensen vaak en herhaaldelijk hun ledematen alsof ze dromen [91] , [92]. De aanvangsleeftijd is variabel, variërend van 18 tot 60 jaar, met een gemiddelde van 50 jaar [93]. De ziekte kan vóór het begin worden opgespoord door middel van genetische tests. De dood treedt meestal op tussen 7-36 maanden na aanvang [91].

Oorzaak van FFI

Het gen PRNP dat instructies geeft voor het maken van de Prion normaal eiwit PrPC bevindt zich op de korte (p) arm van chromosoom 20 op positie p13 [94]. Zowel mensen met FFI als mensen met de familiale ziekte van Creutzfeldt-Jakob (fCJD) dragen een mutatie bij codon 178 van het Prion-eiwitgen. FFI is ook steevast verbonden met de aanwezigheid van het methioninecodon op positie 129 van het gemuteerde allel, terwijl fCJD verbonden is met de aanwezigheid van het valinecodon op die positie. De ziekte is waar er een verandering van aminozuur is op positie 178 wanneer er een asparagine (N) wordt gevonden in plaats van het normale asparaginezuur (D). Dit moet gepaard gaan met een methionine op positie 129 [97]. De diagnose is gebaseerd op de symptomen [88]. Verder werken; vaak een slaaponderzoek en PET-scan en bevestiging van de gezinsvorm door genetische testen [88]. De behandeling omvat ondersteunende zorg [84]. Slaappillen, waaronder barbituraten, zijn niet nuttig gebleken; integendeel, in 74% van de gevallen is aangetoond dat ze de symptomen verergeren en het verloop van de ziekte bespoedigen. De ziekte is steevast fataal [84] , [89]. De levensverwachting varieert van 7 maanden tot 6 jaar [84] met een gemiddelde van 18 maanden [89] , [96].

Epidemiologie van FFI

In 1998 waren er wereldwijd 40 families bekend die het gen voor FFI droegen: 8 Duitse, 5 Italiaanse, 4 Amerikaanse, 2 Franse, 2 Australische, 2 Britse, 1 Japanse en 1 Oostenrijkse [98]. In Baskenland Spanje werden tussen 1993 en 2005 16 familiezaken van de 178N-mutatie gezien die betrekking hadden op twee families met een gemeenschappelijke voorouder in de 18e eeuw [97]. In 2011 werd een andere familie aan de lijst toegevoegd toen onderzoekers de eerste man in Nederland vonden met FFI. Toen hij 19 jaar in Nederland woonde, was hij van Egyptische afkomst [98]. Andere Prion-ziekten zijn vergelijkbaar met FFI en zouden verwant kunnen zijn, maar missen de D178N genmutatie [91]. Vanaf 2016 zijn er 24 gevallen van sporadische dodelijke slapeloosheid gediagnosticeerd [87]. In tegenstelling tot FFI, hebben sporadische familiale slapeloosheid (sFI) patiënten niet de D178N mutatie in het PRNP-Prion gen; ze hebben allemaal een andere mutatie in hetzelfde gen die methionine homozygositeit veroorzaakt bij codon 129 [100] , [101]. Nog steeds met onduidelijk voordeel in de mens, hebben een aantal behandelingen een voorzichtig succes gehad in het vertragen van de ziekteprogressie in diermodellen, waaronder pentosan polysulfaat, mepacrine, en amfoteer B [88]. In 2016 wordt een studie uitgevoerd naar doxycycline [88] , [101]. In 2009 werd een muismodel gemaakt voor FFI. Deze muizen hebben een gehumaniseerde versie van het PrP-eiwit uitgedrukt die ook de D178N FFI-mutatie bevat [102]. Deze muizen lijken steeds minder en kortere periodes van ononderbroken slaap, schade in de thalamus en vroege sterfgevallen te hebben, vergelijkbaar met mensen met FFI. Het echtpaar Eric Minikel en Sonia Vallabh heeft, nadat ze in 2011 vernamen dat Sonia een genetische mutatie erfde die de ziekte van Prion veroorzaakt, de "Prion Alliance" opgericht, om het wetenschappelijk onderzoek naar een behandeling of genezing voor de menselijke ziekte van Prion te bevorderen [103].

Variabele protease-gevoelige prionopathie (VPSPr)

Variabele protease-gevoelige prionopathie (VPSPr) is een sporadische Prion-eiwitziekte die voor het eerst in een samenvatting werd beschreven voor een conferentie over Prions in 2006, en vervolgens werd gepubliceerd in een rapport van 2008 over 11 gevallen. Het onderzoek is uitgevoerd door P. Gambetti, W. Zou, et al. , van het National Prion Disease Pathology Surveillance Center in de Verenigde Staten [104]. In een andere studie voor de behandeling van Prion-ziekten wordt het eigen ongeglycosyleerde en ankerloze PrP-eiwit van een patiënt gebruikt om de voortplanting van PrPSc te remmen zonder dat dit leidt tot immuunreacties [105]. Het werd voor het eerst geïdentificeerd als een aparte ziekte in 2010 door Zou [106], die zich voordoet in slechts 2 of 3 van de 100 miljoen mensen [107]. Vanaf 2018 zijn er veertien gevallen gemeld in het Verenigd Koninkrijk [108]. Het heeft overeenkomsten met CJD, maar de klinische verschijnselen verschillen enigszins, en het abnormale Prion-eiwit (PrPSC) is minder bestand tegen vertering door proteasen; hoewel sommige varianten gevoeliger zijn voor proteasen dan andere, vandaar de naam: variabel protease-gevoelig. Patiënten met gedrags- en psychiatrische symptomen, spraakstoornissen afasie en/of dysartrie, en progressieve cognitieve en motorische achteruitgang, dementie, ataxie, afasie, parkinsonisme, psychose en stemmingsstoornis. De gemiddelde leeftijd bij aanvang is 70 jaar en de overlevingsduur is 24 maanden. Ongeveer 40% van de patiënten heeft een familiegeschiedenis van dementie. Net als CJD, kan het worden verward met Alzheimer dementie. De diagnose is moeilijk, omdat pathognomonische tekens op MRI zoals corticale ribboning of hockeystickteken, periodieke scherpe golfcomplexen op het EEG, en tests voor 14-3-3-eiwit en Tau-eiwit meestal niet nuttig zijn. Er worden geen mutaties waargenomen in het coderingsgebied van het PrP-gen, in tegenstelling tot CJD en Variant CJD [109]. De diagnose kan worden gesteld bij pathologisch onderzoek. Er zijn unieke microscopische en IH-kenmerken en de Prions kunnen niet worden verteerd met behulp van proteases. Omdat 8 van de 10 patiënten in de oorspronkelijke studie een positieve familiegeschiedenis van dementie hadden, werd een genetische oorzaak vermoed. Sommigen hebben gesuggereerd dat de ziekte een sporadische vorm van GSS is [110].

ziekte van Alzheimer

De ziekte van Alzheimer (AD), (Fig 12) ook wel aangeduid als Alzheimer, [111] is een chronische neurodegeneratieve ziekte die langzaam en geleidelijk aan verergert in de tijd (Fig 36, 37, 38, 39, 40, 41). Het is de oorzaak van 60-70% van de gevallen van dementie [112] , [113]; het meest voorkomende vroege symptoom is de moeilijkheid om recente gebeurtenissen te herinneren [113]. Naarmate de ziekte vordert, kunnen de symptomen bestaan uit problemen met taal, desoriëntatie, waaronder gemakkelijk verdwalen, stemmingswisselingen, verlies van motivatie bij het niet beheren van de zelfzorg, en gedragsproblemen [113] , [114]. Als de toestand van een persoon afneemt, trekt hij zich terug uit het gezin en de maatschappij [113]. Geleidelijk aan gaan lichaamsfuncties verloren, wat uiteindelijk tot de dood leidt [115]. Hoewel de snelheid van de progressie kan variëren, is de typische levensverwachting na de diagnose drie tot negen jaar [116] , [117].

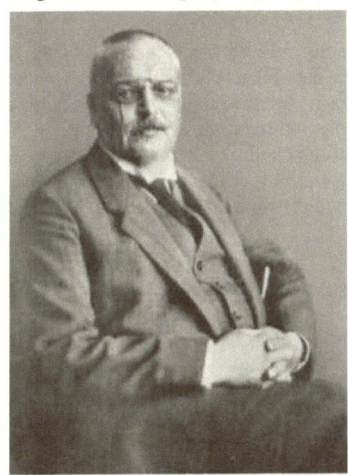

Afb. 12. Alois Alzheimer (1864-1915). Vanaf 1901 en voor de komende vijf jaar begon Alzheimer met een gedetailleerde studie van mevrouw Auguste Deter, 51 jaar oud, die leed aan vreemd geestelijk gedrag en verlies van het kortetermijngeheugen. De patiënte stierf in 1906 en Alzheimer ontdekte amyloïde plaques en neurofibrillaire klitten in haar hersenen met de technieken van Nissl. In 1906 presenteerde hij zijn vondst aan de Duitse Medische Vereniging die zich voor het eerst aansloot bij de pathologie en de preseniele dementie [117].

De oorzaak van de ziekte van Alzheimer wordt slecht begrepen [112]. Ongeveer 70% van het risico wordt geërfd van iemands ouders met veel genen die er meestal bij betrokken zijn [116]. Andere risicofactoren zijn onder meer een geschiedenis van hoofdletsel, depressie en hypertensie [112]. Het ziekteproces wordt geassocieerd met plaques en neurofibrillaire klitten in de hersenen (Fig. 36, 37, 38, 39, 40) [117]. Een waarschijnlijke diagnose is gebaseerd op de voorgeschiedenis van de ziekte en cognitieve testen met medische beeldvorming en bloedonderzoek om andere mogelijke oorzaken uit te sluiten [117]. De eerste symptomen worden vaak verward met normale veroudering [113]. Onderzoek van hersenweefsel is nodig voor een definitieve diagnose (Fig. 36, 37, 38, 39, 40) [117]. Mentale en fysieke lichaamsbeweging en het vermijden van obesitas kunnen het risico op AD verminderen; het bewijs ter ondersteuning van deze aanbevelingen is echter zwak [118] , [119]. Er zijn geen medicijnen of supplementen waarvan is aangetoond dat ze het risico verminderen [120]. Amyloïddepositie is de centrale gebeurtenis in de etiologie van de ziekte van Alzheimer [121].

Geen enkele behandeling stopt of keert het verloop ervan om, hoewel sommige de symptomen tijdelijk kunnen verbeteren [122]. Getroffenen zijn steeds meer afhankelijk van anderen voor hulp, wat vaak een last is voor de zorgverlener. De druk kan sociale, psychologische, fysieke en economische elementen omvatten [122]. Oefenprogramma's kunnen nuttig zijn met betrekking tot de activiteiten van het dagelijks leven en kunnen de resultaten mogelijk verbeteren [123]. Gedragsproblemen of psychose als gevolg van dementie worden vaak behandeld met antipsychotica, maar dit wordt meestal niet aanbevolen, omdat er weinig voordeel is met een verhoogd risico op vroegtijdige dood [124] , [125].

Het werd voor het eerst beschreven door, en later vernoemd naar, de Duitse psychiater en patholoog Alois Alzheimer in 1906 (Fig 12) [126]. In de ontwikkelde landen is AD een van de financieel duurste ziekten [127] , [128]. In 2015 waren er wereldwijd ongeveer 29,8 miljoen mensen met AD [120] , [129]. Het begint meestal bij mensen boven de 65 jaar, hoewel 4-5% van de gevallen de vroege Alzheimer is [130]. Voorbij de cholinerge hypothese: werken de huidige medicijnen bij de ziekte van Alzheimer? [131]. Het treft ongeveer 6% van de mensen van 65 jaar en ouder [132]. In 2015 leidde dementie tot ongeveer 1,9 miljoen doden [133].

Tekenen en symptomen van AD.

Het ziekteverloop kent vier stadia, met een progressief patroon van cognitieve en functionele stoornissen:

1- Pre-dementie: De eerste symptomen worden vaak ten onrechte toegeschreven aan veroudering of stress. [134]. Neuropsychologisch onderzoek toont lichte cognitieve problemen aan acht jaar voordat iemand voldoet aan de klinische criteria voor AD [134]. Deze vroege symptomen kunnen de meest complexe activiteiten van het dagelijks leven beïnvloeden [135]. Het meest opvallende tekort is het verlies van het kortetermijngeheugen, wat blijkt uit de moeilijkheid om recentelijk geleerde feiten te onthouden en het onvermogen om nieuwe informatie te vergaren [136] , [137]. Subtiele problemen met de uitvoerende functies van aandacht, planning, flexibiliteit en abstract denken, of beperkingen in het semantische geheugen of het geheugen van betekenissen, en conceptrelaties, kunnen ook symptomatisch zijn voor de vroege stadia van het AD [134]. De apathie kan in dit stadium worden waargenomen en blijft het meest hardnekkige neuropsychiatrische symptoom gedurende het hele verloop van de ziekte [137]. Depressieve symptomen, geïrriteerdheid en een verminderd bewustzijn van subtiele geheugenproblemen komen ook vaak voor [138]. De preklinische fase van de ziekte wordt ook wel Mild Cognitive Impairment (MCI) genoemd [136]. Dit blijkt vaak een overgangsfase te zijn tussen normale veroudering en dementie. MCI kan verschillende symptomen vertonen en wanneer geheugenverlies het belangrijkste symptoom is, wordt het "amnestische MCI" genoemd en wordt het vaak gezien als een prodromale fase van de ziekte van Alzheimer [139].

2- Vroeg: Bij mensen met AD leidt de toenemende aantasting van het leren en het geheugen uiteindelijk tot een definitieve diagnose. In een klein percentage zijn moeilijkheden met taal, uitvoerende functies, perceptie of agnosia, uitvoering van bewegingen of apraxie prominenter dan geheugenproblemen [140]. AD heeft geen gelijke invloed op alle geheugencapaciteiten. Oudere herinneringen aan het leven van de persoon, zoals episodisch geheugen, feiten geleerd in het semantische geheugen, en het impliciete geheugen of het geheugen van het lichaam over hoe dingen te doen, zoals het gebruik van een vork om te eten of hoe te drinken uit een glas, worden in mindere mate beïnvloed dan nieuwe feiten of herinneringen [140] , [141]. Taalproblemen worden vooral gekenmerkt door een krimpende woordenschat en een verminderde woordvaardigheid, wat leidt tot een algemene verarming van de mondelinge en schriftelijke taal [141] , [144]. In dit stadium is de persoon met Alzheimer meestal in staat om adequaat te communiceren over basisideeën [140] , [143] , [144]. Bij het uitvoeren van fijne motorische taken zoals schrijven, tekenen of aankleden kunnen bepaalde bewegingscoördinatie- en planningsmoeilijkheden zoals apraxie aanwezig zijn, maar deze zijn meestal onopgemerkt [141]. Naarmate de ziekte vordert, kunnen mensen met AD vaak veel taken zelfstandig blijven uitvoeren, maar hebben ze wellicht hulp of toezicht nodig bij de meest cognitief veeleisende activiteiten [141].

3- Gematigd: Geleidelijke achteruitgang belemmert uiteindelijk de onafhankelijkheid, waarbij de proefpersonen niet in staat zijn om de meest voorkomende activiteiten van het dagelijks leven uit te voeren [141]. Spraakmoeilijkheden worden duidelijk door het onvermogen om de woordenschat op te roepen, wat leidt tot veelvuldige verkeerde woordvervangingen of parafasieën. Ook de lees- en schrijfvaardigheid gaat geleidelijk aan verloren. [141] , [144]. Complexe motorische sequenties worden minder gecoördineerd naarmate de tijd verstrijkt en de AD vordert, waardoor het risico van vallen toeneemt [141]. Tijdens deze fase verergeren de geheugenproblemen en kan het zijn dat de persoon zijn naaste familieleden niet meer herkent. Het lange termijn geheugen, dat voorheen intact was, wordt aangetast [141]. Gedrags- en neuropsychiatrische veranderingen komen steeds vaker voor. Veel voorkomende verschijnselen zijn dwalen, geïrriteerdheid en labiele beïnvloeding, wat leidt tot huilen, uitbarstingen van ongeplande agressie, of weerstand tegen verzorgendheid [140]. Zonsondergang kan ook verschijnen [145]. Ongeveer 30% van de mensen met AD ontwikkelen illusionaire misidentificaties en andere waanvoorstellingen. Proefpersonen verliezen ook inzicht in hun ziekteproces, beperkingen zoals anosognosia en urine-incontinentie kunnen zich ontwikkelen [140]. Deze symptomen creëren stress voor familieleden en verzorgers, die kan worden verminderd door de persoon te verplaatsen van de thuiszorg naar andere voorzieningen voor langdurige zorg [140] , [146].

4- Gevorderd: In de laatste fase is de patiënt volledig afhankelijk van zorgverleners [140]. De taal wordt gereduceerd tot eenvoudige zinnen of zelfs losse woorden, wat uiteindelijk leidt tot volledig verlies van spraak [141] , [144]. Ondanks het verlies van verbale taalvaardigheden, begrijpen mensen vaak emotionele signalen en keren ze terug. Hoewel agressiviteit nog steeds aanwezig kan zijn, zijn extreme apathie en uitputting veel meer voorkomende symptomen. Mensen met AD zullen uiteindelijk niet in staat zijn om zelfs de eenvoudigste taken zelfstandig uit te voeren; spiermassa en mobiliteit verslechteren tot het punt dat ze bedlegerig zijn en niet meer in staat zijn om zichzelf te voeden. De doodsoorzaak is meestal een externe factor, zoals infectie van drukzweren of longontsteking, niet de ziekte zelf [141] , [147].

Oorzaken van AD

De oorzaak van de meeste gevallen van Alzheimer is nog steeds onbekend, behalve in 1 tot 5% van de gevallen waarin genetische verschillen zijn vastgesteld [148], [149]. Er bestaan verschillende concurrerende hypothesen die de oorzaak van de ziekte proberen te verklaren:

1- Genetisch van AD

De genetische erfelijkheid van AD, en de geheugencomponenten daarvan, op basis van beoordelingen van tweelingen- en familiestudies, varieert van 49% tot 79% [150]. Familiaire vormen van autosomaal niet geslachtsgebonden dominante overerving zijn 0,1% van de gevallen, die voor de leeftijd van 65 jaar beginnen [151]. Deze vorm van de ziekte staat bekend als het vroege begin van de familie AD. Het merendeel van de autosomaal dominante familiaire AD kan worden toegeschreven aan mutaties in een van de drie genen: die welke coderen voor Amyloid Precursor Protein (APP) en Presenilins 1 en 2 [152]. De meeste mutaties in de APP en de presenilinegenen verhogen de productie van een klein eiwit genaamd Aβ42, dat het hoofdbestanddeel is van seniele plaques [153]. Sommige van de mutaties veranderen alleen de verhouding tussen Aβ42 en de andere belangrijke vormen, met name Aβ40, zonder de Aβ42 niveaus te verhogen [154]. Twee andere genen die geassocieerd zijn met autosomaal dominante AD zijn ABCA7 en SORL1 [155]. De meeste gevallen van AD vertonen geen autosomaal dominante overerving en worden sporadisch AD genoemd, waarbij genetische en omgevingsverschillen als risicofactor kunnen fungeren. De bekendste genetische risicofactor is de vererving van het ε4-allel van het apolipoproteïne E (APOE) [155], [156]. Tussen 40 en 80% van de mensen met AD, bezitten ten minste één APOEε4-allel [156]. Het APOEε4 allel verhoogt het risico op de ziekte met 3 keer bij heterozygoten en met 15 keer bij homozygoten [151]. Zoals veel menselijke ziekten, resulteren milieueffecten en genetische modificatoren in een onvolledige penetrantie. Bijvoorbeeld, bepaalde Nigeriaanse populaties laten niet het verband zien tussen de dosis APOEε4 en de incidentie en de leeftijd van het begin van het AD gezien in andere menselijke populaties [157], [158]. Vroege pogingen om tot 400 kandidaatgenen te screenen op associatie met Late Onset Sporadic AD (LOAD) resulteerde in een lage opbrengst [151], [152]. Genome Wide Association Sudies (GWAS) [151] die meer recent zijn, hebben 19 gebieden in genen gevonden die het risico lijken te beïnvloeden [160]. Deze genen omvatten: CASS4, CELF1, FERMT2, HLA-DRB5, INPP5D, MEF2C, NME8, PTK2B, SORL1, ZCWPW1, SlC24A4, CLU, PICALM, CR1, MS4A, ABCA7, EPHA1 en CD2AP [159]. Allelen in het TREM2-gen zijn in verband gebracht met een drie tot vijf keer hoger risico op het ontwikkelen van AD [160], [161]. Een gesuggereerd werkingsmechanisme is dat in sommige varianten in TREM2 witte bloedcellen in de hersenen niet meer in staat zijn om de hoeveelheid aanwezig β-amyloïd te controleren. Veel Single Nucleotide Polimorfismen (SNP's) worden geassocieerd met Alzheimer met een studie uit 2018 waarbij 30 SNP's worden toegevoegd door het onderscheiden van AD in 8 categorieën, waaronder moeilijkheid om recente gebeurtenissen te herinneren, verlies van motivatie, desoriëntatie, gemakkelijk verdwalen, stemmingswisselingen, geheugen, taal, visuospatiale, en executieve werking [162].

2- Cholinerge hypothese om AD te verklaren

De oudste hypothese, waarop de meeste momenteel beschikbare geneesmiddelentherapieën zijn gebaseerd, is de cholinerge hypothese [163], die stelt dat AD wordt veroorzaakt door een verminderde synthese van de neurotransmitter acetylcholine. Deze hypothese heeft geen wijdverbreid draagvlak behouden, grotendeels omdat medicijnen die bedoeld zijn om acetylcholinedeficiëntie te behandelen niet erg effectief zijn geweest [164].

3- Amyloïde hypothese om de oorzaak van AD te verklaren

In 1991 werd in de amyloïde hypothese gepostuleerd dat extracellulaire amyloïde beta (Aβ) deposito's de fundamentele oorzaak van de ziekte zijn [165] , [166]. Ondersteuning voor dit postulaat komt van de locatie van het gen voor het Amyloid Precursor Protein (APP) op chromosoom 21, samen met het feit dat mensen met trisomie 21 (Downsyndroom) die een extra genkopie hebben, bijna universeel ten minste de vroegste symptomen van AD vertonen bij 40 jaar [167] , [168]. Daarnaast is een specifieke isovorm van apolipoproteïne, APOE4, een belangrijke genetische risicofactor voor AD. Terwijl apolipoproteïnen de afbraak van β-amyloïd versterken, zijn sommige isovormen niet erg effectief bij deze taak, zoals APOE4, wat leidt tot overtollige amyloïdopbouw in de hersenen [169]. Verder bewijs komt van de bevinding dat transgene muizen die een gemuteerde vorm van het menselijke APP-gen uitdrukken, fibrillaire amyloïde plaques en Alzheimer-achtige hersenpathologie met ruimtelijke leerproblemen ontwikkelen [170] , [171] , [172] , [173].

Een experimenteel vaccin werd gevonden om de amyloïde plaques te verwijderen in vroege menselijke proeven, maar het had geen significant effect op dementie [174]. Onderzoekers hebben het vermoeden gekregen dat niet-plaque Aβ oligomeren of aggregaten van vele monomeren de primaire pathogene vorm van Aβ zijn. Deze giftige oligomeren, ook wel Amyloid Derived Diffusible Ligands (ADDL's) genoemd, binden zich aan een oppervlaktereceptor op neuronen en veranderen de structuur van de synaps, waardoor de neuronale communicatie wordt verstoord [175]. Een receptor voor Aβ-oligomeren kan het Prion-eiwit zijn, hetzelfde eiwit dat gekoppeld is aan Mad Cow Disease en de bijbehorende menselijke aandoening, CJD, waardoor het onderliggende mechanisme van deze neurodegeneratieve stoornissen mogelijk wordt gekoppeld aan dat van AD [176].

In 2009 is deze theorie geactualiseerd, wat suggereert dat een nauwe verwant van het β-amyloïde eiwit, en niet noodzakelijkerwijs het β-amyloïde zelf, een primaire oorzaak kan zijn in de ziekte. De theorie stelt dat een amyloïde gerelateerd mechanisme dat neuronale verbindingen in de hersenen snoeit in de snelle groeifase van het vroege leven kan worden geactiveerd door veroudering gerelateerde processen in het latere leven om de neuronale verdoving van AD N-APP te veroorzaken [177]. Een fragment van APP van de N-terminus van de peptide grenst aan β-amyloïde en wordt door een van dezelfde enzymen uit APP gesplitst.   N-APP activeert de zelfvernietigingsroute door zich te binden aan een neuronale receptor, de DR6, ook bekend als TNFRSF21 [177]. DR6 komt in hoge mate tot uiting in de menselijke hersengebieden die het meest getroffen zijn door AD, dus het is mogelijk dat de N-APP/DR6-weg gekaapt wordt in de verouderde hersenen om schade te veroorzaken. In dit model speelt β-amyloïde een complementaire rol, door het deprimeren van de synaptische functie. Begin 2017 werd een studie van verubecestat, dat het β-secretase eiwit dat verantwoordelijk is voor de aanmaak van β-amyloïde eiwit remt, stopgezet omdat een onafhankelijk panel "vrijwel geen kans op het vinden van een positief klinisch effect" vond [178]. In 2018 en 2019 hebben meer proeven, waaronder aducanumab , die de β-amyloïde bètaconcentraties verminderden, gefaald, waardoor sommigen de geldigheid van de amyloïdhypothese in twijfel trekken [179] , [180] , [181].

Begin 2018 eindigde twee belangrijke klinische studies van geneesmiddelen voor AD in een teleurstelling. De medicijnen hebben zich aangesloten bij een lange lijst van mogelijke behandelingen die bij mensen geen significante voordelen hebben opgeleverd. Hun ontwikkeling werd geleid door een idee dat het onderzoek naar AD meer dan 25 jaar heeft gedomineerd: de amyloïde hypothese, die ervan uitgaat dat de accumulatie van de peptide amyloïde-β de belangrijkste oorzaak is van de aandoening. Onderzoekers stelden voor dat wanneer amyloïde-β samenklontert om afzettingen in de hersenen te vormen, het neurodegeneratieve processen triggert die leiden tot het verlies van geheugen en cognitief vermogen dat wordt waargenomen in AD. Amyloid-β is daarom een voor de hand liggend therapeutisch doelwit; als je met de peptide om kunt gaan, dan kun je de aandoening behandelen [182]. Van Nature Outlook AD: De amyloïde hypothese is nooit universeel geaccepteerd, en de mislukte drugsproeven hebben de critici alleen maar aangemoedigd. "Het heeft geleid tot een mengeling van zorgvuldig denken en beschuldigingen over de vraag of de juiste dingen zijn gedaan," zegt John Hardy, een neurogeneticus aan het University College London, en een pionier van de hypothese. Hij en vele andere onderzoekers blijven echter onverschrokken. "We zijn allemaal teleurgesteld, maar er zijn concrete redenen voor elke mislukking", zegt Dennis Selkoe, neuroloog aan de Harvard Medical School. Deze kunnen net zo eenvoudig zijn als de medicijnen die te laat in het ziekteverloop worden toegediend om de schade bij de proefpersonen om te keren. Zoals Selkoe aangeeft, kan het veld gewoon de frustrerende ontdekkingsreis meemaken die zo vaak voorafgaat aan de ontwikkeling van effectieve behandelingen. Als het idee waarop dit werk is gebaseerd echter verkeerd is, zouden de onderzoekers in plaats daarvan het einde van een doodlopende weg kunnen naderen. Er wordt veel hoop gevestigd op lopende onderzoeken bij mensen die geacht worden risico te lopen op AD, maar die nog geen symptomen hebben ondervonden, waaronder mensen met een erfelijke vorm van de aandoening. Toch is amyloid-β niet de enige potentiële oorzaak, sommige onderzoekers denken dat het tijd is om alternatieve wegen te verkennen [183].

4-Tau rol in het ontstaan van verschillende ziekten

Zelf-Replicerende Eiwit Aggregatie: Meer recentelijk werd het proces waarbij de Tau aggregatiecascade, normale Tau rekruteert en de aggregatie doorgeeft aan andere zenuwcellen, in het bijzonder aan de hersencircuits, aangetoond als een paradigma voor het begrijpen van een reeks andere neurodegeneratieve ziekten. Het pathologische thema van zelfreplicerende eiwitaggregatie, dat leidt tot neuronale vernietiging en slopende ziekten, biedt nu een eenduidige verklaring voor de ziekte van Parkinson, de ziekte van Huntington, frontotemporale dementie en de ziekte van Alzheimer. Wat verschilt tussen ziekten is de aggregerende eiwitsoort en de betrokken neuronale circuits [181]. De Tau-hypothese stelt voor dat Tau-eiwitafwijkingen de ziektecascade initiëren [167], waar gehyperfosforyleerde Tau begint te paren met andere draden van Tau. Uiteindelijk vormen ze neurofibrillaire klitten in zenuwcellichamen [181]. Wanneer dit gebeurt, vallen de microtubuli uiteen, waardoor de structuur van het cytoskelet van de cel wordt vernietigd, waardoor het transportsysteem van het neuron in elkaar stort [183]. Dit kan eerst leiden tot storingen in de biochemische communicatie tussen neuronen en later tot de dood van de cellen [184].

Verschillende hypothesen om neurodegeneratieve ziekten te verklaren

Er is een neurovasculaire hypothese voorgesteld die stelt dat er sprake kan zijn van een slechte werking van de bloed-hersenbarrière [185]. Robbedoesinfecties zijn ook in verband gebracht met dementie [186], [187]. De cellulaire homeostase van biometalen zoals ionisch koper, ijzer en zink wordt in AD verstoord, hoewel het onduidelijk blijft of dit wordt geproduceerd door of de oorzaak is van de veranderingen in eiwitten. Deze ionen beïnvloeden en worden beïnvloed door Tau, APP, en APOE, [189], hoewel we nog steeds niet weten of de metaalionen dyshomeostase aanwezig in AD is een oorzaak of gevolg van de ziekte. Er is bewijs dat er een directe correlatie bestaat tussen metaalionen en belangrijke AD-gerelateerde fundamentele eiwitten. De ontregeling van het eiwit kan oxidatieve stress veroorzaken die kan bijdragen aan de pathologie [186], [187], [188], [189], [190]. De kwaliteit van sommige van deze studies is bekritiseerd, [191], [192] en de link blijft controversieel [193]. De meerderheid van de onderzoekers is geen voorstander van een causaal verband met aluminium [192]. Roken is een belangrijke AD-risicofactor [194]. Systemische markers van het aangeboren immuunsysteem zijn risicofactoren voor laattijdige AD [195]. Er zijn voorzichtige aanwijzingen dat blootstelling aan luchtverontreiniging een factor kan zijn die bijdraagt aan de ontwikkeling van de ziekte van Alzheimer [196]. Een hypothese stelt dat disfunctie van oligodendrocyten en hun geassocieerde myeline tijdens het ouder worden bijdraagt aan axonschade, die vervolgens amyloïdproductie en Tau-hyperfosforylering als neveneffect veroorzaakt [197], [198].

Retro-genese is een medische hypothese over de ontwikkeling en de vooruitgang van AD, voorgesteld door Barry Reisberg in de jaren tachtig [200]. De hypothese is dat net zoals de foetus een proces van neurologische ontwikkeling doormaakt dat begint met neurulatie en eindigt met myelinatie, de hersenen van mensen met AD een omgekeerd neurodegeneratieproces doormaken dat begint met demyelinisatie en de dood van axonen in de witte stof en eindigt met de dood van grijze stof [201]. Evenzo is de hypothese, dat als baby's door een staat van cognitieve ontwikkeling gaan, mensen met AD door het omgekeerde proces van progressieve cognitieve stoornis gaan [200]. Reisberg ontwikkelde de "FAST", wat "Functional Assessment Staging Tool" betekent, die volgens hem de verzorgers van mensen met AD in staat stelt om de stadia van de ziekteprogressie te identificeren, en die advies geeft over het soort zorg dat nodig is in elk stadium [200], [201], [202]. Het verband met coeliakie (CD) is onduidelijk, met een studie van 2019 werd geen toename van dementie in het algemeen in die met CD gevonden, terwijl in een studie van 2018 een verband werd gevonden met verschillende soorten dementie, waaronder AD [203], [204].

Neuropathologie

AD wordt gekenmerkt door het verlies van neuronen en synapsen in de hersenschors en bepaalde subcorticale gebieden. Dit verlies resulteert in bruto atrofie van de getroffen gebieden, met inbegrip van degeneratie in de temporale kwab en pariëtale kwab, en delen van de frontale cortex en cingulate gyrus [205]. Degeneratie is ook aanwezig in hersenstamkernen zoals de locus coeruleus [206]. Onderzoeken met behulp van MRI en PET hebben aangetoond dat de omvang van specifieke hersengebieden bij mensen met AD afneemt naarmate ze van een lichte cognitieve stoornis naar AD evolueren, en in vergelijking met vergelijkbare beelden van gezonde oudere volwassenen [207], [208].

Zowel amyloïde plaques als neurofibrillaire klitten zijn duidelijk zichtbaar door microscopie in de hersenen van degenen die lijden aan AD [209]. Plaques zijn dichte, meestal onoplosbare afzettingen van β-amyloïde peptide en cellulair materiaal buiten en rond neuronen. Tangles (Fig. 37, 38) of neurofibrillaire tangles zijn aggregaten van het microtubule geassocieerde eiwit Tau dat gehyperfosforyleerd is geworden en zich in de cellen zelf ophoopt. Hoewel veel oudere mensen een aantal plaquettes en klittenbanden ontwikkelen als gevolg van de vergrijzing, hebben de hersenen van mensen met AD een groter aantal in specifieke hersengebieden zoals de temporale kwab [210]. Lewy lichamen zijn niet zeldzaam in de hersenen van mensen met AD [211].

Biochemie

AD is geïdentificeerd als een eiwitmisvouwingsziekte die ook wel proteopathie wordt genoemd, veroorzaakt door plaqueophoping van abnormaal gevouwen β-Amyloïde-eiwit en Tau-eiwit in de hersenen [212]. Plaques bestaan uit kleine peptiden, 39-43 aminozuren in lengte, amyloïde β (Aβ) genoemd. Aβ is een fragment van het grotere Amyloid Precursor Protein (APP), een transmembraan-eiwit dat door het membraan van het neuron dringt (Fig 54). APP is van cruciaal belang voor de groei van neuronen, voor het overleven en voor het herstel na de verwonding [213] , [214]. In het AD handelen gamma secretase en beta secretase samen in een proteolytisch proces, waardoor APP in kleinere fragmenten wordt verdeeld [215]. Een van deze fragmenten produceert fibrillen van amyloïde-β, die vervolgens klonters vormen die zich buiten de neuronen afzetten in dichte formaties die bekend staan als seniele plaques [109] , [216].

AD wordt beschouwd als een tauopathie als gevolg van abnormale aggregatie van het Tau-eiwit. Elk neuron heeft een cytoskelet, een interne ondersteunende structuur die bestaat uit structuren die microtubuli worden genoemd. Deze microtubuli werken als sporen, die voedingsstoffen en moleculen van het lichaam van de cel naar de uiteinden van het axon en de rug leiden. Een eiwit genaamd Tau stabiliseert de microtubuli wanneer gefosforyleerd, en heet daarom een microtubule geassocieerd eiwit In AD, Tau ondergaat chemische veranderingen, steeds hyperfosforylated; het begint dan te koppelen met andere draden, het creëren van neurofibrillaire klitten en het desintegreren van de neuron het transportsysteem [217]. (Fig. 51, 52, 53) Pathogene Tau kan ook de neuronale dood veroorzaken door transponeerbare elementdysregulatie [218].

Ziektemechanisme en pathologie van AD

Hoe storingen in de productie en aggregatie van het β-amyloïde peptide precies aanleiding geven tot de pathologie van AD is niet bekend [219] , [220]. De amyloïde hypothese wijst traditioneel op de accumulatie van **β-amyloïde** peptiden als de centrale gebeurtenis die neurondegeneratie teweegbrengt (Fig 51, 52, 53). De accumulatie van geaggregeerde amyloïde fibrillen, waarvan wordt aangenomen dat ze de toxische vorm zijn van het eiwit dat verantwoordelijk is voor het verstoren van de calciumionen Ca^{++} homeostase van de cel, veroorzaakt geprogrammeerde celdood of apoptose [221]. Het is ook bekend dat Aβ zich selectief opbouwt in de mitochondriën in de cellen van de door Alzheimer getroffen hersenen, en het remt bepaalde enzymfuncties en het gebruik van glucose door neuronen [222]. Verschillende ontstekingsprocessen en cytokinen kunnen ook een rol spelen in de pathologie van AD. Ontsteking is een algemene marker van weefselschade bij elke ziekte en kan ondergeschikt zijn aan weefselschade bij AD of een marker van een immunologische reactie [223]. Er zijn steeds meer aanwijzingen voor een sterke interactie tussen de neuronen en de immunologische mechanismen in de hersenen. Zwaarlijvigheid en systemische ontsteking kunnen verschillende immunologische processen verstoren, die de voortgang van de ziekte bevorderen [224]. Veranderingen in de verdeling van verschillende neurotrofe factoren en in de expressie van hun receptoren zoals de BDNF (Brain Derived Neurotrophic Factor) zijn beschreven in het AD [225], [226].

Criteria voor de diagnose van de ziekte van Alzheimer

AD wordt gediagnosticeerd op basis van de medische geschiedenis van de persoon, de geschiedenis van familieleden, en gedragswaarnemingen, de aanwezigheid van karakteristieke neurologische en neuropsychologische kenmerken en de afwezigheid van alternatieve aandoeningen [227], [228]. Geavanceerde medische beeldvorming met computertomografie (CT) of magnetische resonantie beeldvorming (MRI), en met single-photon emission computed tomography (SPECT) of positron emission tomography (PET) (Fig 41) kan worden gebruikt om andere cerebrale pathologie of subtypes van dementie uit te sluiten [229]. Bovendien kan het de omzetting van prodromale stadia zoals een lichte cognitieve stoornis naar AD [230] voorspellen. Beoordeling van het intellectueel functioneren, inclusief het testen van het geheugen, kan de toestand van de ziekte verder karakteriseren [134]. Medische organisaties hebben diagnostische criteria opgesteld om het diagnostische proces voor praktiserende artsen te standaardiseren. De diagnose kan worden bevestigd met een zeer hoge nauwkeurigheid post-mortem wanneer hersenmateriaal beschikbaar is en kan histologisch worden onderzocht (Fig 37, 38, 39, 40), [231].

Het National Institute of Neurological and Communicative Disorders and Stroke (NINCDS) en de Alzheimer Disease and Related Disorders Association (ADRDA), nu bekend als de Alzheimer's Association, stelden in 1984 de meest gebruikte NINCDS-ADRDA Alzheimer's Criteria voor diagnose vast [231], uitgebreid bijgewerkt in 2007 [232]. Deze criteria vereisen dat de aanwezigheid van een cognitieve stoornis, en een vermoedelijk dementiesyndroom, kan worden bevestigd door neuropsychologisch onderzoek voor een klinische diagnose van mogelijke AD. Een histopathologische bevestiging inclusief een microscopisch onderzoek van hersenweefsel is nodig voor een definitieve diagnose. Er is een goede statistische validiteit aangetoond tussen de diagnostische criteria en de definitieve histopathologische bevestiging [233]. Acht intellectuele domeinen zijn het meest verstoord in het AD: geheugen, taal, perceptuele vaardigheden, aandacht, motorische vaardigheden, oriëntatie, probleemoplossing en executieve functionele vaardigheden. Deze domeinen zijn gelijkwaardig aan de NINCDS-ADRDA Alzheimer criteria zoals vermeld in het Diagnostic and Statistical Manual of Mental Disorders (DSM-IV-TR) gepubliceerd door de American Psychiatric Association [234], [235].

Technieken voor AD diagnose

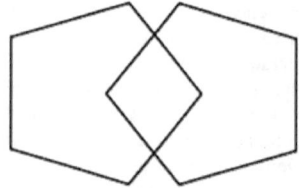

Afb. 13. Neuropsychologische screeningtests voor AD. Mensen krijgen de opdracht om tekeningen te kopiëren die lijken op de foto, woorden te onthouden, te lezen en serienummers af te trekken. [236].

Neuropsychologische tests zoals het Mini-Mental State Examination (MMSE) worden op grote schaal gebruikt om de cognitieve stoornissen te evalueren die nodig zijn voor de diagnose (Fig 13). Meer uitgebreide testarrays zijn nodig voor een hoge betrouwbaarheid van de resultaten, vooral in de vroegste stadia van de ziekte [236] , [237]. Neurologisch onderzoek in het begin van AD zal meestal normale resultaten opleveren, met uitzondering van duidelijke cognitieve stoornissen, die niet mogen verschillen van die welke het gevolg zijn van andere ziekteprocessen, waaronder andere oorzaken van dementie. Verdere neurologische onderzoeken zijn cruciaal in de differentiële diagnose van AD en andere ziekten [134]. Interviews met familieleden worden ook gebruikt bij de beoordeling van de ziekte. Zorgverleners kunnen belangrijke informatie verstrekken over de dagelijkse levensomstandigheden, maar ook over de afname, in de loop van de tijd, van de mentale functie van de persoon [238]. Het standpunt van een verzorger is bijzonder belangrijk, aangezien iemand met AD meestal niet op de hoogte is van zijn eigen tekorten [239]. Vaak hebben gezinnen ook moeite met het opsporen van de eerste dementieverschijnselen en kunnen ze geen nauwkeurige informatie doorgeven aan een arts [240].

Aanvullend onderzoek geeft extra informatie over sommige kenmerken van de ziekte of wordt gebruikt om andere diagnoses uit te sluiten. Bloedonderzoek kan andere oorzaken voor dementie aan het licht brengen dan de oorzaken van AD [134], die in zeldzame gevallen omkeerbaar kunnen zijn [241]. Het is gebruikelijk om schildklierfunctietests uit te voeren, B12 te beoordelen, syfilis uit te sluiten, metabole problemen uit te sluiten, met inbegrip van tests voor nierfunctie, elektrolytniveaus en voor diabetes, niveaus van zware metalen zoals lood, kwik, en bloedarmoede te beoordelen. Het is ook noodzakelijk om delirium uit te sluiten. Er worden psychologische tests voor depressie gebruikt, omdat depressie ofwel samen kan lopen met AD, een vroeg teken van cognitieve stoornis, [242] of zelfs de oorzaak kan zijn [243] , [244]. Vanwege de lage nauwkeurigheid wordt de C-PIB-PET-scan niet aanbevolen om te worden gebruikt als een vroeg diagnostisch hulpmiddel of voor het voorspellen van de ontwikkeling van AD wanneer mensen tekenen van Mild Cognitive Impairment (MCI) vertonen [245]. Het gebruik van gesmolten PET/CT-beelden maakt een nauwkeurige lokalisatie van de abnormale fluor-18 Fluorodeoxyglucose (18F-FDG) opname mogelijk, PET-scans, als een enkele test, om mensen te identificeren die mogelijk AD ontwikkelen wordt ook niet ondersteund door bewijs [246].

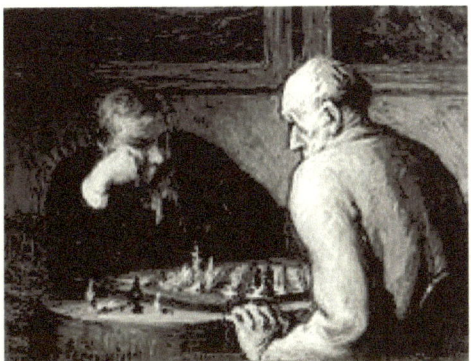

Afb. 14. Intellectuele activiteiten zoals schaken, sociale interactie, zouden het risico op AD kunnen verminderen in epidemiologische studies, maar er werd geen oorzakelijk verband gevonden [255].

Preventie en medicatie van AD

Er is geen definitief bewijs dat een bepaalde behandeling doeltreffend is om AD te voorkomen [121]. Globale studies naar maatregelen om het begin van de ziekte van Alzheimer te voorkomen of te vertragen hebben inconsistente resultaten opgeleverd. Epidemiologische studies hebben aangetoond dat er een verband bestaat tussen bepaalde beïnvloedbare factoren, zoals voeding, cardiovasculaire risico's, farmaceutische producten of intellectuele activiteiten, en de waarschijnlijkheid dat een populatie de ziekte van Alzheimer ontwikkelt. Alleen nader onderzoek, met inbegrip van klinische proeven, zal uitwijzen of deze factoren kunnen helpen om AD te voorkomen [121]. Hoewel cardiovasculaire risicofactoren, zoals hypercholesterolemie, hypertensie, diabetes en roken, in verband worden gebracht met een hoger risico op het ontstaan en verloop van de ziekte, zijn [247] , [248] statines, die cholesterolverlagende middelen zijn, niet effectief geweest in het voorkomen of verbeteren van het verloop van de ziekte [249] , [250] , [251]. Lange-termijngebruik van niet-teroïdale anti-inflammatoire geneesmiddelen (NSAID's) werd in verband gebracht met een verminderde kans op de ontwikkeling van de AD in 2007 [252]. Het bewijs suggereerde ook het idee dat NSAID's de ontsteking in verband met amyloïde plaques konden verminderen, maar de proeven werden opgeschort vanwege hoge bijwerkingen [121]. Er is geen preventieproef afgerond [121]. Ze lijken niet nuttig te zijn als behandeling, maar vanaf 2011 werden ze als presymptomatische preventiemiddelen beschouwd [253]. Hormoonvervangingstherapie in de menopauze kan, hoewel eerder gebruikt, het risico op dementie verhogen [254].

Levensstijl voorgesteld voor AD

Mensen die zich bezighouden met intellectuele activiteiten zoals lezen, het spelen van bordspellen, het voltooien van kruiswoordpuzzels, het spelen van muziekinstrumenten of regelmatige sociale interactie tonen een verminderd risico voor AD (Fig 14) [255]. Dit is verenigbaar met de cognitieve reservetheorie, die stelt dat sommige levenservaringen resulteren in een efficiënter neuraal functioneren, waardoor het individu een cognitieve reserve krijgt, die het begin van dementieverschijnselen vertraagt [255]. Het onderwijs vertraagt het begin van het AD-syndroom, zonder dat de duur van de ziekte verandert [256]. Het leren van een tweede taal nog later in het leven lijkt het krijgen van AD te vertragen [257]. Lichaamsbeweging gaat ook gepaard met een verminderd risico op AD [256]. Lichaamsbeweging wordt geassocieerd met verminderde dementie [258], en is effectief in het verminderen van de ernst van de symptomen bij mensen met AD [259]. Wat het dieet betreft, hebben mensen die een gezond Japans of mediterraan dieet volgen een verminderd risico op AD [260]. Een mediterraan dieet kan de resultaten bij mensen met de ziekte verbeteren [261]. Degenen die een dieet met veel verzadigde vetten en enkelvoudige koolhydraten zoals mono- en disacharide eten, hebben een hoger risico pf AD [262]. Het gunstige cardiovasculaire effect van het mediterrane dieet is voorgesteld als werkingsmechanisme [263]. Conclusies over voedingsbestanddelen zijn soms moeilijk te achterhalen, omdat de resultaten verschillen tussen studies op bevolkingsniveau en gerandomiseerde gecontroleerde studies [260]. Er zijn weinig aanwijzingen dat licht tot matig gebruik van alcohol, met name rode wijn, gepaard gaat met een lager risico op AD. [260]. Er zijn voorzichtige aanwijzingen dat cafeïne beschermend kan zijn [264]. Een aantal voedingsmiddelen met een hoog gehalte aan flavonoïden zoals cacao, rode wijn en thee kunnen het risico op AD [265] , [266] verminderen.

De beoordelingen van het gebruik van vitaminen en mineralen hebben niet genoeg consistent bewijs gevonden om ze aan te bevelen. Dit omvat vitamine A, [267] , [268] C, [269] , [270] de α-tocoferolvorm van vitamine E, [271] selenium, [272] zink, [273] , [274] en foliumzuur met of zonder vitamine B12. [275]. Bewijs van één gerandomiseerde gecontroleerde studie gaf aan dat de α-tocoferolvorm van vitamine E de cognitieve achteruitgang zou kunnen vertragen, dit bewijs werd als matig beoordeeld in kwaliteit [271]. Proeven waarbij foliumzuur (B9) en andere B-vitamines werden onderzocht, toonden geen significante associatie met cognitieve achteruitgang aan [276]. Omega-3-vetzuursupplementen van planten en vis, en dieet-docosahexaeenzuur (DHA), lijken niet ten goede te komen aan mensen met een milde tot matige AD [277] , [278].

Curcumine had met ingang van 2010 geen voordeel meer opgeleverd voor mensen, ook al zijn er voorzichtige aanwijzingen bij dieren [279]. Er was inconsequent en niet overtuigend bewijs dat ginkgo een positief effect heeft op cognitieve stoornissen en dementie [280]. Vanaf 2008 was er geen concreet bewijs dat cannabinoïden effectief zijn in het verbeteren van de symptomen van AD of dementie; [281] echter, enig onderzoek naar endocannabinoïden zag er veelbelovend uit [282]. Er is geen genezing voor de ziekte van Alzheimer; de beschikbare behandelingen bieden een relatief klein voordeel voor de symptomen, maar blijven palliatief van aard. De huidige behandelingen kunnen worden onderverdeeld in farmaceutisch, psychosociaal en verzorgend.

Medicijnen gebruikt in het AD

Vijf medicijnen worden momenteel gebruikt om de cognitieve problemen van AD te behandelen: memantine, (Fig 55) dat is een *N-Methyl-d-asparaginezuur* (NMDA) receptorantagonist en vier zijn acetylcholinesteraseremmers (Fig 56) zoals donepezil, tacrine, rivastigmine, en galantamine Het voordeel van hun gebruik is klein [283] , [284]. Er is niet duidelijk aangetoond dat medicatie de voortgang van de ziekte vertraagt of stopt. Vermindering van de activiteit van de cholinerge neuronen is een bekend kenmerk van het AD [285]. Acetylcholinesteraseremmers worden gebruikt om de snelheid waarmee acetylcholine (ACh) wordt afgebroken te verminderen, waardoor de concentratie van ACh in de hersenen toeneemt en het verlies van ACh als gevolg van de dood van cholinerge neuronen wordt bestreden [286]. Er zijn aanwijzingen voor de werkzaamheid van deze medicijnen bij milde tot matige AD, [283] , [284] , [287] en er bestaat enig bewijs voor het gebruik ervan in het gevorderde stadium [283]. Het gebruik van deze drugs bij lichte cognitieve stoornissen heeft geen effect aangetoond in een vertraging van het begin van het AD [288]. De meest voorkomende bijwerkingen zijn misselijkheid en braken, die beide verband houden met een cholinerge overmaat. Deze bijwerkingen treden op bij ongeveer 10-20% van de gebruikers, zijn licht tot matig ernstig en kunnen worden beheerst door de dosering van de medicatie langzaam aan te passen [289]. Minder vaak voorkomende secundaire effecten zijn spierkrampen, verminderde hartslag, verminderde eetlust en gewicht, en een verhoogde maagzuurproductie [287].

Glutamaat is een prikkelende neurotransmitter van het zenuwstelsel, hoewel overmatige hoeveelheden in de hersenen kunnen leiden tot celdood door een proces dat excitotoxiciteit wordt genoemd en dat bestaat uit de overstimulatie van glutamaatreceptoren. Excitotoxiciteit komt niet alleen voor bij AD, maar ook bij andere neurologische aandoeningen zoals PD en multiple sclerose [290]. Memantine (Fig. 55) is een niet-competitieve *N-Methyl-d-asparaginezuur* (NMDA) receptorantagonist die voor het eerst wordt gebruikt als een anti-influenzabestrijdingsmiddel. Het werkt in op het glutamatergische systeem door NMDA-receptoren te blokkeren en hun overstimulatie door glutamaat te remmen [290] , [291]. Memantine heeft een klein voordeel bij de behandeling van matige tot ernstige AD [292]. Gemelde bijwerkingen met memantine zijn zeldzaam en mild, waaronder hallucinaties, verwarring, duizeligheid, hoofdpijn en vermoeidheid [293]. De combinatie van memantine en donepezil (Fig. 56) blijkt statistisch significant te zijn, maar klinisch gezien marginaal effectief [294]. Atypische antipsychotica zijn bescheiden in het verminderen van agressie en psychose bij mensen met AD, maar hun voordelen worden gecompenseerd door ernstige nadelige effecten, zoals een beroerte, bewegingsmoeilijkheden of cognitieve achteruitgang. [295]. Wanneer ze op de lange termijn worden gebruikt, blijkt dat ze in verband worden gebracht met een verhoogde mortaliteit [296]. Het stoppen van antipsychoticagebruik in deze groep lijkt veilig te zijn [297]. Huperzine A, die veelbelovend is, vereist verder bewijs voordat het gebruik ervan kan worden aanbevolen [298].

2N-Methyl-asparaginezuur (NMDA) is een aminozuurderivaat (fig. 57) dat fungeert als een agonist bij de NMDA-receptor die de werking van glutamaat nabootst, de neurotransmitter die normaal gesproken bij die receptor werkt (fig. 58). In tegenstelling tot glutamaat bindt en reguleert NMDA alleen de NMDA-receptor en heeft het geen effect op andere glutamaatreceptoren, zoals die voor de α-amino-3-hydroxy-5-methyl-4-isoxazolepropionzuurreceptor (AMPA) en kainaat. NMDA-receptoren zijn vooral belangrijk wanneer ze overactief worden tijdens de ontwenning van alcohol, omdat dit symptomen veroorzaakt zoals agitatie en soms epileptische aanvallen.

NMDA is een in water oplosbare synthetische stof die normaal gesproken niet in biologisch weefsel wordt aangetroffen. Het werd voor het eerst gesynthetiseerd in de jaren zestig. NMDA is een excitotoxine omdat het zenuwcellen doodt door ze te veel op te winden; deze eigenschap heeft toepassingen in gedragswetenschappelijk onderzoek. Het oeuvre dat gebruik maakt van deze techniek valt onder de term laesieonderzoek. Onderzoekers passen NMDA toe op specifieke regio's van de hersenen of het ruggenmerg van een dier en testen vervolgens op het gedrag van belang, zoals operatief gedrag. Als het gedrag wordt gecompromitteerd, suggereert het dat het vernietigde weefsel deel uitmaakte van een hersengebied dat een belangrijke bijdrage leverde aan de normale expressie van dat gedrag. In lagere hoeveelheden is NMDA echter niet neurotoxisch. In feite stelt de normale werking van de NMDA-receptor individuen in staat om te reageren op prikkelende prikkels door middel van de onderling samenhangende werking van NMDA-receptoren, glutamaat en dopamine. Daarom kan de werking van glutamaat specifiek via NMDA-receptoren worden onderzocht door het injecteren van kleine hoeveelheden NMDA in een bepaalde regio in de hersenen: bijvoorbeeld het injecteren van NMDA in een hersenstamregio induceert onvrijwillige motoriek bij katten en ratten.

Het werkingsmechanisme van de NMDA-receptor is een specifieke agonist die zich bindt aan zijn NR2-subeenheden, en dan wordt een niet-specifiek kationkanaal geopend, dat de passage van Ca^{2+} en Na^+ in de cel en K^+ uit de cel mogelijk maakt (fig. 58). Het prikkelend postsynaptisch potentieel (EPSP) dat ontstaat door activering van een NMDA-receptor verhoogt ook de concentratie van Ca^{2+} in de cel. De Ca^{2+} kan op zijn beurt functioneren als een tweede boodschapper in verschillende signaalwegen [3]. Voorbeelden van antagonisten van de NMDA-receptor zijn APV, amantadine, dextromethorfan (DXM), ketamine, magnesium, tiletamine phencyclidine (PCP), riluzole, memantine, methoxetamine (MXE), methoxphenidine (MXP), kynurenzuur; dit laatste is de enige bekende endogene antagonist. Ze worden gewoonlijk NMDA-receptorantagonisten genoemd [3].

Psychosociale interventie

Psychosociale interventies worden gebruikt als een aanvulling op de farmaceutische behandeling en kunnen worden ingedeeld binnen gedrags-, emotioneel-, cognitie- of stimulatiegerichte benaderingen. Onderzoek naar de werkzaamheid is niet beschikbaar en is zelden specifiek voor AD, en richt zich in plaats daarvan op dementie in het algemeen [299]. Gedragsinterventies proberen de antecedenten en gevolgen van probleemgedrag te identificeren en te verminderen. Deze aanpak heeft geen succes getoond in het verbeteren van het algemene functioneren, [300] maar kan helpen bij het verminderen van een aantal specifieke probleemgedragingen, zoals incontinentie [301]. Er is een gebrek aan hoogwaardige gegevens over de effectiviteit van deze technieken bij andere gedragsproblemen zoals zwerven. [302], [303]. Muziektherapie is effectief in het verminderen van gedrags- en psychologische symptomen [304].

Emotionele georiënteerde interventies zijn onder andere reminiscentietherapie, validatietherapie, ondersteunende psychotherapie, sensorische integratie, ook wel snoezelen genoemd, en gesimuleerde aanwezigheidstherapie. Een Cochrane review heeft geen bewijs gevonden dat dit effectief is [305]. Ondersteunende psychotherapie heeft weinig of geen formele wetenschappelijke studie ontvangen, maar sommige clinici vinden het nuttig om licht gehandicapte mensen te helpen zich aan te passen aan hun ziekte [299]. Bij Reminiscentietherapie (RT) worden ervaringen individueel of in groepsverband besproken, vaak met behulp van foto's, huishoudelijke artikelen, muziek en geluidsopnames of andere bekende zaken uit het verleden. Uit een onderzoek in 2018 naar de effectiviteit van RT bleek dat de effecten inconsistent waren, klein van omvang en van twijfelachtige klinische betekenis, en varieerden door de instelling [306]. Simulated Presence Therapy (SPT) is gebaseerd op gehechtheidstheorieën en omvat het afspelen van een opname met stemmen van de naaste verwanten van de persoon met AD. Er is gedeeltelijk bewijs dat SPT uitdagend gedrag kan verminderen [307]. Tot slot is validatietherapie gebaseerd op de acceptatie van de realiteit en de persoonlijke waarheid van de ervaring van een ander, terwijl de zintuiglijke integratie gebaseerd is op oefeningen die gericht zijn op het stimuleren van de zintuigen. Er is geen bewijs voor het nut van deze therapieën [308] , [309]. Het doel van cognitiegeoriënteerde behandelingen, waaronder realiteitsgerichtheid en cognitieve omscholing, is het verminderen van cognitieve tekorten. Werkelijkheidsoriëntatie bestaat uit het presenteren van informatie over tijd, plaats of persoon om het begrip van de persoon over zijn of haar omgeving en zijn of haar plaats daarin te vergemakkelijken. Aan de andere kant probeert cognitieve omscholing de verminderde capaciteiten te verbeteren door het uitoefenen van mentale vaardigheden. Beide hebben aangetoond dat ze de cognitieve capaciteiten verbeteren [310], hoewel in sommige studies deze effecten van voorbijgaande aard waren en er ook negatieve effecten, zoals frustratie, zijn gerapporteerd [299].

Stimuleringsgerichte behandelingen zijn onder andere kunst-, muziek- en huisdiertherapieën lichaamsbeweging en alle andere vormen van recreatieve activiteiten. Stimulatie heeft een bescheiden ondersteuning voor het verbeteren van het gedrag, de stemming en, in mindere mate, het functioneren. Hoe belangrijk deze effecten ook zijn, de belangrijkste steun voor het gebruik van stimulatietherapieën is de verandering in de routine van de persoon [299]. De werkzaamheid van niet-invasieve hersenstimulatie en invasieve hersenstimulatie in het AD blijft onzeker [311].

Verzorging voor AD-patiënten

Aangezien Alzheimer niet te genezen is en het mensen geleidelijk aan onbekwaam maakt om voor hun verloop van de ziekte te zorgen. In de vroege en gematigde stadia kunnen aanpassingen aan de leefomgeving en levensstijl de veiligheid van de patiënt verhogen en de belasting van de zorgverlener verminderen [312] , [313]. Voorbeelden van dergelijke wijzigingen zijn het volgen van vereenvoudigde routines, het plaatsen van veiligheidssloten, het labelen van huishoudelijke artikelen op de persoon met de ziekte om te duiden of het gebruik van gewijzigde voorwerpen uit het dagelijkse leven [299] , [314] , [315]. Als het eten problematisch wordt, zal het voedsel in kleinere stukken moeten worden bereid of zelfs gepureerd [316]. Bij slikproblemen kan het nodig zijn om gebruik te maken van voedingsbuizen. In dergelijke gevallen is de medische doeltreffendheid en de ethiek van de voortgezette voeding een belangrijke overweging voor de zorgverleners en de familieleden [317] , [318]. Het gebruik van fysieke beperkingen wordt zelden in enig stadium van de ziekte aangegeven, hoewel er situaties zijn waarin ze nodig zijn om schade aan de persoon met AD of zijn verzorgers te voorkomen [299]. Naarmate de ziekte vordert, kunnen er verschillende medische problemen ontstaan, zoals mond- en tandziekten, drukzweren, ondervoeding, hygiënische problemen, of ademhalingshuid, of ooginfecties. Zorgvuldig beheer kan ze voorkomen, terwijl een professionele behandeling nodig is als ze zich toch voordoen [319], [320], [321], [322], [323], [324]. Tijdens de laatste stadia van de ziekte is de behandeling gericht op het verlichten van het ongemak tot aan de dood, vaak met behulp van een hospice [325].

Evolutie van AD

De vroege stadia van de ziekte van Alzheimer zijn moeilijk te diagnosticeren. Een definitieve diagnose wordt gesteld zodra de cognitieve stoornis de dagelijkse levensactiviteiten in gevaar brengt, hoewel de persoon misschien wel zelfstandig leeft. De symptomen zullen zich ontwikkelen van milde cognitieve problemen, zoals geheugenverlies door toenemende stadia van cognitieve en niet-cognitieve stoornissen, waardoor elke mogelijkheid tot zelfstandig leven wordt geëlimineerd, vooral in de late stadia van de ziekte. [104]. De levensverwachting van mensen met AD werd verminderd. Na de diagnose varieert het meestal van drie tot tien jaar [326]. Minder dan 3% van de mensen leeft meer dan veertien jaar [327]. Ziektekenmerken die significant geassocieerd worden met verminderde overleving zijn een verhoogde ernst van de cognitieve stoornis, verminderd functioneel niveau, geschiedenis van valpartijen, en stoornissen in het neurologisch onderzoek. Andere toevallige ziekten zoals hartproblemen, diabetes of geschiedenis van alcoholmisbruik zijn ook gerelateerd aan verkorte overleving [328], [329], [330]. Terwijl de leeftijd bij het begin de totale overlevingspensioenjaren hoger is, is de levensverwachting in vergelijking met de gezonde bevolking onder de jongeren bijzonder laag [331]. Mannen hebben een minder gunstige overlevingsprognose dan vrouwen. [327], [332]. Longontsteking en uitdroging zijn de meest voorkomende directe doodsoorzaken voor AD, terwijl kanker minder vaak voorkomt dan in de algemene bevolking [332].

Epidemiologische studies

Leeftijd	65-69	70-74	75-79	80-84	85-89	90-
Nieuwe gevallen/000 persoon/jaar	3	6	9	23	40	69

Tabel 2. Aantal nieuwe gevallen per duizend persoon/jaar [333].

In epidemiologisch onderzoek worden twee belangrijke maatregelen gebruikt: incidentie en prevalentie. De incidentie is het aantal nieuwe gevallen per risico-eenheid (tabel 2); de prevalentie is het totale aantal gevallen van de ziekte in de bevolking op een bepaald moment. Wat de incidentie betreft, geven cohort longitudinale studies of studies waarbij een ziektevrije populatie in de loop der jaren wordt gevolgd, percentages tussen 10 en 15 per duizend persoon/jaar voor alle vormen van dementie en 5-8 voor AD, [333], [334], zodat de helft van de nieuwe gevallen van dementie elk jaar AD is. De leeftijd is een primaire risicofactor voor de ziekte en de incidentiecijfers zijn niet voor alle leeftijden gelijk: elke vijf jaar na de leeftijd van 65 jaar verdubbelt het risico op het krijgen van de ziekte ongeveer en neemt toe van drie tot wel 69 per duizend persoon/jaar (tabel 2) [333], [334]. Vrouwen hebben een hoger risico op het ontwikkelen van AD, vooral in de bevolking ouder dan 85 jaar [334], [335]. In de VS is het risico om te sterven aan AD 26% hoger onder de niet-Hispanicaanse blanke bevolking dan onder de niet-Hispanic zwarte bevolking, terwijl de Hispanic bevolking een 30% lager risico heeft dan de niet-Hispanic blanke bevolking [336].

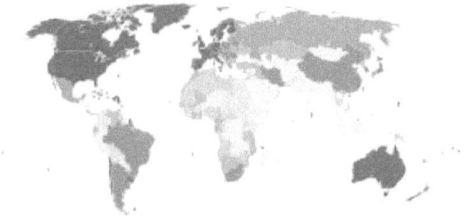

Afb. 15. Doden per miljoen personen in 2012 als gevolg van dementie, inclusief de ziekte van Alzheimer 0-4 5-8 9-10 11-13 14-17 18-24 25-45 46-114 115-375 376-1266

De prevalentie van AD in populaties is afhankelijk van verschillende factoren, waaronder incidentie en overleving. Aangezien de incidentie van de AD toeneemt met de leeftijd, is het bijzonder belangrijk om de gemiddelde leeftijd van de geïnteresseerde bevolking mee te nemen (Fig. 15). In de VS werd de prevalentie van Alzheimer in 2000 geschat op 1,6%, zowel in het algemeen als in de groep van 65-74 jaar, waarbij het percentage steeg tot 19% in de groep van 75-84 jaar en tot 42% in de groep van meer dan 84 jaar [337] , [338]. De prevalentiecijfers in minder ontwikkelde regio's zijn lager [339]. De WHO schatte dat in 2005 0,379% van de mensen wereldwijd dementie had en dat de prevalentie zou toenemen tot 0,441% in 2015 en tot 0,556% in 2030 [340]. Andere studies komen tot soortgelijke conclusies [339]. In een andere studie werd geschat dat in 2006 0,40% van de wereldbevolking met een bereik van 0,17-0,89%; absoluut getal 26,6 miljoen, bereik 11,4-59,4 miljoen werd getroffen door het AD, en dat het prevalentiecijfer zou verdrievoudigen en het absolute getal zou verviervoudigen tegen 2050 [341].

Geschiedenis

De oude Griekse, Romeinse filosofen en artsen associeerden ouderdom met toenemende dementie [127]. De Duitse psychiater Alois Alzheimer identificeerde het eerste geval van de naar hem genoemde ziekte van Alzheimer bij een vijftigjarige vrouw die hij in 1901 Auguste Deter noemde (afb. 16).

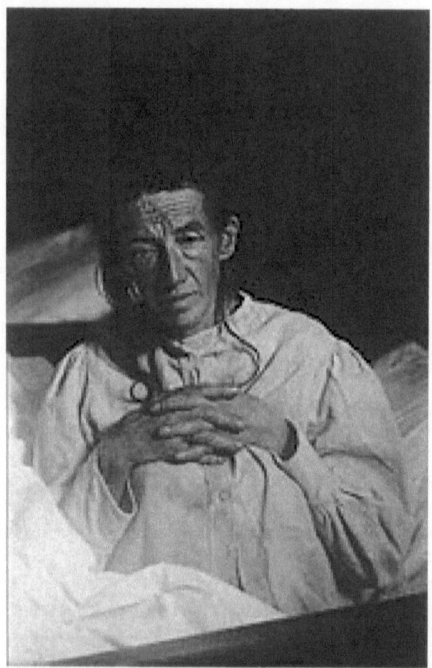

Afb. 16. Alois Alzheimer patiënt Auguste Deter in 1902. Dit was het eerste beschreven geval van wat bekend werd als de ziekte van Alzheimer [344].

Hij volgde haar zaak tot ze stierf in 1906, toen hij er voor het eerst publiekelijk verslag van deed [343], [344], [345]. In de volgende vijf jaar werden elf soortgelijke gevallen gemeld in de medische literatuur, waarvan sommige al de term Alzheimer gebruiken [127]. De ziekte werd voor het eerst beschreven als een kenmerkende ziekte door Emil Kraepelin na het onderdrukken van een aantal van de klinische waanvoorstellingen en hallucinaties, en pathologische kenmerken als arteriosclerotische veranderingen in het oorspronkelijke rapport van Auguste Deter [346]. Hij nam de ziekte van Alzheimer, ook wel preseniele dementie genoemd door Kraepelin, op als een subtype van seniele dementie in de achtste editie van zijn Textbook of Psychiatry, gepubliceerd op 15 juli 1910 [347].

Gedurende het grootste deel van de 20e eeuw was de diagnose van de ziekte van Alzheimer voorbehouden aan personen tussen 45 en 65 jaar die symptomen van dementie ontwikkelden. De terminologie veranderde na 1977 toen een conferentie over AD concludeerde dat de klinische en pathologische manifestaties van preseniele en seniele dementie vrijwel identiek waren, hoewel de auteurs ook toevoegden dat dit niet uitsloot dat ze verschillende oorzaken hadden [348]. Dit leidde uiteindelijk tot de diagnose AD onafhankelijk van de leeftijd [349]. De term seniele dementie van het Alzheimer type (SDAT) werd een tijd lang gebruikt om de aandoening bij mensen boven de 65 jaar te beschrijven, waarbij de klassieke AD werd gebruikt om degenen die jonger waren te beschrijven. Uiteindelijk werd de term AD formeel aangenomen in de medische nomenclatuur om personen van alle leeftijden te beschrijven met een karakteristiek gemeenschappelijk symptoompatroon, ziekteverloop en neuropathologie [350].

Sociale kosten voor AD-patiënten

Dementie en AD behoren wellicht tot de duurste ziekten voor de samenleving in Europa en de VS [128], [129], terwijl de kosten ervan in andere landen zoals Argentinië, [351] en Zuid-Korea, [352] ook hoog zijn en stijgen. Deze kosten zullen met de vergrijzing van de samenleving toenemen en een belangrijk maatschappelijk probleem worden. Aan het AD verbonden kosten omvatten directe medische kosten zoals verpleeghuiszorg, directe niet-medische kosten zoals in de thuiszorg, en indirecte kosten zoals productiviteitsverlies van zowel de patiënt als de zorgverlener [129]. De cijfers variëren tussen de studies, maar de kosten van dementie zijn wereldwijd berekend op ongeveer 160 miljard dollar [353], terwijl de kosten van AD in de VS elk jaar 100 miljard dollar kunnen bedragen [129]. De grootste kostenpost voor de samenleving is de langdurige zorg door zorgprofessionals en de institutionalisering, die overeenkomt met 2/3 van de totale kosten voor de samenleving [128]. De kosten van levensonderhoud thuis zijn ook zeer hoog [128], vooral wanneer rekening wordt gehouden met informele kosten voor het gezin, zoals zorgtijd en gederfde inkomsten van de verzorger [354]. De kosten nemen toe met de ernst van dementie en de aanwezigheid van gedragsstoornissen, [355] en zijn gerelateerd aan de toegenomen zorgtijd die nodig is voor het verlenen van fysieke zorg [354]. Daarom zal elke behandeling die de cognitieve achteruitgang vertraagt, de institutionalisering vertraagt en de uren van de zorgverleners vermindert, economische voordelen hebben. Economische evaluaties van de huidige behandelingen hebben positieve resultaten opgeleverd [129].

Verzorgende last

De rol van de hoofdverzorger wordt vaak overgenomen door de echtgeno(o)t(e) of een naast familielid [356]. Het is bekend dat het AD een grote last op de schouders van de zorgverleners legt, die sociale, psychologische, fysieke of economische aspecten omvat [123], [357], [358]. Mensen met AD en hun familie [359] geven meestal de voorkeur aan thuiszorg. Deze optie vertraagt of elimineert ook de noodzaak van een professioneler en duurder zorgniveau [359], [360]. Toch heeft tweederde van de verpleeghuisbewoners dementie [299]. Dementieverzorgers zijn onderhevig aan hoge percentages van fysieke en mentale stoornissen [361]. Factoren die samenhangen met grotere psychosociale problemen van de primaire verzorgers zijn onder andere het hebben van een getroffen persoon thuis, de verzorger is een echtgenoot, het eisen van gedrag van de verzorgde persoon zoals depressie, gedragsstoornissen, hallucinaties, slaapproblemen of loopstoornissen en sociaal isolement [362], [363]. Wat de economische problemen betreft, geven mantelzorgers vaak tijd op van hun werk om gemiddeld 47 uur per week met de persoon met AD door te brengen, terwijl de kosten van de zorg voor hen hoog zijn. De directe en indirecte kosten van de zorg voor een AD-patiënt liggen in de VS gemiddeld tussen 18.000 en 77.500 dollar per jaar, afhankelijk van de studie [354], [356]. Cognitieve gedragstherapie en het aanleren van copingstrategieën, zowel individueel als in groepsverband, hebben hun effectiviteit in het verbeteren van de psychologische gezondheid van zorgverleners aangetoond [123], [364].

Media en beschrijving van AD

AD is geportretteerd in films als: *Iris* (2001), gebaseerd op John Bayley's memoires van zijn vrouw Iris Murdoch; [365], *The Notebook* (2004), gebaseerd op Nicholas Sparks' gelijknamige roman uit 1996; [366] *A Moment to Remember* (2004); *Thanmathra* (2005); [367] *Memories of Tomorrow (Ashita no Kioku* 2006), gebaseerd op Hiroshi Ogiwara's gelijknamige roman [368] , *Away from Her* (2006), gebaseerd op Alice Munro's korte verhaal "The Bear Came over the Mountain"; [369], *Still Alice* (2014), over een Columbia University professor die de ziekte van Alzheimer heeft gekregen, gebaseerd op Lisa Genova's gelijknamige roman uit 2007 en met Julianne Moore in de titelrol. Documentaires over AD omvatten *Malcolm en Barbara: A Love Story* (1999) en *Malcolm en Barbara: Love's Farewell* (2007), beide met Malcolm Pointon [370] , [371] , [372].

Medicijnen gebruikt in het AD

In het decennium 2002-2012 werden 244 verbindingen beoordeeld in Fase I, Fase II of Fase III proeven, en slechts één van deze memanten (Fig. 55) kreeg de goedkeuring van de FDA, hoewel andere nog in de pijplijn zaten [373]. Solanezumab en aducanumab zijn niet effectief gebleken bij mensen die al de symptomen van Alzheimer hadden [374].

Een van de gebieden van klinisch onderzoek is gericht op de behandeling van de onderliggende pathologie van de ziekte. Verlaging van het β-amyloïdgehalte is een veelvoorkomend doelwit van verbindingen [375], als apomorfine in onderzoek. Immunotherapie of vaccinatie voor het amyloïde-eiwit is één behandelingsmodaliteit in studie [376]. In tegenstelling tot preventieve vaccinatie zou de vermeende therapie worden gebruikt om mensen te behandelen die al gediagnosticeerd zijn. Het is gebaseerd op het concept van het trainen van het immuunsysteem om amyloïd te herkennen, aan te vallen en om te keren, waardoor het verloop van de ziekte verandert [377] , [378] , [379]. Een voorbeeld van een dergelijk vaccin dat wordt onderzocht was ACC-001 , [380] , [381] hoewel de proeven in 2008 werden opgeschort [382]. Een ander soortgelijk middel is bapineuzumab, een antilichaam dat identiek is aan het natuurlijk geïnduceerde anti-amyloïde antilichaam [383]. Er zijn echter immunotherapeutische middelen gevonden die een aantal bijwerkingen veroorzaken, zoals amyloïd gerelateerde beeldvormingsafwijkingen [384]. Andere benaderingen zijn neuroprotectieve middelen, zoals AL-108, [385] en metaal-eiwit-interactieverzwakkers, zoals PBT2 [386]. Een TNFα-receptor die fusie-eiwit blokkeert, etanercept heeft bemoedigende resultaten laten zien [387] , [388] , [389] , [390] , [391].

In 2008 toonden twee afzonderlijke klinische studies positieve resultaten in het wijzigen van het ziektebeloop bij milde tot matige AD met methylthioniniumchloride, een geneesmiddel dat Tau aggregatie remt [392] , [393] en dimebon, een antihistaminicum [394]. De opeenvolgende fase III-proef met dimebon liet geen positieve effecten zien in de primaire en secundaire eindpunten [395] , [396] , [397]. Werkzaamheden met methylthioniniumchloride toonden aan dat de biologische beschikbaarheid van methylthioninium uit de darm werd beïnvloed door voeding en door de zuurgraad van de maag, wat leidde tot een onverwacht variabele dosering [398]. Een nieuwe gestabiliseerde formulering, zoals de prodrug LMTX, bevindt zich in fase III-proeven, in 2014 [399]. Onderzoek naar de effecten van meditatie op het behoud van het geheugen en de cognitieve functies bevindt zich in een vroeg stadium [400]. Een evaluatie in 2015 suggereert dat op mindfulness gebaseerde interventies het begin van een lichte cognitieve stoornis en AD kunnen voorkomen of vertragen [401]. Mogelijke overdracht: Zeldzame gevallen van mogelijke overdracht tussen mensen worden bestudeerd, [402] bijvoorbeeld naar groeihormoonpatiënten [403].

Onderzoek naar infecties in het AD

Het herpes simplex virus HSV-1 is gevonden in dezelfde gebieden als amyloïdplaten [404]. Dit suggereerde de mogelijkheid dat AD zou kunnen worden behandeld of voorkomen met antivirale middelen [404] , [405]. Onderzoek naar antivirale middelen in celculturen heeft veelbelovende resultaten opgeleverd [406]. Schimmelinfecties van de hersenen van AD zijn ook beschreven [407]. Deze hypothese werd voorgesteld door de microbioloog L. Carrasco toen zijn groep een statistische correlatie vond tussen verspreide mycosen en AD [408]. Verder onderzoek wees uit dat schimmelinfectie aanwezig is in verschillende hersengebieden van AD-patiënten, maar niet in de controlegroep [409] , [410]. Een schimmelinfectie verklaart de symptomen die bij AD-patiënten worden waargenomen. Het langzame verloop van het AD past bij het chronische karakter van sommige systemische schimmelinfecties, die asymptomatisch en dus ongemerkt en onbehandeld kunnen zijn [409]. De schimmelhypothesen zijn ook verenigbaar met enkele andere gevestigde AD-hypothesen, zoals de amyloïde hypothese, die kan worden verklaard als een immuunsysteem reactie op een infectie in het CZS, [411] , [412] , [413] zoals gevonden door R. Moir en R. Tanzi in muis en worm modellen van AD.

Diagnose van AD

Van de vele beschikbare medische beeldvormingstechnieken lijkt single photon emission computed tomography (SPECT) superieur te zijn in het onderscheiden van de ziekte van Alzheimer van andere vormen van dementie, en dit blijkt een grotere mate van nauwkeurigheid te geven in vergelijking met mentale testen en analyse van de medische geschiedenis [414]. De vorderingen hebben geleid tot het voorstel voor nieuwe diagnostische criteria [134] , [232]. PiB PET blijft onderzoekend, maar een soortgelijk product, florbetapir genaamd, dat het langer durende radionuclidefluor18 bevat, is een diagnostisch hulpmiddel bij de ziekte van Alzheimer [415] , [416]. Amyloïdbeeldvorming wordt waarschijnlijk gebruikt in combinatie met andere markers in plaats van als alternatief [417]. Volumetrische MRI kan veranderingen in de grootte van de hersengebieden detecteren. Het meten van de regio's die tijdens de voortgang van de ziekte van Alzheimer atrofie vertonen, is veelbelovend als diagnostische indicator. Het kan minder duur blijken dan andere beeldvormingsmethoden die momenteel worden bestudeerd [418].

In 2011 stemde een FDA-panel unaniem voor goedkeuring van florbetapir [419]. De beeldvormer kan helpen bij het opsporen van Alzheimer-hersenplaques [420]. Een negatieve scan geeft aan dat er weinig of geen plaquettes zijn, wat niet overeenkomt met een diagnose van AD [421]. De nadruk in het Alzheimer onderzoek is gelegd op het diagnosticeren van de aandoening voordat de symptomen beginnen [422]. Er zijn een aantal biochemische tests ontwikkeld om een snellere detectie mogelijk te maken. Sommige van deze tests omvatten de analyse van cerebrospinale vloeistof (CSF) voor β-amyloïde, totaal Tau-eiwit en gefosforyleerde Tau181P eiwitconcentraties [423]. Omdat het tekenen van KSF pijnlijk kan zijn, worden herhaalde trekkingen vermeden. Een bloedonderzoek naar circulatoir miRNA en inflammatoire biomarkers is een potentiële alternatieve indicator [423].

Ziekte van Parkinson

De ziekte van Parkinson (PD) is een langdurige degeneratieve aandoening van het CZS die vooral het motorische systeem aantast. Naarmate de ziekte verergert, komen niet-motorische symptomen vaker voor [424] , [425] , [426]. De symptomen komen meestal langzaam op. In het begin van de ziekte zijn de meest voor de hand liggende symptomen: schudden, stijfheid, traagheid van de beweging en moeite met lopen [424]. Denk- en gedragsproblemen kunnen zich ook voordoen. Dementie komt vaak voor in de gevorderde stadia van de ziekte. Depressie en angst komen ook vaak voor bij meer dan een derde van de mensen met PD [425]. Andere symptomen zijn onder meer sensorische, slaap- en emotionele problemen [424] , [425]. De belangrijkste motorische symptomen worden gezamenlijk "Parkinsonisme" genoemd, oftewel een "Parkinsonsyndroom" [426] , [427].

De oorzaak van PD is onbekend, maar er wordt aangenomen dat er zowel genetische als omgevingsfactoren bij betrokken zijn. Degenen met een getroffen familielid hebben meer kans om de ziekte zelf te krijgen [426]. Er is ook een verhoogd risico bij mensen die worden blootgesteld aan bepaalde pesticiden en bij degenen die eerder hoofdletsel hebben opgelopen, terwijl er een verminderd risico is bij tabaksrokers en degenen die koffie of thee drinken [426] , [428]. De motorische symptomen van de ziekte zijn het gevolg van het afsterven van cellen in de substantia nigra, een gebied van de middenhersenen. Dit resulteert in te weinig dopamine in deze regio van de hersenen [424]. De oorzaak van deze celdood wordt slecht begrepen, maar het gaat om de opbouw van eiwitten in de Lewy-lichamen in de neuronen [426]. De diagnose van typische gevallen is voornamelijk gebaseerd op symptomen, waarbij tests zoals neuroimaging worden gebruikt om andere ziekten uit te sluiten [424].

L-DOPA, ook bekend als levodopa en L-3, 4-dihydroxyphenylalanine, is een aminozuur dat wordt gemaakt en gebruikt als onderdeel van de normale biologie van de mens, maar ook van sommige dieren en planten. Mensen, evenals een deel van de andere dieren die L-DOPA gebruiken, maken het via biosynthese van L-TYROSINE. L-DOPA is de voorloper van de neurotransmitters dopamine, noradrenaline of noradrenaline, en epinefrine (adrenaline), die gezamenlijk bekend staan als catecholamines. Verder bemiddelt L-DOPA zelf de neurotrofe factorafgifte door de hersenen en het CZS (afb. 59), [3]. L-DOPA kan worden vervaardigd en wordt in zijn pure vorm verkocht als een psychoactieve drug met de INN levodopa; handelsnamen zijn onder andere Sinemet, Pharmacopa, Atamet, Stalevo, Madopar, en Prolopa. Als geneesmiddel wordt het gebruikt bij de klinische behandeling van BOB- en dopamine-responsieve dystonie. L-DOPA heeft een tegenhanger met tegengestelde chiraliteit, D-DOPA. Zoals voor veel moleculen geldt, produceert het menselijk lichaam slechts één van deze isomeren (de l-DOPA-vorm). De enantiomeerzuiverheid van L-DOPA kan worden geanalyseerd door bepaling van de optische rotatie of door chirale dunnelaagchromatografie (chirale TLC) [3].

Er bestaat geen genezing voor de ziekte van Parkinson; de behandeling is gericht op verbetering van de symptomen [424] , [429]. De eerste behandeling is meestal met de antiparkinsonmedicatie levodopa (L-DOPA), (Fig. 59), gevolgd door dopamine agonisten wanneer levodopa minder effectief wordt [425]. Naarmate de ziekte vordert en de neuronen verloren blijven gaan, worden deze medicijnen minder effectief, terwijl ze tegelijkertijd een complicatie veroorzaken die wordt gekenmerkt door onvrijwillige kronkelende bewegingen [425]. Het dieet en de vormen van revalidatie hebben enige doeltreffendheid getoond bij het verbeteren van de symptomen [430] , [431].

Er is gebruik gemaakt van chirurgie om micro-elektroden te plaatsen voor diepe hersenstimulatie om de motorische symptomen te verminderen in ernstige gevallen waarin medicijnen niet effectief zijn [424]. Bewijs voor behandelingen van de niet-bewegingsgerelateerde symptomen van PD, zoals slaapstoornissen en emotionele problemen is minder sterk [426].

In 2015 werden 6,2 miljoen mensen door de PD getroffen en dit leidde tot ongeveer 117.400 doden wereldwijd [432] , [433]. PD komt typisch voor bij mensen boven de 60 jaar, waarvan ongeveer één procent wordt getroffen [424] , [434]. Mannetjes worden vaker getroffen dan vrouwtjes in een verhouding van ongeveer 3:2 [426]. Wanneer het wordt gezien bij mensen voor de leeftijd van 50 jaar, heet het early-onset PD [435]. De gemiddelde levensverwachting na de diagnose ligt tussen 7 en 15 jaar [425] , [436]. De ziekte is vernoemd naar de Engelse arts James Parkinson, die de eerste gedetailleerde beschrijving publiceerde in "An Essay on the Shaking Palsy", in 1817 [437] , [438]. De bewustmakingscampagnes omvatten Wereld Parkinsondag, op de verjaardag van James Parkinson, 11 april, en het gebruik van een rode tulp als symbool van de ziekte [439]. Mensen met Parkinson die het publiek bewuster hebben gemaakt van de aandoening zijn onder andere acteur Michael J. Fox, Olympisch wielrenner Davis Phinney, professioneel bokser Muhammad Ali, en acteur Alan Alda [440] , [441] , [442] , [443]. Ongeveer 1,5 miljoen Amerikanen hebben een diagnose van PD ontvangen, maar slechts 5 tot 10 procent leert ervan voor de leeftijd van 40 jaar, volgens de National Parkinson Foundation. Davis Phinney was een van de weinige.

De bewegingsmoeilijkheden die bij PD worden gevonden worden parkinsonisme genoemd, wat wordt gedefinieerd als bradykinesie, dat wil zeggen traagheid in het initiëren van vrijwillige bewegingen, progressieve vermindering van de snelheid en het bereik van repetitieve acties zoals het vrijwillig aantikken van vingers [444] in combinatie met een van de drie andere fysieke tekenen: gespierde loodpijp of tandwiel, stijfheid, tremor in rust, en houdingsinstabiliteit. Een aantal verschillende stoornissen kunnen bewegingsstoornissen van het type Parkinson hebben [445] , [446]. PD is de meest voorkomende vorm van Parkinsonisme en wordt soms "Idiopathisch Parkinsonisme" genoemd, dat wil zeggen Parkinsonisme zonder aanwijsbare oorzaak [429] , [447]. Identificeerbare oorzaken van Parkinsonisme zijn onder meer toxines, infecties, bijwerkingen van geneesmiddelen, metabole stoornissen en hersenletsels zoals beroertes. Verschillende neurodegeneratieve aandoeningen kunnen ook aanwezig zijn bij Parkinsonisme en worden soms aangeduid als "Atypisch Parkinsonisme" of "Parkinson Plus" syndromen of ziekten met Parkinsonisme plus enkele andere kenmerken die hen onderscheiden van PD. Zij omvatten meervoudige systeem atrofie progressieve supranucleaire parese, corticobasale degeneratie, en dementie met Lewy Bodies (DLB) [429] , [448].

Wetenschappers noemen PD soms een synucleinopathie als gevolg van een abnormale accumulatie van α-synucleïne-eiwit in de hersenen, om het te onderscheiden van andere neurodegeneratieve ziekten, zoals AD waar de hersenen Tau-eiwit accumuleert [449]. Er bestaat een aanzienlijke klinische en pathologische overlap tussen tauopathieën en synucleïnopathieën. In tegenstelling tot PD, AD presenteert meestal met geheugenverlies, en de kardinale tekenen van PD zoals traagheid, tremor, stijfheid, en houdingsinstabiliteit, die niet normale kenmerken van de ziekte van Alzheimer. DLB is een andere synucleinopathie en heeft nauwe pathologische overeenkomsten met PD, vooral met de subset van PD gevallen met dementie bekend als de ziekte van Parkinson. Dementie met Lewy bodies (DLB) is daarentegen een ziekte die leidt tot een progressieve afname van de geestelijke vermogens. Sommigen kunnen de symptomen van DLB verwarren met Parkinson vanwege de veel voorkomende symptomen van spierstijfheid en langzame bewegingen. De relatie tussen PD en DLB is complex en onvolledig begrepen. Ze kunnen delen van een continuüm vertegenwoordigen met variabele onderscheidende klinische en pathologische kenmerken of ze kunnen afzonderlijke ziekten blijken te zijn [450].

Tekenen en symptomen van PD
Motor

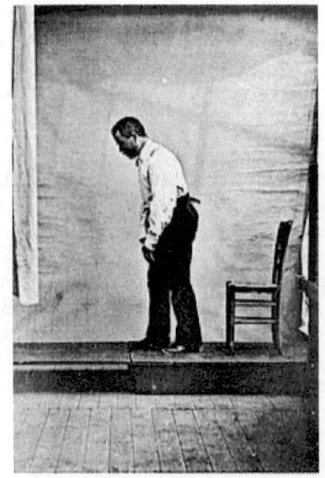

Afb. 17. Een man met de ziekte van Parkinson met een gebogen loophouding afgebeeld in 1892 [451]. Afb. 18. Handschrift van een door PD getroffen persoon [452]. De strepen die de letters vormen zijn zeer onregelmatig en kronkelig, terwijl de onregelmatigheden en oprechtheden van een zeer beperkte breedte zijn. De down-streken zijn allemaal, met uitzondering van de eerste letter, gemaakt met vergelijkende stevigheid en zijn in feite bijna normaal, de fijnere up-streken, in tegendeel, zijn allemaal tremulous in verschijning.

De meest herkenbare symptomen bij PD zijn motorische bewegingen (Fig. 17, 18). Niet-motorische symptomen komen ook vaak voor, waaronder autonome disfunctie, neuropsychiatrische problemen zoals stemming, cognitie, gedrag of gedachteveranderingen, zintuiglijk veranderde reukzin en slaapproblemen. Sommige van deze niet-motorische symptomen kunnen aanwezig zijn op het moment van de diagnose. Vier motorische symptomen worden bij PD als kardinaal beschouwd: tremor, traagheid van beweging of bradykinesie, stijfheid en houdingsinstabiliteit [453]. Het meest voorkomende teken is een grove langzame trilling van de hand in rust, die verdwijnt tijdens de vrijwillige beweging van de aangedane arm en in diepere stadia van de slaap. Het verschijnt typisch in slechts één hand, die uiteindelijk beide handen treft naarmate de ziekte vordert [453]. De frequentie van de PD-trilling ligt tussen 4 en 6 Hertz (cycli/seconde). Kenmerkend voor tremor is het rollen, de neiging van de wijsvinger en de duim om elkaar aan te raken en samen een cirkelvormige beweging uit te voeren [453] , [454]. De term komt voort uit de overeenkomst tussen de beweging van mensen met PD en de vroege farmaceutische techniek van het handmatig maken van pillen [454].

Bradykinesie of traagheid van de beweging wordt gevonden in elk geval van PD, en is te wijten aan verstoringen in de motorische planning van de bewegingsinitiatie, en geassocieerd met moeilijkheden in het hele verloop van het bewegingsproces, van de planning tot de initiatie tot de uitvoering van een beweging. De uitvoering van de sequentiële en gelijktijdige beweging wordt belemmerd. Bradykinesie is het meest invaliderende symptoom van PD dat leidt tot problemen met dagelijkse taken zoals aankleden, voeden en baden. Het leidt tot bijzondere problemen bij het uitvoeren van twee zelfstandige motorische activiteiten tegelijkertijd en kan worden vererged door emotionele stress of gelijktijdige ziekten. Paradoxaal genoeg kunnen patiënten met PD makkelijker fietsen of trappenlopen dan lopen op een niveau. Hoewel de meeste artsen bradykinesie gemakkelijk kunnen opmerken, vereist de formele beoordeling dat een patiënt herhaalde bewegingen met zijn vingers en voeten maakt [455].

Stijfheid is stijfheid en weerstand tegen beweging van de ledematen, veroorzaakt door een verhoogde spiertonus, een overmatige en voortdurende samentrekking van de spieren [453]. In het Parkinsonisme kan de stijfheid uniform zijn, ook wel "loodpijpstijfheid" of ratchety genoemd, wat betekent "tandwielstijfheid" [429] , [453] , [456] , [457]. De combinatie van tremor en verhoogde toon wordt beschouwd als de oorzaak van de stijfheid van de tandwielen [458]. Stijfheid kan in verband worden gebracht met gewrichtspijn; deze pijn is een frequente eerste manifestatie van de ziekte [453]. In een vroeg stadium van de PD is de stijfheid vaak asymmetrisch en heeft het de neiging om de nek- en schouderspieren vóór de gezichts- en extremiteiten te beïnvloeden [459]. Met de progressie van de ziekte heeft de stijfheid meestal invloed op het hele lichaam en vermindert het vermogen om te bewegen. Houdingsinstabiliteit is typisch in de latere stadia van de ziekte, wat leidt tot een verstoord evenwicht en frequente valpartijen, [460] en in de tweede plaats tot botbreuken, verlies van zelfvertrouwen en verminderde mobiliteit [461]. Instabiliteit is vaak afwezig in het beginstadium, vooral bij jongeren, voorafgaand aan de ontwikkeling van bilaterale symptomen [462]. Tot 40% van de mensen bij wie de diagnose PD wordt gesteld, kan te maken krijgen met dalingen en ongeveer 10% kan wekelijks vallen, waarbij het aantal dalingen gerelateerd is aan de ernst van de PD [453]. Andere erkende motorische tekenen en symptomen zijn onder andere loop- en houdingsstoornissen zoals festiviteiten, wat betekent dat er snel geschuifeld moet worden en een voorovergebogen houding bij het lopen zonder gebogen armzwaai. Bevriezing van de gang, kortstondige arrestaties wanneer de voeten aan de vloer lijken vast te zitten, vooral bij het draaien of veranderen van richting, een vertroebelde monotone stille stem, een maskerachtige gelaatsuitdrukking, en een steeds kleiner wordend handschrift zijn andere veel voorkomende tekens [463].

Neuropsychiatrische processen in PD

PD kan neuropsychiatrische stoornissen veroorzaken, variërend van licht tot ernstig. Dit omvat stoornissen in cognitie, stemming, gedrag en denken [453]. Cognitieve stoornissen kunnen zich voordoen in de vroege stadia van de ziekte en soms vóór de diagnose, en de prevalentie kan toenemen met de duur van de ziekte [453] , [464]. Het meest voorkomende cognitieve tekort in PD is executieve disfunctie, die problemen kan omvatten met planning, cognitieve flexibiliteit, abstract denken, regelverwerving, het remmen van ongepaste acties, het initiëren van passende acties, werkgeheugen, en controle van de aandacht. [464] , [465]. Andere cognitieve problemen zijn onder meer een vertraagde cognitieve verwerkingssnelheid, een verminderde recall en een verminderde perceptie en inschatting van de tijd [464] , [465]. Desalniettemin lijkt er sprake te zijn van verbetering wanneer het terugroepen wordt ondersteund door keuen [464]. Visuospatiale moeilijkheden maken ook deel uit van de ziekte, bijvoorbeeld wanneer het individu wordt gevraagd om tests uit te voeren van de gezichtsherkenning en de perceptie van de oriëntatie van getekende lijnen. [464] , [465].

Een persoon met PD heeft twee tot zes keer het risico op dementie in vergelijking met de algemene bevolking [453] , [464]. Tot 78% van de mensen met PD heeft PD dementie [466]. De prevalentie van dementie neemt toe met de leeftijd en in mindere mate met de duur van de ziekte [467]. Dementie wordt in verband gebracht met een verminderde kwaliteit van leven bij mensen met PD en hun verzorgers, een verhoogde mortaliteit en een hogere kans op het nodig hebben van verpleeghuiszorg [464].

Impulscontrole stoornissen, waaronder pathologisch gokken, dwangmatig seksueel gedrag, eetbuien, dwangmatig winkelen en roekeloze vrijgevigheid kunnen worden veroorzaakt door medicatie, met name oraal actieve dopamine agonisten. Het dopamine-dysregulatiesyndroom, waarbij gebrek aan medicatie leidt tot overmatig gebruik, is een zeldzame complicatie van levodopa-gebruik [468]. Gedrags- en stemmingswisselingen komen vaker voor bij PD zonder cognitieve beperking dan bij de algemene bevolking en zijn meestal aanwezig bij PD met dementie. De meest voorkomende stemmingsmoeilijkheden zijn depressie, apathie en angst [453]. Het stellen van de diagnose depressie wordt gecompliceerd door het feit dat de lichaamstaal van de depressie kan maskeren als PD met inbegrip van een droevig uitdrukkingsloos angstig gezicht, een hanghond uiterlijk, langzame beweging, en monotone spraak. 30% van de mensen met PD kunnen symptomen van angst ervaren, variërend van een gegeneraliseerde angststoornis tot sociale fobie, paniekstoornissen en obsessieve compulsieve stoornissen. Ze dragen bij aan een verminderde levenskwaliteit en een verhoogde ernst van de motorische symptomen, zoals aan/uit-schommelingen of bevriezingsperiodes. Punding waarbij gecompliceerd repetitief doelloos stereotiep gedrag gedurende vele uren voorkomt, is een andere verstoring die wordt veroorzaakt door anti-Parkinson medicatie.

Hallucinaties of waanideeën komen in de loop van de ziekte bij ongeveer 50% van de mensen met PD voor en kunnen het ontstaan van dementie inluiden. Deze variëren van kleine hallucinaties of "gevoel van doorgang", iets dat snel naast de persoon voorbijgaat, of "gevoel van aanwezigheid", de perceptie van iets/iemand dat naast of achter de persoon staat, tot volwaardige, gevormde visuele hallucinaties en paranoïde ideatie. Auditieve hallucinaties zijn ongewoon in PD, en worden zelden beschreven als stemmen. Men gelooft nu dat psychose een integraal onderdeel is van de ziekte. Een psychose met waanideeën en bijbehorende delirium is een erkende complicatie van de behandeling met anti-Parkinsonmiddelen en kan ook worden veroorzaakt door urineweginfecties, zoals vaak voorkomt bij fragiele ouderen, maar drugs en infecties zijn niet de enige factoren. Onderliggende hersenpathologie of veranderingen in neurotransmitters of hun receptoren zoals acetylcholine, serotonine, zouden ook een rol spelen bij psychose bij PD [469], [470]. Naast de neuropsychiatrische en motorische symptomen kan de PD ook andere functies aantasten. Slaapstoornissen zijn een kenmerk van de ziekte en kunnen worden verergerd door medicijnen [453]. Symptomen kunnen zich manifesteren als slaperigheid overdag, inclusief plotselinge slaapaanvallen die lijken op narcolepsie, verstoringen in de REM-slaap of slapeloosheid [453]. REM-gedragsstoornis (RBD), waarbij patiënten dromen uitspelen en zichzelf of hun bedpartner soms verwonden, kan vele jaren voor de ontwikkeling van motorische of cognitieve kenmerken van PD of DLB beginnen [471].

Veranderingen in het autonome zenuwstelsel kunnen leiden tot orthostatische hypotensie of lage bloeddruk bij het staan, een vette huid en overmatig zweten, urine-incontinentie en een veranderde seksuele functie [453]. Constipatie en verminderde maaglediging zoals bij maagdysmotiliteit kunnen ernstig genoeg zijn om ongemak te veroorzaken en zelfs de gezondheid in gevaar te brengen [430]. Veranderingen in de waarneming kunnen een verminderde reukzin, verstoord zicht, pijn en paresthesie of tintelingen en gevoelloosheid omvatten. Al deze symptomen kunnen jaren voor de diagnose van de ziekte optreden [453].

Voorgestelde oorzaken voor PD

Er zijn veel risicofactoren voorgesteld, soms in verband met theorieën over mogelijke mechanismen van de ziekte; geen enkele is echter onomstotelijk bewezen [472]. De meest voorkomende relaties zijn een verhoogd risico bij degenen die aan pesticiden worden blootgesteld en een verlaagd risico bij rokers [472], [473]. Er is een mogelijk verband tussen PD en *Helicobacter* pylori-infectie dat de opname van sommige geneesmiddelen, waaronder levodopa, kan voorkomen (Fig. 59), [474], [475]. Milieufactoren zoals blootstelling aan pesticiden en een geschiedenis van hoofdletsel zijn elk gekoppeld aan het PD, maar de risico's zijn bescheiden. Het nooit roken van sigaretten en het nooit drinken van cafeïnehoudende dranken gaat ook gepaard met een kleine verhoging van het risico op het ontwikkelen van PD [468]. Lage concentraties urine in het bloedserum gaan gepaard met een verhoogd risico op PD [476].

Genetica van PD

Uit onderzoek blijkt dat PD het product is van een complexe interactie van genetische en omgevingsfactoren [426]. Ongeveer 15% van de mensen met PD hebben een eerstegraads familielid die de ziekte heeft, [429] en van 5-10% van de mensen met PD is bekend dat ze vormen van de ziekte hebben die voorkomen als gevolg van een mutatie in een van een aantal specifieke genen [477]. Het bevatten van een van deze genmutaties kan niet leiden tot de ziekte; vatbaarheidsfactoren geven het individu een verhoogd risico, vaak in combinatie met andere risicofactoren, die ook invloed hebben op de leeftijd van het begin, de ernst en de progressie van de ziekte (Fig. 60), [477]. Ten minste 17 autosomaal dominante en autosomaal recessieve genmutaties zijn betrokken bij de ontwikkeling van PD, waaronder SNCA, LRRK2/PARK8, GBA, PRKN, PINK1, DJ1/PARK7, VPS35, EIF4G1, DNAJC13, CHCHD2 en UCHL1 [478], [479]. Ongeveer 5% van de mensen met PD hebben mutaties in het GBA1-gen. Deze mutaties zijn aanwezig in minder dan 1% van de onaangetaste bevolking. Het risico op het ontwikkelen van PD wordt 20-30 maal zo groot als deze mutaties aanwezig zijn. PD geassocieerd met deze mutaties heeft dezelfde klinische kenmerken, maar een vroegere leeftijd van aanvang en een snellere cognitieve en motorische achteruitgang. SNCA genmutaties zijn belangrijk in PD omdat het eiwit dat dit gen codeert, α-synucleïne, het hoofdbestanddeel is van de Lewy lichamen die zich ophopen in de hersenen van mensen met PD [477]. Mutaties in sommige genen, waaronder SNCA, LRRK2 en GBA, blijken risicofactoren te zijn voor "sporadische" of niet-familiaire PD [477]. Mutaties in het gen LRRK2 zijn de meest bekende oorzaak van familiaire en sporadische PD, en zijn goed voor ongeveer 5% van de personen met een familiegeschiedenis van de ziekte en 3% van de sporadische gevallen [477], [481]. Een mutatie in GBA brengt het grootste genetische risico op het ontwikkelen van PD met zich mee [478]. Verschillende Parkinson-gerelateerde genen zijn betrokken bij de functie van lysosomen, organellen die cellulaire afvalstoffen verteren. Er is gesuggereerd dat sommige gevallen van PD kunnen worden veroorzaakt door lysosomale aandoeningen die het vermogen van cellen om α-synucleïne af te breken verminderen [482]. Een autosomaal dominante vorm is geassocieerd met mutaties in het LRP10 gen [483].

Fysiopathologie van PD

De belangrijkste pathologische kenmerken van PD zijn celdood in de basale ganglia van de hersenen die 70% van de dopamine afscheiden van neuronen in de substantia nigra pars compacta tegen het einde van het leven [481] en de aanwezigheid van Lewy-lichamen als ophopingen van het eiwit α-synucleïne in veel van de resterende neuronen (Fig 42, 43, 44). Dit verlies aan neuronen gaat gepaard met de dood van astrocyten of stervormige gliacellen en een aanzienlijke toename van het aantal microglia in de substantia nigra [484].

Er zijn vijf belangrijke paden in de hersenen die andere hersengebieden verbinden met de basale ganglia. Deze staan bekend als de motor, oculo-motor, associatieve, limbische en orbitofrontale circuits, met namen die het belangrijkste projectiegebied van elke schakeling aangeven [486]. Ze zijn allemaal getroffen in PD, en hun verstoring verklaart veel van de symptomen van de ziekte, omdat deze circuits betrokken zijn bij een grote verscheidenheid aan functies, waaronder beweging, aandacht en leren. Wetenschappelijk is het motorcircuit het meest intensief onderzocht [486].

Een bepaald conceptueel model van het motorcircuit en de wijziging ervan met PD is sinds 1980 van grote invloed geweest, hoewel er enkele beperkingen zijn aangegeven die tot wijzigingen hebben geleid [486]. In dit model oefenen de basale ganglia normaal gesproken een constante remmende invloed uit op een groot aantal motorische systemen, waardoor ze niet op ongeschikte momenten actief kunnen worden. Wanneer een beslissing wordt genomen om een bepaalde actie uit te voeren, wordt de remming voor het vereiste motorsysteem verminderd, waardoor deze wordt vrijgegeven voor activering. Dopamine werkt om deze afgifte van remming te vergemakkelijken, dus hoge niveaus van dopamine functie, hebben de neiging om de motorische activiteit te bevorderen, terwijl lage niveaus van dopamine functie, zoals optreden in PD, vragen om grotere inspanningen van de inspanning voor een bepaalde beweging. Het effect van dopamine-uitputting is dus het produceren van hypokinesie, en een algehele vermindering van de motorische output [486]. Drugs die worden gebruikt om PD te behandelen, kunnen daarentegen een overmatige dopamine-activiteit veroorzaken, waardoor de motorische systemen op ongeschikte momenten kunnen worden geactiveerd en daardoor dyskinesieën kunnen ontstaan [486].

Hersenceldood in PD

Er wordt gespeculeerd over verschillende mechanismen waardoor de hersencellen verloren zouden kunnen gaan [487]. Een mechanisme bestaat uit een abnormale ophoping van het eiwit α-synucleïne gebonden aan ubiquitine in de beschadigde cellen. Dit onoplosbare eiwit hoopt zich op in neuronen die insluitsels vormen die Lewy-lichamen worden genoemd (Fig. 42, 43, 44) [481], [488]. Volgens de Braak-kleuring werd een classificatie van de ziekte op basis van pathologische bevindingen voorgesteld door Heiko Braak. Lewy lichamen verschijnen eerst in de olfactorische bol, medulla oblongata en pontine tegmentum; individuen kunnen in dit stadium asymptomatisch zijn of kunnen vroege niet-motorische symptomen hebben, zoals verlies van reukzin, of wat slaap of automatische disfunctie. Naarmate de ziekte vordert, ontwikkelen zich Lewy-lichamen in de substantia nigra, gebieden van de middenhersenen en de basale voorhersenen en, ten slotte, de neocortex [481]. Deze hersenen sites zijn de belangrijkste plaatsen van neuronale degeneratie in PD; echter, Lewy lichamen kunnen niet leiden tot celdood en ze kunnen beschermend zijn, met de abnormale eiwit afgezonderd of ommuurd. Andere vormen van α-synucleïne, bijvoorbeeld oligomeren, die niet geaggregeerd zijn in Lewy lichamen en Lewy neurieten kunnen eigenlijk de giftige vormen van het eiwit zijn [487], [488]. Bij mensen met dementie is een algemene aanwezigheid van Lewy lichamen (Fig. 42, 43, 44) gebruikelijk in corticale gebieden. Neurofibrillaire klitten en seniele plaques, kenmerkend voor het AD, komen niet vaak voor, tenzij de persoon dement is [484]. Andere mechanismen van celdood omvatten proteasomale en lysosomale systeemdysfunctie en verminderde mitochondriale activiteit [487], [489]. IJzeraccumulatie in de substantia nigra wordt meestal waargenomen in combinatie met de eiwitinsluitingen, gerelateerd aan oxidatieve en neuronale dood, maar de mechanismen worden niet volledig begrepen [490].

Diagnose van PD

Een arts zal voor PD beoordelen met een zorgvuldige medische voorgeschiedenis en neurologisch onderzoek. [453]. Mensen kunnen levodopa krijgen (Fig. 59), waarbij elke resulterende verbetering in de motorische stoornis helpt om de PD diagnose te bevestigen. Lewy lichamen in de middenhersenen bij de autopsie is het laatste bewijs dat de persoon PD had. Het klinisch verloop van de ziekte in de loop van de tijd kan aantonen dat het geen PD is, waardoor de klinische presentatie periodiek moet worden herzien om de diagnose te bevestigen [453], [491]. Andere oorzaken die in tweede instantie Parkinsonisme kunnen veroorzaken zijn beroerte en drugs [491]. Parkinson plus syndromen zoals progressieve supranucleaire parese en meervoudige systeematrofie moeten worden uitgesloten [453]. Anti-Parkinson medicijnen zijn doorgaans minder effectief bij het beheersen van symptomen bij Parkinson plus syndromen [453]. Snellere progressiecijfers, vroegtijdige cognitieve disfunctie of houdingsinstabiliteit, minimale tremor of symmetrie bij aanvang kunnen wijzen op een ziekte van Parkinson plus in plaats van op PD zelf [492]. Genetische vormen met een autosomaal dominant of recessief overervingspatroon worden soms aangeduid als de ziekte van Parkinson of familiaal Parkinsonisme [429]. Medische organisaties hebben diagnostische criteria gecreëerd om het diagnostische proces, in de vroege stadia van de ziekte, te vergemakkelijken en te standaardiseren. De meest bekende criteria zijn afkomstig van de Britse Queen Square Brain Bank (QSBB) voor neurologische aandoeningen en het Amerikaanse National Institute of Neurological Disorders and Stroke. De QSBB-criteria vereisen bradykinesie, plus stijfheid, rusttrilling of houdingsinstabiliteit. Tot slot zijn drie of meer van de volgende ondersteunende kenmerken vereist tijdens het begin of de evolutie: eenzijdig begin, tremor in rust, progressie in de tijd, asymmetrie van de motorische symptomen en reactie op levodopa (fig. 59) gedurende ten minste vijf tot tien jaar. Het klinisch verloop van PD en het verschijnen van dyskinesieën veroorzaakt door de inname van overmatige levodopa moet worden gecontroleerd [493]. Wanneer de PD-diagnoses door middel van een autopsie worden gecontroleerd, blijken de deskundigen op het gebied van bewegingsstoornissen bij de eerste beoordeling gemiddeld 79,6% accuraat te zijn en 83,9% accuraat nadat zij hun diagnose bij een vervolgonderzoek hebben verfijnd. Wanneer klinische diagnoses die voornamelijk door niet-deskundigen worden uitgevoerd, worden gecontroleerd door middel van een autopsie, is de gemiddelde nauwkeurigheid 73,8%. In totaal is 80,6% van de PD-diagnoses accuraat, en 82,7% van de diagnoses met behulp van de Brain Bank-criteria zijn accuraat [494]. Een task force van de International Parkinson and Movement Disorder Society (MDS) heeft diagnostische criteria voor PD en onderzoekscriteria voor de diagnose van prodromale ziekten voorgesteld, maar deze zullen moeten worden gevalideerd aan de hand van de meer vastgestelde criteria [495] , [496]. Computertomografie (CT) scans van mensen met PD lijken meestal normaal [497]. MRI is in de loop der tijd nauwkeuriger geworden in de diagnose van de ziekte, met name door ijzergevoelige T2*- en SWI-sequenties bij een magnetische veldsterkte van ten minste 3T, die beide de afwezigheid van het karakteristieke "slikstaart"- beeldpatroon in de dorsolaterale substantia nigra kunnen aantonen [498]. In een meta-analyse was de afwezigheid van dit patroon zeer gevoelig en specifiek voor de ziekte [499]. Diffusie MRI heeft aangetoond dat het mogelijk is om onderscheid te maken tussen PD en Parkinson plus-syndromen, hoewel de diagnostische waarde ervan nog steeds wordt onderzocht [497]. CT en MRI worden ook gebruikt om andere ziekten uit te sluiten die secundaire oorzaken kunnen zijn van parkinsonisme, meestal encefalitis en chronische ischemische beledigingen, evenals minder frequente entiteiten als basale ganglia tumoren en hydrocefalie [497]. De metabolische activiteit van dopaminetransporters in de basale ganglia kan direct worden gemeten met PET- en SPECT-scans waarbij de DaTSCAN een veelgebruikte eigen versie van deze studie is. Het heeft een hoge mate van overeenstemming aangetoond met de klinische diagnoses van PD [500]. Verminderde dopamine-gerelateerde activiteit in de basale ganglia kan helpen bij het uitsluiten van drugsgeïnduceerd Parkinsonisme. Deze bevinding is echter niet geheel specifiek en is te zien bij zowel PD als Parkinson plus aandoeningen [497]. In de VS is DaTSCAN alleen door de FDA goedgekeurd om onderscheid te maken tussen PD of Parkinson-syndromen en essentiële tremor [501].

Differentiaaldiagnose voor PD

Andere voorwaarden die een soortgelijke presentatie als PD [502] kunnen hebben, zijn onder andere:

- Artritis
- Corticobasaal syndroom
- Dementie met Lewy lichamen
- Depressie
- Drugsgeïnduceerd parkinsonisme
- Fragiele X-geassocieerde tremor/ataxiesyndroom
- Frontotemporale dementie en parkinsonisme in verband met chromosoom 17
- Ziekte van Huntington
- Idiopathische basale ganglia verkalking
- Meervoudige systeematrofie
- Neurodegeneratie met ijzeraccumulatie in de hersenen
- Normale druk hydrocefalie
- Obsessionele traagheid
- Progressieve supranucleaire verlamming
- Psychogeen parkinsonisme
- Gifstoffen
- ziekte van Wilson
- Vasculair parkinsonisme

Preventie van PD

Beweging op middelbare leeftijd kan het risico op PD op latere leeftijd verminderen [431]. Cafeïne lijkt ook beschermend met een grotere afname van het risico bij een grotere inname van cafeïnehoudende dranken zoals koffie [503]. Mensen die sigaretten roken of rookloze tabak gebruiken, hebben minder kans dan niet-rokers om PD te ontwikkelen, en hoe meer ze tabak hebben gebruikt, hoe minder kans ze hebben om PD te ontwikkelen. Het is niet bekend wat er aan dit effect ten grondslag ligt. Tabaksgebruik kan daadwerkelijk bescherming bieden tegen PD, of het kan zijn dat een onbekende factor zowel het risico op PD verhoogt als een afkeer van tabak veroorzaakt of het gemakkelijker maakt om te stoppen met het gebruik van tabak [504].

Antioxidanten, zoals vitamine C en E, zijn voorgesteld om te beschermen tegen de ziekte, maar de resultaten van studies zijn tegenstrijdig en er is geen positief effect bewezen [472]. De resultaten met betrekking tot vet en vetzuren zijn tegenstrijdig, waarbij verschillende studies melding maken van beschermende effecten, risicoverhogende effecten of geen effecten [472]. Er zijn voorlopige aanwijzingen dat het gebruik van ontstekingsremmende middelen en calciumkanaalblokkers (Fig. 57, 58) beschermend kan zijn [426]. Een meta-analyse uit 2010 toonde aan dat niet-steroïde ontstekingsremmende middelen, behalve aspirine, geassocieerd zijn met een ten minste 15% hoger op lange termijn en regelmatige gebruikers vermindering van de incidentie van de ontwikkeling van PD [505].

Behandeling voor PD

Er is geen genezing voor PD, maar medicijnen, chirurgie en fysieke behandeling kunnen verlichting bieden en zijn veel effectiever dan behandelingen voor andere neurologische aandoeningen zoals AD, motorneuronziekte en Parkinson plus-syndromen. De belangrijkste families van geneesmiddelen die nuttig zijn voor de behandeling van motorische symptomen zijn levodopa (Fig. 59), altijd gecombineerd met een dopa decarboxylase remmer en met Catechol-O-methyltransferase (COMT) remmer (Fig. 61, 62), dopamine agonisten en Monoamine oxidase B (MAO-B) remmers. Het stadium van de ziekte en de Catechol-O-methyltransferase (COMT) (Fig. 61, 62) zijn betrokken bij de inactivering van de catecholamine-neurotransmitters: dopamine, epinefrine en norepinefrine. Het enzym introduceert een methylgroep in de catecholamine, die wordt gedoneerd door S-Adenosyl Methionine (SAM). Elke verbinding met een catecholstructuur, zoals catecholesters en catecholhoudende flavonoïden, zijn substraten van COMT (afb. 62). Levodopa, (Fig 59) een voorloper van catecholamines, is een belangrijk substraat van COMT. COMT-remmers, zoals entacapone, redden levodopa van COMT en verlengen de werking van levodopa [482]. Entacapone is een veelgebruikt aanvullend medicijn van levodopa therapie. Bij gebruik van een dopa-decarboxylaseremmer zoals carbidopa of benserazide wordt levodopa optimaal gespaard. Deze "drievoudige therapie" wordt een standaard in de behandeling van PD.

Mensen, evenals een deel van de andere dieren die L-DOPA (Fig. 59) in hun biologie gebruiken, maken het via biosynthese van het aminozuur L-TYROSINE. L-DOPA is de voorloper van de neurotransmitters dopamine, noradrenaline of noradrenaline, en epinefrine of adrenaline die gezamenlijk bekend staan als catecholaminen. Bovendien bemiddelt L-DOPA zelf de afgifte van de neurotrofe factor door het CZS. L-DOPA kan worden vervaardigd en wordt in zijn zuivere vorm verkocht als een psychoactieve drug met de INN (The International Nonproprietary Name) INN levodopa; handelsnamen zijn onder andere Sinemet, Atamet, Pharmacopa, Stalevo, Madopar, en Prolopa. Als geneesmiddel wordt het gebruikt bij de klinische behandeling van PD en dopamine responsieve dystonie. De Braak staging van PD geeft zes stadia, die kunnen worden gebruikt om vroege stadia, latere stadia en late stadia te identificeren. De eerste fase, waarin een bepaalde handicap zich al heeft ontwikkeld en een farmacologische behandeling vereist, wordt gevolgd door latere stadia die verband houden met de ontwikkeling van complicaties in verband met het gebruik van levodopa. Een derde fase is wanneer symptomen die geen verband houden met dopaminetekort of levodopa-behandeling kunnen overheersen [507]. De behandeling in de eerste fase is gericht op een optimale afweging tussen symptoombestrijding en behandelingsbijwerkingen. De start van de levodopa-behandeling kan worden uitgesteld door in eerste instantie andere medicijnen te gebruiken, zoals MAO-B-remmers en dopamine-agonisten, waardoor het begin van de complicaties als gevolg van levodopa-gebruik wordt uitgesteld [508]. Levodopa is nog steeds de meest effectieve behandeling voor de motorische symptomen van PD en mag niet worden vertraagd bij patiënten wanneer hun kwaliteit van leven is aangetast. Levodopa-gerelateerde dyskinesieën correleren sterker met de duur en de ernst van de ziekte dan de duur van de levodopa-behandeling, dus het uitstellen van deze therapie levert mogelijk geen langere dyskinesievrije tijd op dan een vroegtijdig gebruik [509].

In een later stadium is het doel om de PD-symptomen te verminderen en tegelijkertijd de schommelingen in het effect van de medicatie onder controle te houden. Plotselinge terugtrekkingen uit de medicatie of het overmatig gebruik ervan moeten worden beheerd. [508]. Wanneer orale medicatie niet genoeg is om de symptomen onder controle te houden, kunnen chirurgie, diepe hersenstimulatie, onderhuidse dagapomorfine infusie en enterale dopa-pompen van nut zijn [510]. PD in een laat stadium brengt veel uitdagingen met zich mee die een verscheidenheid aan behandelingen vereisen, waaronder die voor psychiatrische symptomen, met name depressie, orthostatische hypotensie, blaasdysfunctie en erectiestoornissen [510]. In de laatste stadia van de ziekte wordt palliatieve zorg verleend om de kwaliteit van leven te verbeteren [511].

Medicijnen voor PD in detail
Levodopa

De motorische symptomen van PD zijn het resultaat van een verminderde dopamineproductie in de basale ganglia van de hersenen. Dopamine gaat niet over de bloed-hersenbarrière, dus het kan niet worden genomen als een medicijn om de uitgeputte dopamine niveaus in de hersenen te stimuleren. Maar levodopa (Fig. 59), de voorloper van dopamine, kan door de hersenen gaan waar het gemakkelijk wordt omgezet in dopamine, en toediening van levodopa vermindert tijdelijk de motorische symptomen van PD. Levodopa is al meer dan 40 jaar de meest gebruikte PD behandeling [508]. Slechts 5-10% van de levodopa overschrijdt de bloed-hersenbarrière. Een groot deel van de rest wordt gemetaboliseerd tot dopamine elders in het lichaam, wat een verscheidenheid aan bijwerkingen veroorzaakt, waaronder misselijkheid, braken en orthostatische hypotensie [512]. Carbidopa en benserazide zijn dopa decarboxylaseremmers die de bloed-hersenbarrière niet overschrijden en de omzetting van levodopa in dopamine buiten de hersenen afremmen, waardoor de bijwerkingen worden verminderd en de beschikbaarheid van levodopa voor de doorgang naar de hersenen wordt verbeterd. Een van deze medicijnen wordt meestal samen met levodopa genomen, vaak in combinatie met levodopa in dezelfde pil [513], op de lange termijn tot het ontstaan van complicaties: onvrijwillige bewegingen. Levodopa gebruiken leads genaamd dyskinesieën, en schommelingen in de effectiviteit van de medicatie [508]. Wanneer er fluctuaties optreden, kan een persoon door fasen met een goede respons op medicatie en verminderde PD-symptomen "aan" toestand, en fasen met een slechte respons op medicatie en significante PD-symptomen "uit" toestand [508] fietsen. Het gebruik van lagere doses levodopa kan het risico en de ernst van deze door levodopa veroorzaakte complicaties verminderen [514]. Een vroegere strategie om levodopa-gerelateerde dyskinesie en schommelingen te verminderen was om levodopa-medicatie enige tijd terug te trekken. Dit wordt nu ontmoedigd omdat het gevaarlijke bijwerkingen kan veroorzaken zoals het neuroleptisch kwaadaardig syndroom [508]. De meeste mensen met PD zullen uiteindelijk levodopa nodig hebben en later levodopa geïnduceerde schommelingen en dyskinesieën ontwikkelen [508]. Er zijn gecontroleerde release versies van levodopa. De oudere gecontroleerde afgifte levodopa-preparaten hebben een slechte en onbetrouwbare absorptie en biobeschikbaarheid. Ze hebben geen verbeterde controle van de PD-motorische symptomen aangetoond, noch een vermindering van de levodopa-gerelateerde complicaties, in vergelijking met de preparaten voor onmiddellijke vrijgave. Een nieuwer uitgebreidere release levodopa preparaat lijkt effectiever te zijn in het verminderen van schommelingen, maar bij veel patiënten blijven er problemen bestaan. Darminfusies van levodopa (Duodopa) kunnen leiden tot opvallende verbeteringen in de schommelingen in vergelijking met orale levodopa wanneer de schommelingen te wijten zijn aan onvoldoende opname door gastroparesis. Andere orale, langer werkende formules zijn in studie en andere manieren van toediening zoals inhalatie, of transdermaal, worden ontwikkeld [513]. COMT-remmers: Tolcapone remt de activiteit COMT, een enzym, dat dopamine afbreekt zoals gezegd (afb. 62). Het is gebruikt als aanvulling op levodopa; het nut ervan wordt echter beperkt door mogelijke complicaties zoals levodoping [508]. Een even effectief geneesmiddel, entacapone, is niet aangetoond dat het significante veranderingen in de leverfunctie veroorzaakt. Gelicentieerde preparaten van entacapone bevatten alleen of in combinatie met carbidopa en levodopa [508].

Dopamine agonisten in PD

Verschillende dopamine agonisten die zich binden aan dopamine receptoren in de hersenen hebben vergelijkbare effecten als levodopa (Fig 59) [508]. Deze werden aanvankelijk gebruikt als een aanvullende therapie op levodopa voor personen die levodopa-complicaties als aan/uit-schommelingen en dyskinesieën ervaren; nu worden ze vooral zelfstandig gebruikt als eerste therapie voor de motorische symptomen van PD met als doel het starten van levodopa therapie te vertragen en zo het begin van levodopa's complicaties uit te stellen [508] , [514] , [515]. Dopamine agonisten zijn onder andere bromocriptine, pergolide, pramipexole, ropinirole, piribedil, cabergoline, apomorfine en lisuride. Hoewel dopamine agonisten minder effectief zijn dan levodopa bij het beheersen van PD motorische symptomen, zijn ze meestal effectief genoeg om deze symptomen in de eerste jaren van de behandeling te beheersen [429]. Dyskinesieën als gevolg van dopamine agonisten zijn zeldzaam bij jongere mensen die PD hebben, maar komen, samen met andere complicaties, meer voor bij oudere leeftijd bij aanvang. Dus, dopamine agonisten zijn de voorkeur eerste behandeling voor jongere beginnende PD, en levodopa heeft de voorkeur voor oudere beginnende PD [429].

Dopamine agonisten produceren aanzienlijke, hoewel meestal milde, bijwerkingen zoals slaperigheid, hallucinaties, slapeloosheid, misselijkheid en constipatie. Soms verschijnen er zelfs bij een minimale klinisch effectieve dosis bijwerkingen, waardoor de arts op zoek gaat naar een ander geneesmiddel [508]. Agonisten zijn gerelateerd aan impulscontrole stoornissen, zoals dwangmatige seksuele activiteit, eten, gokken en winkelen, zelfs sterker dan levodopa [516], en zijn duurder dan levodopa [429]. Apomorfine, een niet-ormaal toegediende dopamine-agonist, kan worden gebruikt om de uitvaltijden en dyskinesie bij late PD te verminderen. Het wordt toegediend door intermitterende injecties of continue onderhuidse infusies [508]. Aangezien secundaire effecten zoals verwarring en hallucinaties veel voorkomen, moeten personen die een apomorfine-behandeling ondergaan nauwlettend worden gevolgd [508]. Twee dopamine agonisten die worden toegediend via huidvlekken zoals lisuride en rotigotine zijn nuttig voor mensen in het beginstadium en mogelijk om staten in de gevorderde staat onder controle te houden [517].

MAO-B-remmers in PD

MAO-B-remmers, safinamide, selegiline en rasagiline, verhogen de hoeveelheid dopamine in de basale ganglia door de activiteit van monoamine oxidase B (MAO-B), een enzym dat dopamine afbreekt, te remmen [508]. Net als dopamine-agonisten kan het gebruik ervan het begin van levodopa-therapie bij vroege ziekte vertragen, maar MAO-B-remmers produceren effecten die schadelijker zijn en minder effectief zijn dan levodopa bij het beheersen van de PD-motorische symptomen. Er zijn weinig studies naar hun effectiviteit in het gevorderde stadium, hoewel de resultaten suggereren dat ze nuttig zijn om schommelingen tussen aan en uit perioden te verminderen. Een eerste studie gaf aan dat selegiline in combinatie met levodopa het risico op overlijden verhoogde, maar dit werd later weerlegd [508]. Andere geneesmiddelen zoals amantadine en anticholinergica kunnen nuttig zijn als behandeling van motorische symptomen. Het bewijsmateriaal dat hen ondersteunt, is echter van onvoldoende kwaliteit, zodat het geen eerste keusbehandelingen zijn [508]. Naast de motorische symptomen gaat er ook een divers scala aan symptomen gepaard met de PD. Voor de behandeling van een aantal van deze problemen is een aantal drugs gebruikt [518]. Voorbeelden zijn het gebruik van quetiapine voor psychose, cholinesteraseremmers voor dementie en modafinil voor slaperigheid overdag. [518] , [519]. In 2016 werd pimavanserin goedgekeurd voor de behandeling van PD-psychose [520]. Doxepin en rasagline kunnen de fysieke vermoeidheid in PD verminderen [521].

Chirurgie in PD

De behandeling van motorische symptomen met chirurgie was ooit een gangbare praktijk, maar sinds de ontdekking van levodopa is het aantal operaties afgenomen [522]. Studies in de afgelopen decennia hebben geleid tot grote verbeteringen in de chirurgische technieken, zodat de chirurgie weer wordt toegepast bij mensen met een geavanceerde PD voor wie geneesmiddelentherapie niet meer toereikend is [522]. Chirurgie voor PD kan worden onderverdeeld in twee hoofdgroepen: 1- laesie en 2-Deep Brain Stimulation (DBS). Doelgebieden voor DBS of letsels zijn onder andere de thalamus, de globus pallidus of de subthalamuskern [522]. Diepe hersenstimulatie is de meest gebruikte chirurgische behandeling, ontwikkeld in de jaren '80 door A.L. Benabid en anderen. Het gaat om de implantatie van een medisch apparaat dat een neurostimulator wordt genoemd en dat elektrische impulsen naar specifieke delen van de hersenen stuurt. (Afb. 47). DBS wordt aanbevolen voor mensen met PD met motorische schommelingen en trillingen die onvoldoende worden gecontroleerd door medicatie, of die intolerant zijn voor medicatie, zolang ze geen ernstige neuropsychiatrische problemen hebben [523]. Andere, minder gebruikelijke, chirurgische therapieën houden de opzettelijke vorming van laesies in om de activiteit van specifieke subcorticale gebieden te onderdrukken. Bij pallidotomie wordt bijvoorbeeld de globus pallidus chirurgisch vernietigd om dyskinesie onder controle te houden [522]. Vier gebieden van de hersenen zijn behandeld met neurale stimulatoren in PD [524]. Dit zijn de globus pallidus interna, die de belangrijkste uitgangskern is van de basale ganglia, de thalamus, de subthalamuskern en de pedunculopontinekern. DBS van de globus pallidus interna verbetert de motorische functie, terwijl DBS van de thalamische DBS de tremor verbetert, maar weinig effect heeft op bradykinesie of stijfheid. DBS van de subthalamische kern wordt meestal vermeden als er een geschiedenis van depressie of neurocognitieve stoornis aanwezig is. DBS van de subthalamische kern wordt geassocieerd met reductie van medicatie. Pedunculopontine kern DBS blijft momenteel experimenteel. Over het algemeen wordt DBS geassocieerd met een verbetering van 30-60% in de motorische score-evaluaties.

Rehabilitatie in PD

Oefenprogramma's worden aanbevolen bij mensen met PD [431]. Er is enig bewijs dat spraak- of mobiliteitsproblemen kunnen verbeteren met revalidatie, hoewel studies schaars zijn en van lage kwaliteit [525] , [526]. Regelmatige lichaamsbeweging met of zonder fysiotherapie kan gunstig zijn voor het behoud en de verbetering van de mobiliteit, flexibiliteit, kracht, loopsnelheid en kwaliteit van leven [526]. Wanneer een oefenprogramma wordt uitgevoerd onder begeleiding van een fysiotherapeut, zijn er meer verbeteringen in de motorische symptomen, mentale en emotionele functies, dagelijkse activiteiten en de kwaliteit van leven dan bij een zelfbewust oefenprogramma thuis [527]. Wat betreft het verbeteren van de flexibiliteit en het bewegingsbereik voor mensen die stijfheid ervaren, is gebleken dat algemene ontspanningstechnieken zoals zacht schommelen overmatige spierspanning verminderen. Andere effectieve technieken om ontspanning te bevorderen zijn langzame roterende bewegingen van de ledematen en de romp, ritmische initiatie, diafragma-ademhaling en meditatietechnieken [528]. Wat betreft het lopen en het aanpakken van de uitdagingen die samenhangen met de ziekte, zoals hypokinesie, wat betekent dat er sprake is van een langzame beweging, schudden en verminderde armzwaai; fysiotherapeuten hebben een verscheidenheid aan strategieën om de functionele mobiliteit en veiligheid te verbeteren. Interessegebieden met betrekking tot het lopen tijdens revalidatieprogramma's richten zich op, maar zijn niet beperkt tot het verbeteren van de loopsnelheid, de basis van de steun, staplengte, romp- en armzwaaibeweging. Strategieën omvatten het gebruik van ondersteunende apparatuur zoals paalwandelen en loopband lopen, verbale cueing als handmatig, visueel en auditief, oefeningen als marcheren en Proprioceptieve Neuromusculaire Facilitatie (PNF) patronen en het veranderen van omgevingen zoals oppervlakken, ingangen, open vs. gesloten [529]. Versterkende oefeningen hebben verbeteringen laten zien in kracht en motorische functie voor mensen met primaire spierzwakte en zwakte in verband met inactiviteit met een milde tot matige PD. Uit rapporten blijkt echter dat er een significante wisselwerking bestaat tussen de sterkte en het tijdstip waarop de medicijnen zijn ingenomen. Daarom wordt aanbevolen dat mensen met een PD 45 minuten tot een uur na de medicatie oefeningen doen als ze op hun best zijn [530]. Bovendien zijn diepe diafragma-ademoefeningen, vanwege de voorovergebogen houding en ademhalingsdisfuncties bij geavanceerde PD, gunstig voor het verbeteren van de mobiliteit van de borstwand en de vitale capaciteit [531]. Oefening kan de constipatie verbeteren [430]. Het is onduidelijk of oefening de fysieke vermoeidheid in PD vermindert [521].

Een van de meest toegepaste behandelingen voor spraakstoornissen bij PD is de Lee Silverman Voice Treatment (LSVT) [525] , [532]. Spraaktherapie en in het bijzonder LSVT kan de spraak verbeteren [525]. Ergotherapie (OT) heeft als doel de gezondheid en de kwaliteit van leven te bevorderen door mensen met de ziekte te helpen om deel te nemen aan zoveel mogelijk van hun dagelijkse bezigheden [525]. Er zijn weinig studies naar de effectiviteit van OT en de kwaliteit ervan is slecht, hoewel er enige indicatie is dat het de motorische vaardigheden en de kwaliteit van leven kan verbeteren voor de duur van de therapie [525] , [533].

Palliatieve zorg voor PD

Palliatieve zorg is gespecialiseerde medische zorg voor mensen met ernstige ziekten, waaronder Parkinson. Het doel van deze specialiteit is het verbeteren van de kwaliteit van leven voor zowel de persoon met PD als het gezin door verlichting van de symptomen, pijn en stress van ziekten [534]. Aangezien PD geen geneesbare ziekte is, zijn alle behandelingen gericht op het vertragen van de achteruitgang en het verbeteren van de kwaliteit van leven, en daarom zijn ze palliatief van aard [535]. Palliatieve zorg zou eerder moeten worden betrokken, in plaats van later in het ziektebeloop [536] , [537]. Specialisten in de palliatieve zorg kunnen helpen met lichamelijke symptomen, emotionele factoren zoals functieverlies en banen, depressie, angst en existentiële zorgen [536] , [537] , [538]. Naast het bieden van emotionele steun aan zowel de patiënt als de familie, dient de palliatieve zorg een belangrijke rol in het aanpakken van de zorgdoelen. Mensen met PD kunnen veel moeilijke beslissingen nemen naarmate de ziekte vordert, zoals wensen voor het voeden van de sonde, niet-invasieve beademing en tracheostomie; wensen voor of tegen cardiopulmonale reanimatie; en wanneer ze gebruik moeten maken van hospicezorg [535]. Palliatieve zorgteamleden kunnen helpen bij het beantwoorden van vragen en het begeleiden van mensen met PD over deze complexe en emotionele onderwerpen om hen te helpen de beste beslissing te nemen op basis van hun eigen waarden [537] , [539].

Spieren en zenuwen die het spijsverteringsproces controleren kunnen worden beïnvloed door PD, wat resulteert in constipatie en gastroparesis, wat betekent dat er voedsel in de maag blijft voor een langere periode dan normaal. Een gebalanceerd dieet, gebaseerd op periodieke voedingsbeoordelingen, wordt aanbevolen en moet worden ontworpen om gewichtsverlies of gewichtstoename te voorkomen en de gevolgen van maag-darmstoornissen tot een minimum te beperken [430]. Naarmate de ziekte vordert, slikproblemen, kan dysfagie ontstaan. In dergelijke gevallen kan het nuttig zijn om verdikkingsmiddelen te gebruiken voor de inname van vloeistoffen en een rechtopstaande houding bij het eten, beide maatregelen verminderen het risico op verstikking. Gastrostomie om voedsel direct in de maag te brengen is mogelijk in ernstige gevallen. [430]. Levodopa en eiwitten maken gebruik van hetzelfde transportsysteem in de darm en de bloed-hersenbarrière en concurreren zo om toegang. Wanneer ze samen worden genomen, resulteert dit in een verminderde effectiviteit van het medicijn [430]. Daarom wordt bij de introductie van levodopa overmatige eiwitconsumptie ontmoedigd en wordt een evenwichtig mediterraan dieet aanbevolen. In gevorderde stadia wordt om vergelijkbare redenen extra inname van eiwitarme producten zoals brood of pasta's gegeven [430]. Om de interactie met eiwitten te minimaliseren, moet levodopa 30 minuten van tevoren worden genomen, op hetzelfde moment dat de PD-programma's de eiwitten tijdens het ontbijt en de lunch beperken, zodat de eiwitinname 's avonds kan plaatsvinden [430].

Ontwikkeling van de PD

PD vordert steevast met de tijd. Een methode voor de beoordeling van de ernst van de ziekte van Parkinson die bekend staat als de Unified Parkinson Disease Rating Scale (UPDRS) is de meest gebruikte metrische methode voor klinisch onderzoek. Soms wordt ook een aangepaste versie gebruikt die bekend staat als de MDS-UPDRS. Een oudere schaalmethode die bekend staat als de Hoehn en Yahr schaal, oorspronkelijk gepubliceerd in 1967, en een vergelijkbare schaal die bekend staat als de Modified Hoehn en Yahr schaal, zijn algemeen gebruikt. De schaal van Hoehn en Yahr definiëren vijf basisfasen van progressie.

Motorische symptomen, indien niet behandeld, gaan in het beginstadium van de ziekte agressief vooruit en later langzamer. Onbehandeld, zullen individuen naar verwachting na gemiddeld acht jaar een onafhankelijke ambulance verliezen en na tien jaar naar bed gaan [540]. Het is echter ongewoon om tegenwoordig onbehandelde mensen te vinden. De medicatie verbeterde de prognose van de motorische symptomen terwijl het tegelijkertijd een nieuwe bron van invaliditeit is, vanwege de ongewenste effecten van levodopa na jaren van gebruik [540]. Bij mensen die levodopa nemen, kan de progressietijd van de symptomen tot een stadium van hoge afhankelijkheid van zorgverleners meer dan 15 jaar bedragen. Het is echter moeilijk te voorspellen hoe de ziekte voor een bepaald individu zal verlopen [540]. Leeftijd is de beste voorspeller van ziekteprogressie. De snelheid van de motorische achteruitgang is groter bij mensen met minder beperkingen op het moment van de diagnose, terwijl cognitieve beperkingen vaker voorkomen bij mensen die ouder zijn dan 70 jaar bij het ontstaan van een symptoom [487].

Aangezien de huidige therapieën de motorische symptomen verbeteren, is invaliditeit op dit moment vooral gerelateerd aan niet-motorische kenmerken van de ziekte [487]. Toch is de relatie tussen ziekteprogressie en invaliditeit niet lineair. Invaliditeit is in eerste instantie gerelateerd aan motorische symptomen [540]. Naarmate de ziekte voortschrijdt, is invaliditeit meer gerelateerd aan motorische symptomen die niet adequaat reageren op medicatie, zoals slik- en spraakproblemen en loop- en evenwichtsproblemen; en aan door levodopa veroorzaakte complicaties, die bij maximaal 50% van de mensen optreden na 5 jaar levodopagebruik [540]. Uiteindelijk hebben de meeste mensen met de ziekte na tien jaar autonome stoornissen, slaapproblemen, stemmingswisselingen en cognitieve achteruitgang. Al deze symptomen, met name cognitieve achteruitgang, verhogen de invaliditeit sterk [487], [540].

De levensverwachting van mensen met een PD wordt verminderd. De sterftecijfers zijn ongeveer twee keer zo hoog als die van onaangetaste mensen [540]. Cognitieve achteruitgang en dementie, ouderdom bij aanvang, een meer gevorderde ziektetoestand en de aanwezigheid van slikproblemen zijn allemaal risicofactoren voor sterfte. Aan de andere kant voorspelt een ziektepatroon dat vooral gekenmerkt wordt door tremor in tegenstelling tot stijfheid een betere overleving. Dood door aspiratiepneumonie komt twee keer zo vaak voor bij individuen met PD als bij de gezonde bevolking [540]. In 2013 heeft het PD wereldwijd ongeveer 103.000 doden veroorzaakt, tegenover 44.000 doden in 1990. Het sterftecijfer steeg in die periode van gemiddeld 1,5 tot 1,8 per 100.000 [541].

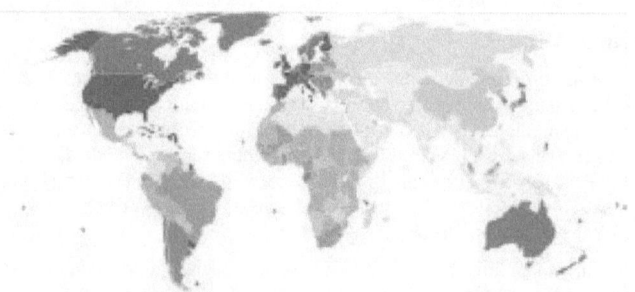

Afb. 19. Dood door Parkinson per miljoen personen in 2012 [541].

0–1 2–4 5–6 7–8 9–10 11–12 13–17 18–36 37–62

PD is de tweede meest voorkomende neurodegeneratieve aandoening na AD en treft wereldwijd zeven miljoen mensen en een miljoen mensen in de VS. [460], [472], [541].

Het aandeel in een bevolking op een bepaald moment is ongeveer 0,3% in de geïndustrialiseerde landen (Fig. 19). PD komt vaker voor bij ouderen en de percentages stijgen van 1% bij mensen boven de 60 jaar tot 4% van de bevolking boven de 80 [472]. De gemiddelde beginleeftijd is ongeveer 60 jaar, hoewel 5-10% van de gevallen, geclassificeerd als jonge beginnende PD, begint tussen de leeftijd van 20 en 50 jaar. Mannetjes worden vaker getroffen dan vrouwtjes in een verhouding van ongeveer 3:2. PD kan minder voorkomen in die van de Afrikaanse en Aziatische voorouders, hoewel deze bevinding wordt betwist [472]. Sommige studies hebben voorgesteld dat het vaker voorkomt bij mannen dan bij vrouwen, maar andere hebben geen verschillen tussen de twee geslachten ontdekt. Het aantal nieuwe gevallen per jaar van PD ligt tussen 8 en 18 per 100.000 persoon/jaar [472]. Het voor de leeftijd gecorrigeerde percentage van de PD in Estland is 28,0/100.000 persoon/jaar. Het Estse tarief is tussen 2000 en 2019 stabiel gebleven [543].

Geschiedenis van de ziekte van Parkinson

Verschillende vroege bronnen, waaronder een Egyptische papyrus, een ayurvedische medische verhandeling, de Bijbel en de geschriften van Galen, beschrijven symptomen die lijken op die van PD. Na Galen zijn er tot in de 17e eeuw geen onddubbelzinnige verwijzingen naar de PD [544]. In de 17e en 18e eeuw schreven verschillende auteurs over de ziekte, waaronder Sylvius, Gaubius, Hunter en Chomel [544], [545], [546]. In 1817 publiceerde een Engelse arts, James Parkinson, zijn essay over zes gevallen van verlammingsverschijnselen [439], "An Essay on the Shaking Palsy" beschreef de kenmerken als rustende tremor, abnormale houding en gang, verlamming en verminderde spierkracht, en de manier waarop de ziekte zich in de loop van de tijd ontwikkelt [437], [547]. Vroege neurologen die verdere toevoegingen deden aan de kennis van de ziekte zijn Trousseau, Gowers, Kinnier Wilson en Erb, met name Jean-Martin Charcot, (Fig 20), wiens studies tussen 1868 en 1881 een mijlpaal waren in het begrip van de ziekte [439]. Hij maakte onder meer onderscheid tussen stijfheid, zwakte en bradykinesie. Hij pleitte ook voor de hernoeming van de ziekte ter ere van James Parkinson [439].

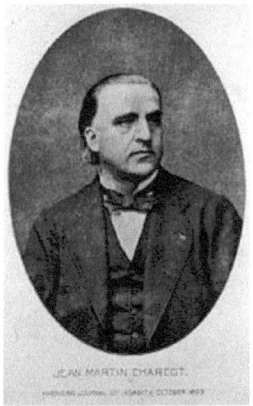

Afb. 20. Jean Martin Charcot heeft belangrijke bijdragen geleverd aan de PD en heeft voorgesteld de naam James Parkinson te eren.

In 1912 beschreef Frederic Lewy microscopische deeltjes in aangetaste hersenen, later "Lewy bodies" genoemd [439]. In 1919 rapporteerde Konstantin Tretiakoff dat de substantia nigra de belangrijkste getroffen hersenstructuur was, maar deze bevinding werd pas algemeen geaccepteerd toen het werd bevestigd door verdere studies die in 1938 door Rolf Hassler werden gepubliceerd [439]. De biochemische veranderingen in de hersenen werden geïdentificeerd in de jaren 1950, als gevolg van het werk van A. Carlsson op de neurotransmitter dopamine en O. Hornykiewicz op zijn rol op PD [548]. In 1997 werd α-synuclein door Spillantini, Trojanowski Goedert en anderen gevonden als hoofdbestanddeel van Lewy bodies [488].

Anticholinergica en chirurgie zoals laesies van de corticospinale weg of enkele van de basale ganglia structuren waren de enige behandelingen tot de komst van levodopa, die het gebruik ervan drastisch verminderden [545] , [549]. Levodopa werd voor het eerst gesynthetiseerd in 1911 door C. Funk, maar kreeg weinig aandacht tot het midden van de 20e eeuw [548]. Het kwam in de klinische praktijk in 1967 en bracht een revolutie teweeg in het beheer van PD [548] , [550]. Tegen het einde van de jaren '80 kwam diepe hersenstimulatie, geïntroduceerd door A.L. Benabid en collega's in Grenoble, Frankrijk, naar voren als een mogelijke behandeling [551].

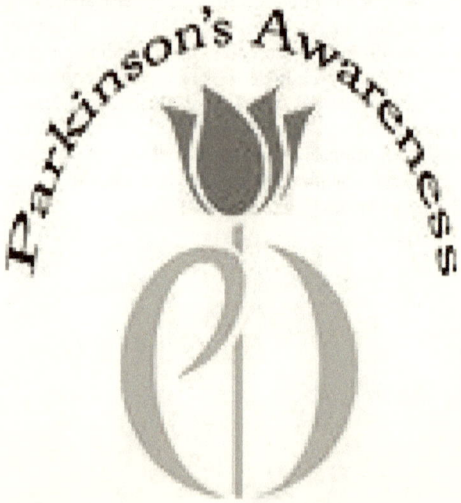

Fig. 21. Parkinson bewustzijnslogo met rood tulpensymbool.

Kosten voor de behandeling van PD

De kosten van PD voor de samenleving zijn hoog, maar precieze berekeningen zijn moeilijk te maken door methodologische problemen in het onderzoek en verschillen tussen landen [552]. De jaarlijkse kosten in het Verenigd Koninkrijk worden geschat op 49 miljoen tot 3,3 miljard pond, terwijl de kosten per patiënt per jaar in de VS waarschijnlijk rond de 10.000 dollar liggen en de totale last rond de 23 miljard dollar [552]. Het grootste deel van de directe kosten komt van de intramurale zorg en verpleeghuizen, terwijl het aandeel van de medicatie aanzienlijk lager is. De indirecte kosten zijn hoog, vanwege de verminderde productiviteit en de belasting van de zorgverleners. Naast de economische kosten vermindert de PD de levenskwaliteit van de mensen met de ziekte en hun verzorgers [552]. 11 april, de verjaardag van James Parkinson, is aangewezen als Wereldparkinsondag [439]. Een rode tulp (Fig 21) werd in 2005 door internationale organisaties gekozen als symbool van de ziekte: het staat voor de James Parkinson Tulpenhobby, geregistreerd in 1981 door een Nederlandse tuinbouwer

[553]. Tot de belangenorganisaties behoort de National Parkinson Foundation, die sinds 1982 meer dan 180 miljoen dollar aan zorg, onderzoek en ondersteunende diensten heeft geleverd [554]. Stichting Parkinson, die sinds haar oprichting in 1957 door William Black meer dan $115 miljoen heeft verdeeld voor onderzoek en bijna $50 miljoen voor onderwijs en voorspraakprogramma's; [555] , [556], de American Parkinson Disease Association, opgericht in 1961; [557] en de European Parkinson Disease Association, opgericht in 1992 [558].

Lijst van mensen met de diagnose PD

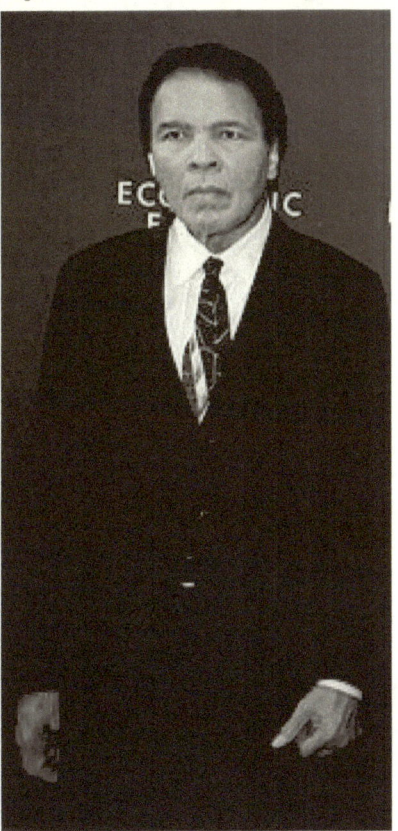

Afb. 22. Muhammad Ali, 64 jaar oud, op het World Economic Forum in Davos met tekenen van Parkinsonisme vanaf 30 jaar tot aan zijn dood. [562].

Acteur Michael J. Fox heeft een PD en heeft het publieke bewustzijn van de ziekte sterk vergroot [440]. Na de diagnose omarmt Fox zijn Parkinson in televisierollen, soms zonder medicatie, om de effecten van de aandoening verder te illustreren. Hij heeft twee autobiografieën geschreven waarin zijn strijd tegen de ziekte een grote rol speelt, [559] en verscheen voor het Amerikaanse Congres zonder medicatie om de gevolgen van de ziekte te illustreren. De Michael J. Fox Foundation wil een geneesmiddel voor PD ontwikkelen [559]. Fox ontving een eredoctoraat in de geneeskunde van Karolinska Institutet voor zijn bijdragen aan het onderzoek in PD [560]. Professionele wielrenner en Olympisch medaillewinnaar Davis Phinney, die op 40-jarige leeftijd de diagnose Parkinson kreeg, startte in 2004 de Davis Phinney Foundation om het onderzoek naar Parkinson te ondersteunen, met de nadruk op de kwaliteit van leven voor mensen met de ziekte [441] , [561]. Boxer Muhammad Ali (Fig 22) vertoonde tekenen van Parkinson toen hij 38 jaar oud was, maar werd pas op zijn 42e gediagnosticeerd en werd de "beroemdste Parkinsonpatiënt ter wereld" [442] genoemd. Of hij PD of Parkinson heeft gehad met betrekking tot boksen is nog niet opgelost [562] , [563].

Toekomstige evolutie voor PD

Er is weinig uitzicht op significante nieuwe PD-behandelingen in de nabije toekomst [564]. De huidige actieve onderzoeksrichtingen omvatten de zoektocht naar nieuwe diermodellen en studies naar het potentiële nut van gentherapie, stamceltransplantaties en neuroprotectieve middelen [487].

Diermodellen

Het is niet bekend dat PD van nature voorkomt bij andere soorten dan de mens, hoewel bij onderzoek gebruik wordt gemaakt van diermodellen die enkele kenmerken van de ziekte laten zien. Het verschijnen van Parkinsonisme bij een groep drugsverslaafden in het begin van de jaren tachtig die een besmette partij van de synthetische opiaat MPPP consumeerden, leidde tot de ontdekking van de chemische stof MPTP als een middel dat Parkinsonisme veroorzaakt bij zowel niet-menselijke primaten als bij de mens [565]. Andere modellen die overwegend op toxine zijn gebaseerd, maken gebruik van het insecticide rotenone, het herbicide paraquat en het fungicide maneb [566]. Modellen op basis van toxines worden het meest gebruikt in primaten Transgene knaagdiermodellen die verschillende aspecten van PD repliceren zijn ontwikkeld [567]. Het gebruik van neurotoxine 6-hydroxydopamine, creëert een model van PD in ratten door het richten en vernietigen van dopaminerge neuronen in de nigrostriatale weg wanneer deze worden geïnjecteerd in de substantia nigra [568]. Bij gentherapie wordt meestal gebruik gemaakt van een niet-besmettelijk virus, bijvoorbeeld een virale vector zoals het adeno-geassocieerde virus, om genetisch materiaal naar een deel van de hersenen te verplaatsen. Het gebruikte gen leidt tot de productie van een enzym dat helpt om de PD-symptomen te beheersen of de hersenen te beschermen tegen verdere schade [487] , [569]. In 2010 waren er vier klinische studies met behulp van gentherapie in PD [487]. Er zijn geen belangrijke negatieve effecten geweest in deze proeven, hoewel het klinisch nut van gentherapie nog onbekend is [487]. Een van deze bedrijven rapporteerde positieve resultaten in 2011 [570], maar het bedrijf vroeg het faillissement aan in maart 2012 [571].

Neurobeschermende behandelingen

Onderzoek naar neuroprotectie staat in de voorhoede van het PD-onderzoek. Er zijn verschillende moleculen voorgesteld als mogelijke behandelingen. Echter, geen van hen is onomstotelijk aangetoond om de degeneratie te verminderen [487]. Middelen die momenteel worden onderzocht zijn onder meer antiglutamatergica, monoamine oxidaseremmers zoals selegiline, rasagiline, creatine promitochondrialen als co-enzym Q10, calciumkanaalblokkers zoals isradipine en groeifactoren zoals GDNF (afb. 63) [487]. Preklinisch onderzoek richt zich ook op α-synucleïne [564]. Een vaccin dat het menselijke immuunsysteem klaarmaakt om α-synucleïne te vernietigen, PD01A, ontwikkeld door het Oostenrijkse bedrijf Affiris, is in klinische tests bij de mens terechtgekomen [572]. In 2018 heeft een ander vaccin, PRX002/RG7935, fase I-proeven doorstaan en is ondersteund voor fase II-proeven [573].

Therapieën voor de ziekte van Parkinson

Sinds het begin van de jaren tachtig worden foetale, varkens-, halsslagader- of netvliesweefsels gebruikt bij celtransplantaties, waarbij gedissocieerde cellen in de substantia nigra worden geïnjecteerd in de hoop dat ze zich in de hersenen integreren op een manier die de verloren gegane dopamineproducerende cellen vervangt [487]. Hoewel er in eerste instantie bewijs was dat mesencefalische dopamine producerende celtransplantaties gunstig zijn, geven dubbelblinde proeven tot nu toe aan dat celtransplantaties geen voordeel op lange termijn opleveren [487]. Een ander belangrijk probleem was de overmatige afgifte van dopamine door het getransplanteerde weefsel, wat leidde tot dystonieën [574]. Stamceltransplantaties zijn een recent onderzoeksdoel, omdat stamcellen gemakkelijk te manipuleren zijn en stamcellen die in de hersenen van knaagdieren en apen zijn getransplanteerd, blijken te overleven en gedragsafwijkingen te verminderen [487] , [575]. Toch is het gebruik van foetale stamcellen omstreden [487]. Er is voorgesteld dat effectieve behandelingen kunnen worden ontwikkeld op een minder controversiële manier door gebruik te maken van geïnduceerde pluripotente stamcellen afkomstig van volwassenen [487]. Repetitieve transcraniële magnetische stimulatie (rTMS), verbetert tijdelijk levodopa-geïnduceerde dyskinesieën [576]. Het nut ervan in PD is een open onderzoeksthema [577]. Er zijn verschillende voedingsstoffen voorgesteld als mogelijke behandelingen, maar er is geen bewijs dat vitaminen of levensmiddelenadditieven de symptomen verbeteren [578]. Er is geen bewijs dat acupunctuur en het beoefenen van Qigong, of T'ai chi, enig effect hebben op het verloop van de ziekte of de symptomen [579] , [580] , [581]. Favabonen en fluwelen bonen zijn natuurlijke bronnen van levodopa en worden door veel mensen met PD gegeten; hun inname is niet vrij van risico's omdat er levensbedreigende bijwerkingen zijn beschreven, zoals het neuroleptisch kwaadaardig syndroom [582]. De rol van de darm-hersenas en de darmflora in PD werd een onderwerp van studie in de jaren 2010, te beginnen met werk in kiemvrije transgene muizen, waarbij fecale transplantaties van mensen met PD slechtere resultaten hadden. Sommige studies bij de mens hebben een correlatie aangetoond tussen patronen van dysbiose in de darmflora bij mensen met PD, en deze patronen, samen met een maat voor de ernst van de constipatie, zouden PD kunnen diagnosticeren met een 90% specificiteit maar slechts een 67% gevoeligheid. Vanaf 2017 veronderstelden sommige wetenschappers dat veranderingen in de darmflora een vroege plaats van PD-pathologie zouden kunnen zijn, of deel zouden kunnen uitmaken van de pathologie [583] , [584].

Ziekte van Huntington

De Ziekte van Huntington (HD), ook wel Huntington chorea genoemd, is een erfelijke aandoening die leidt tot de dood van hersencellen. De vroegste symptomen zijn problemen met de stemming of mentale vaardigheden [585]. Er volgt vaak een algemeen gebrek aan coördinatie en een onstabiele gang van zaken [586]. Naarmate de ziekte vordert, worden ongecoördineerde, schokkerige lichaamsbewegingen duidelijker. Lichamelijke vermogens verergeren geleidelijk aan totdat gecoördineerde beweging moeilijk wordt en de persoon niet meer in staat is om te praten [585] , [586]. Mentale vermogens nemen over het algemeen af in dementie [587]. De specifieke symptomen variëren enigszins tussen mensen [585]. De symptomen beginnen meestal tussen 30 en 50 jaar, maar kunnen op elke leeftijd beginnen [587] , [588]. De ziekte kan zich in elke opeenvolgende generatie eerder in het leven ontwikkelen [585]. Ongeveer 8% van de gevallen begint voor de leeftijd van 20 jaar en heeft meestal symptomen die meer lijken op die van PD [587]. Mensen met HD onderschatten vaak de mate van hun problemen [585].

HD wordt meestal geërfd, hoewel tot 10% van de gevallen het gevolg is van een nieuwe mutatie [585]. De ziekte wordt veroorzaakt door een autosomaal dominante mutatie in een van de twee kopieën van een gen dat Huntingtin heet. Dit betekent dat een kind van een getroffen persoon doorgaans 50% kans heeft om de ziekte te erven [588]. Het Huntingtin gen levert de genetische informatie voor een eiwit dat ook wel "Huntingtin" wordt genoemd [585]. Uitbreiding van CAG cytosine-adenine-guanine triplet herhaalt zich, in het gen dat codeert voor het Huntingtin-eiwit resulteert in een abnormaal eiwit, dat geleidelijk aan de cellen in de hersenen beschadigt, door mechanismen die niet volledig worden begrepen [588]. De diagnose wordt gesteld door middel van genetische tests, die op elk moment kunnen worden uitgevoerd, ongeacht of de symptomen al dan niet aanwezig zijn [589]. Dit feit roept verschillende ethische discussies op: 1- de leeftijd waarop een individu als volwassen genoeg wordt beschouwd om voor een test te kiezen; 2 - of de ouders het recht hebben om hun kinderen te laten testen; en 3 - het beheren van de vertrouwelijkheid en het bekendmaken van de testresultaten [586].

Er is geen genezing voor HD [588]. In de latere stadia van de ziekte is voltijdse zorg nodig [586]. Behandelingen kunnen sommige symptomen verlichten en in sommige gevallen de kwaliteit van het leven verbeteren. Het beste bewijs voor de behandeling van de bewegingsproblemen is met tetrabenazine [587]. HD treft ongeveer 4 tot 15 op 100.000 mensen van Europese afkomst [585] , [587]. Het is zeldzaam onder Japanners, terwijl het voorkomen in Afrika onbekend is [587]. De ziekte treft mannen en vrouwen in gelijke mate. Complicaties zoals longontsteking, hartaandoeningen en lichamelijk letsel door valpartijen verminderen de levensverwachting. Zelfmoord is de doodsoorzaak in ongeveer 9% van de gevallen [587]. De dood treedt typisch op vijftien tot twintig jaar nadat de ziekte voor het eerst werd ontdekt [588]. De eerste waarschijnlijke beschrijving van de ziekte was in 1841 door C. O. Waters [590] , [591]. De toestand werd in 1872 nader beschreven door George Huntington, naar wie hij is vernoemd [591]. De ZvH is het klassieke voorbeeld van wat we autosomaal dominante aandoening noemen, waarbij een getroffen persoon één abnormale kopie en één normale kopie van het gen heeft, en hun kind dus een kans van 50 procent heeft om het te erven. Deze tragische en frustrerende aandoening komt in het mid-life met een progressieve neurologische achteruitgang die zich in veel gevallen over meer dan tien jaar uitstrekt en waarvoor we nu geen adequate therapie hebben, maar dat is een zeer hoge prioriteit voor de medische onderzoeksonderneming [592]. De ziekte veroorzaakt op dit moment duidelijk allerlei ravages in de families die erdoor getroffen worden, en misschien wel de beroemdste persoon die door de ziekte van Huntington is getroffen was Woody Guthrie. In 1955 publiceerde de Venezolaanse arts Americo Negrette een boek over gemeenschappen in de staat Zulia in Venezuela, met ongebruikelijke aantallen personen met chorea. De werken van Negrette mondden uit in de creatie van het Venezuela-project en de ontdekking van de rudimentaire bevindingen in HD [591]. De genetische basis werd in 1993 ontdekt door een internationale samenwerking onder leiding van de Hereditary Disease Foundation [592] , [593]. Eind jaren zestig begon men met het oprichten van onderzoeks- en ondersteuningsorganisaties om het bewustzijn van het publiek te vergroten, steun te verlenen aan individuen en hun gezinnen, en onderzoek te bevorderen [593] , [594]. De huidige onderzoeksrichtingen omvatten het bepalen van het mechanisme van de ziekte, het verbeteren van diermodellen om te helpen bij het onderzoek, het testen van medicijnen om de symptomen te behandelen of het verloop van de ziekte te vertragen, en het bestuderen van procedures zoals stamceltherapie met als doel het herstellen van schade die door de ziekte is veroorzaakt [592].

Klinische feiten in HD

Symptomen van HD worden merkbaar tussen de leeftijd van 35 en 44 jaar, maar ze kunnen op elke leeftijd beginnen, van de kindertijd tot de ouderdom [596] , [597]. In het beginstadium zijn er subtiele veranderingen in persoonlijkheid, cognitie en fysieke vaardigheden [596]. De fysieke symptomen zijn meestal de eerste die worden opgemerkt, omdat de cognitieve en gedragsmatige symptomen [598] over het algemeen niet ernstig genoeg zijn om in een eerder stadium zelfstandig te worden herkend [596]. Bijna iedereen met HD vertoont uiteindelijk vergelijkbare lichamelijke symptomen, maar het begin, de progressie en de omvang van de cognitieve en gedragsmatige symptomen variëren aanzienlijk tussen de individuen [599] , [600] (Tabel 3).

Symptomen in HD	Patiëntentarieven
Irriteerbaarheid	38–73%
Apathie	34–76%
Angst	34–61%
Depressieve stemming	33–69%
Obsessief en dwangmatig	10–52%
Psychotisch	3–11%

Tabel 3. Gerapporteerde percentages van gedragsmatige symptomen bij de ZvH [595].

De meest kenmerkende initiële fysieke symptomen zijn schokkerige, willekeurige en oncontroleerbare bewegingen die chorea worden genoemd. Chorea kan in eerste instantie worden tentoongesteld als algemene rusteloosheid, kleine onbedoelde geïnitieerde of niet voltooide bewegingen, gebrek aan coördinatie, of vertraagde saccadische oogbewegingen [596]. Deze kleine motorische afwijkingen gaan meestal drie jaar vooraf aan duidelijkere tekenen van motorische disfunctie [599]. De duidelijke verschijning van symptomen zoals stijfheid, kronkelende bewegingen of abnormale houdingen verschijnen naarmate de aandoening vordert [596]. Dit zijn tekenen dat het systeem in de hersenen dat verantwoordelijk is voor de beweging is aangetast [601] Psychomotorische functies worden steeds meer aangetast, zodat elke handeling die spiercontrole vereist wordt aangetast. Veel voorkomende gevolgen zijn fysieke instabiliteit, abnormale gezichtsuitdrukking en moeilijkheden bij het kauwen, slikken en spreken [596]. Eetproblemen veroorzaken vaak gewichtsverlies en kunnen leiden tot ondervoeding [602] , [603]. Slaapstoornissen zijn ook de bijbehorende symptomen [604]. Juveniele HD verschilt van deze symptomen doordat het over het algemeen sneller verloopt en de chorea kortstondig of zelfs helemaal niet vertoont, waarbij stijfheid het dominante symptoom is. Ook inbeslagnames zijn een veelvoorkomend symptoom van deze vorm van HD [596].

Cognitieve vaardigheden worden geleidelijk aan aangetast. Vooral beïnvloed worden uitvoerende functies, waaronder planning, cognitieve flexibiliteit, abstract denken, regelverwerving, het initiëren van passende acties, en het remmen van ongepaste acties [601]. Naarmate de ziekte voortschrijdt, verschijnen er vaak . De gerapporteerde beperkingen variëren van tekorten in het kortetermijngeheugen tot problemen met het langetermijngeheugen, waaronder tekorten in het episodisch of levensgeheugen, het procedurele betekenisvolle geheugen van het lichaam van hoe een activiteit moet worden uitgevoerd en het werkgeheugen. Cognitieve problemen hebben de neiging om in de loop van de tijd te verergeren, wat uiteindelijk leidt tot dementie. Dit patroon van tekorten wordt een subcorticaal dementiesyndroom genoemd om het te onderscheiden van de typische effecten van corticale dementie zoals in het AD [601].

Gerapporteerde neuropsychiatrische manifestaties zijn angst, depressie, een verminderde vertoning van emoties of botte invloed, egocentrisme, agressie en dwangmatig gedrag, waarvan het laatste verslavingen kan veroorzaken of verergeren, waaronder alcoholisme, gokken en hyperseksualiteit [595]. Moeilijkheden bij het herkennen van de negatieve uitingen van andere mensen zijn ook waargenomen [601]. De prevalentie van deze symptomen varieert sterk tussen de studies, met geschatte percentages voor de levenslange prevalentie van psychiatrische stoornissen tussen 33% en 76% [595]. Voor veel patiënten en hun families behoren deze symptomen tot de meest schrijnende aspecten van de ziekte, die vaak het dagelijks functioneren beïnvloeden en een reden vormen voor institutionalisering [595]. Zelfmoordgedachten en zelfmoordpogingen komen vaker voor dan in de algemene bevolking [596]. Vaak zijn mensen zich minder bewust van chorea, cognitieve en emotionele beperkingen [605]. Mutant Huntingtin komt in het hele lichaam tot uiting en wordt geassocieerd met afwijkingen in de perifere weefsels die direct worden veroorzaakt door een dergelijke expressie buiten de hersenen. Deze afwijkingen omvatten spieratrofie, hartfalen, verminderde glucosetolerantie, gewichtsverlies, osteoporose en testikelatrofie [606].

Genetica in de Ziekte van Huntington

Alle mensen hebben twee exemplaren van het Huntingtin gen (HTT), dat codeert voor het Huntingtin eiwit (HTT). Het gen wordt ook wel HD en Interesting Transcript 15 (IT15) genoemd. Een deel van dit gen is een herhaalde sectie genaamd een trinucleotide herhaling, die varieert in lengte tussen de individuen en kan veranderen lengte tussen de generaties. Als de herhaling aanwezig is in een gezond gen, kan een dynamische mutatie het aantal herhalingen verhogen en resulteren in een defect gen. Wanneer de lengte van deze herhaalde sectie een bepaalde drempel bereikt, produceert het een gewijzigde vorm van het eiwit, genaamd mutant

Huntingtin-eiwit (mHTT). De verschillende functies van deze eiwitten zijn de oorzaak van pathologische veranderingen, die op hun beurt de ziekteverschijnselen veroorzaken. De HD-mutatie is genetisch dominant en bijna volledig doordringend: mutatie van een van de HTT-allelen van een persoon veroorzaakt de ziekte (tabel 4). Het wordt niet geërfd naar geslacht, maar de lengte van het herhaalde deel van het gen en dus de ernst ervan kan worden beïnvloed door het geslacht van de aangedane ouder [596].

Genetische mutatie

HD is een van de verschillende trinucleotide herhalingsstoornissen, die worden veroorzaakt door de lengte van een herhaalde sectie van een gen dat een normaal bereik overschrijdt [596]. Het HTT-gen bevindt zich op de korte arm van chromosoom 4 [596] op 4p16.3. HTT bevat een sequentie van drie DNA-basen: cytosine-adenine-guanine (CAG) die meerdere malen wordt herhaald zoals CAGCAGCAG, bekend als een trinucleotide herhaling [596]. CAG is de 3-letterige genetische code (codon) voor het aminozuur glutamine, dus een reeks ervan resulteert in een keten van glutamine die bekend staat als een polyglutaminekanaal, of polyQ-darmkanaal, en het herhaalde deel van het gen, het PolyQ-gebied [607].

Herhaal de telling	Classificatie	Ziektestatus	Risico voor het nageslacht
<27	Normaal	Zal niet worden beïnvloed	Geen
27-35	Tussenliggende	Zal niet worden beïnvloed	Verhoogd maar < 50%
36-39	Verminderde Penetrantie	Getroffen + of -	50%
40+	Volledige Penetrantie	Zal worden beïnvloed	50%

Tabel 4. Trinucleotideherhalingen, genetische classificatie, ziektestatus en effect van aantal CAG herhalingen op de overdracht naar het nageslacht [596].

Over het algemeen hebben mensen minder dan 36 herhaalde glutamines in het polyQ-gebied, wat resulteert in de productie van het cytoplasmatische eiwit Huntingtin [596]. Een opeenvolging van 36 of meer glutamines resulteert echter in de productie van een eiwit, dat andere eigenschappen heeft [596]. Deze gewijzigde vorm, genaamd Mutant Huntingtin (mHTT), verhoogt het vervalpercentage van bepaalde soorten neuronen. Regio's van de hersenen hebben verschillende hoeveelheden en vertrouwen op dit soort neuronen, en worden dienovereenkomstig beïnvloed. Over het algemeen is het aantal CAG herhalingen gerelateerd aan de mate waarin dit proces wordt beïnvloed, en is goed voor ongeveer 60% van de variatie van de leeftijd van het begin van de symptomen. De resterende variatie wordt toegeschreven aan de omgeving en andere genen die het mechanisme van HD wijzigen [596]. 36-39 herhalingen resulteren in een verminderde penetrantie vorm van de ziekte, met een veel later begin en een langzamer verloop van de symptomen. (Tabel 4). In sommige gevallen kan het begin zo laat zijn dat de symptomen nooit worden opgemerkt [596]. Bij zeer grote herhalingsaantallen heeft HD een volledige penetrantie en kan het onder de leeftijd van 20 jaar voorkomen, wanneer het dan wordt aangeduid als juveniele HD, akinetische rigid, of Westfaalse variant HD. Dit is goed voor ongeveer 7% van de HD-dragers [608].

Erfenis van HD

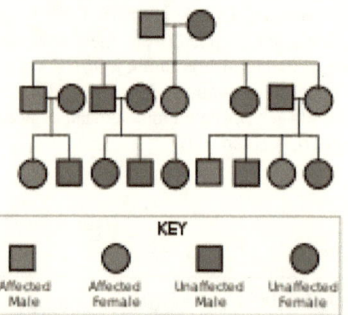

Afb. 23. HD wordt vererfd als autosomaal dominant gen, de kans dat het nageslacht een aangedaan gen erft is 50%, onafhankelijk van het geslacht, en het fenotype slaat geen generaties over.

De ZvH heeft een autosomaal dominante overerving, wat betekent dat een getroffen persoon typisch één exemplaar van het gen erft met een uitgebreide trinucleotide herhaling die overeenkomt met het gemuteerde allel, van een getroffen ouder (Fig 23), [596]. Aangezien de penetrantie van de mutatie zeer hoog is, zullen degenen die een gemuteerde kopie van het gen hebben de ziekte hebben. Bij dit type overervingspatroon heeft elk nageslacht van een getroffen persoon een risico van 50% op overerving van het gemuteerde allel en dus op aantasting van de aandoening (afb. 23). Deze kans is geslachtsonafhankelijk [609].

Trinucleotide CAG herhalingen boven 28 zijn onstabiel tijdens de replicatie, en deze instabiliteit neemt toe met het aantal aanwezige herhalingen [596]. Dit leidt meestal tot nieuwe uitbreidingen naarmate de generaties voorbijgaan, die dynamische mutaties worden genoemd, in plaats van het reproduceren van een exacte kopie van de trinucleotide herhaling [596]. Hierdoor verandert het aantal herhalingen in opeenvolgende generaties, zodat een onaangetaste ouder met een gemiddeld aantal herhalingen (28-35), of verminderde penetrantie (36-40), een kopie van het gen kan doorgeven met een toename van het aantal herhalingen dat volledig penetrant HD produceert (Tabel 4) [596]. Een dergelijke toename van het aantal herhalingen en dus een vroegere leeftijd en ernst van de ziekte, in opeenvolgende generaties, staat bekend als genetische anticipatie [596]. De instabiliteit is groter bij spermatogenese dan bij oogenese [596], materieel geërfde allelen hebben meestal een vergelijkbare herhalingslengte, terwijl vaderlijk geërfde allelen een grotere kans hebben om in lengte toe te nemen [596] , [610]. Het komt zelden voor dat HD wordt veroorzaakt door een nieuwe mutatie, waarbij geen van beide ouders meer dan 36 CAG herhalingen heeft [611].

In de zeldzame situaties waarin beide ouders een geëxpandeerd HD-gen hebben, neemt het risico toe tot 75%, en wanneer een van beide ouders twee geëxpandeerde exemplaren heeft, is het risico 100%, alle kinderen zullen worden getroffen. Individuen met beide genen zijn zeldzaam. Lange tijd werd gedacht dat HD de enige ziekte was waarvoor het bezit van een tweede gemuteerd gen geen invloed had op de symptomen en de progressie [612], maar sindsdien is gebleken dat het het fenotype en de progressiegraad kan beïnvloeden [596], [613].

Biologie en mechanisme van Huntingtin-eiwit

Het Huntingtin-eiwit heeft een wisselwerking met meer dan 100 andere eiwitten en lijkt meerdere biologische functies te hebben [614]. Het gedrag van dit gemuteerde eiwit is niet volledig begrepen, maar het is giftig voor bepaalde celtypes, vooral in de hersenen. Vroegtijdige schade is het duidelijkst zichtbaar in het striatum, maar naarmate de ziekte vordert, worden ook andere gebieden van de hersenen meer in het oog springend aangetast. Vroege symptomen zijn toe te schrijven aan functies van het striatum en zijn corticale verbindingen, namelijk controle over beweging, stemming en hogere cognitieve functie [596]. DNA-methylering lijkt ook te zijn veranderd in HD [615].

Jachtfunctie en lokalisatie

HTT wordt in alle cellen uitgedrukt. De hoogste concentraties worden gevonden in de hersenen en testikels, met matige hoeveelheden in de lever, het hart en de longen [596]. De functie van HTT in de mens is onduidelijk. Het staat in wisselwerking met eiwitten, die betrokken zijn bij transcriptie, celsignalering en intracellulair transport [596], [616]. Bij dieren die genetisch gemodificeerd zijn om HD te vertonen, zijn verschillende functies van HTT gevonden [617]. Bij deze dieren is HTT belangrijk voor de embryonale ontwikkeling, omdat de afwezigheid ervan gerelateerd is aan de embryonale dood. Caspase, een enzym dat een rol speelt bij het katalyseren van apoptose, wordt verondersteld te worden geactiveerd door het gemuteerde gen door het ubiquitine protease systeem te beschadigen. Het werkt ook als een anti-apoptotisch middel dat geprogrammeerde celdood voorkomt, controleert de productie van de van de hersenen afgeleide neurotrofe factor, een eiwit dat de neuronen beschermt en hun creatie reguleert tijdens de neurogenese. HTT vergemakkelijkt ook vesiculair transport en synaptische transmissie en controleert neuronale gentranscriptie [617]. Als de expressie van HTT wordt verhoogd en er meer HTT geproduceerd wordt, wordt de overleving van de hersencellen verbeterd en worden de effecten van mHTT verminderd, terwijl wanneer de expressie van HTT wordt verminderd, de resulterende kenmerken meer typisch zijn voor de aanwezigheid van mHTT [617]. Men denkt dat de ziekte niet wordt veroorzaakt door een ontoereikende productie van HTT, maar door een toename van de toxische functie van mHTT in het lichaam [596].

Cellulaire veranderingen in HD

Er zijn verschillende cellulaire veranderingen waardoor de toxische functie van de mutantenjacht (mHTT) (Fig. 48, 49, 50) zich kan manifesteren en de HD-pathologie kan produceren [618], [619]. In zijn gemuteerde polyglutamine-expansievorm is het eiwit gevoelig voor splitsing, waardoor er kortere fragmenten ontstaan die de polyglutamine-expansie bevatten [618]. Deze eiwitfragmenten hebben de neiging om misvouwen en aggregatie te ondergaan, waardoor er fibrillaire aggregaten ontstaan waarin niet-inheemse polyglutamine-β-strengen van meerdere eiwitten via waterstofbindingen aan elkaar worden gebonden [620]. Deze aggregaten hebben dezelfde cross-β-amyloïde architectuur als andere eiwitafzettingsziekten. Na verloop van tijd hopen de aggregaten zich op tot inclusie-lichamen binnen de cellen, wat uiteindelijk de neuronenfunctie verstoort (Fig. 45), [618] , [620]. Neuronale insluitsels lopen indirect in de weg. In zowel de celkern als het cytoplasma zijn insluitingslichamen gevonden [618]. Insluitingslichamen in cellen van de hersenen zijn een van de vroegste pathologische veranderingen, en sommige experimenten hebben aangetoond dat ze giftig kunnen zijn voor de cel, maar andere experimenten hebben aangetoond dat ze deel kunnen uitmaken van het verdedigingsmechanisme van het lichaam en de cellen kunnen helpen beschermen [618].

Er zijn verschillende wegen geïdentificeerd waarlangs mHTT celdood kan veroorzaken (Fig. 57, 58). Deze omvatten: effecten op chaperone-eiwitten, die helpen bij het vouwen van eiwitten en het verwijderen van verkeerd gevouwen eiwitten; interacties met caspases, die een rol spelen in het proces van het verwijderen van cellen; de toxische effecten van glutamine op zenuwcellen; aantasting van de energieproductie binnen de cellen; en effecten op de expressie van genen [620] , [621] (Fig 58). Een bijkomende theorie die een andere manier verklaart waarop de functie van de cellen kan worden verstoord door HD stelt voor dat schade aan mitochondriën in striatale cellen van centraal belang is; talrijke rekeningen van mitochondriaal metabolisme deficiëntie zijn gevonden. Mutant Huntingtin-eiwit blijkt een rol te spelen bij mitochondriale dysfunctie [622]. De verslechtering van het mitochondriaal elektronentransport kan leiden tot hogere niveaus van oxidatieve stress en het vrijkomen van reactieve zuurstofsoorten [623]. De interacties van het veranderde Huntingtin-eiwit met tal van eiwitten in neuronen leidt tot een verhoogde kwetsbaarheid van glutamine, dat in grote hoeveelheden een excitotoxine blijkt te zijn, die schade kan toebrengen aan tal van cellulaire structuren. Hoewel glutamine niet in buitensporig hoge hoeveelheden wordt aangetroffen, is gepostuleerd dat vanwege de verhoogde kwetsbaarheid zelfs normale hoeveelheden glutamine kunnen leiden tot het uitdrukken van excitotoxines [620].

Macroscopische veranderingen in HD

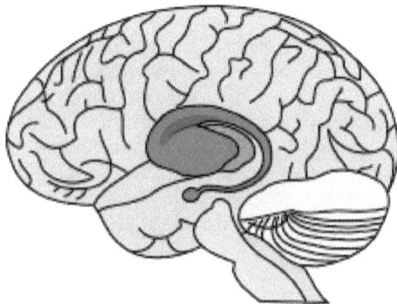

Afb. 24. Het Striatum (**Paars**) is het hersengebied dat het meest beschadigd is in de vroege HD.

HD beïnvloedt de hele hersenen, maar bepaalde gebieden zijn kwetsbaarder dan andere. De meest prominente vroege effecten bevinden zich in een deel van de basale ganglia die het neostriatum wordt genoemd en die bestaat uit de caudaatkern en het putamen (afb. 24) [596]. Andere getroffen gebieden zijn de substantia nigra, de lagen 3, 5 en 6 van de hersenschors, de hippocampus Purkinje cellen in de kleine hersenen, de laterale tubale kernen van de hypothalamus en delen van de thalamus. [596]. Deze gebieden worden beïnvloed volgens hun structuur en de soorten neuronen die ze bevatten, waardoor ze kleiner worden naarmate ze cellen verliezen [596]. Striatale stekelneuronen zijn het meest kwetsbaar, met name die met projecties naar de externe globus pallidus, waarbij de interneuronen en stekelcellen naar het interne pallidum uitsteken [596] , [624]. HD veroorzaakt ook een abnormale toename van astrocyten en activering van de immuuncellen van de hersenen, microglia [625].

De basale ganglia, het deel van de hersenen dat in het begin van HD het meest is aangetast, spelen een belangrijke rol in de controle van de bewegingen en het gedrag. Hun functies worden niet volledig begrepen, maar de huidige theorieën stellen voor dat ze deel uitmaken van het cognitieve uitvoerende systeem [601] en het motorische circuit [626]. De basale ganglia remmen gewoonlijk een groot aantal circuits die specifieke bewegingen genereren. Om een bepaalde beweging in gang te zetten, stuurt de hersenschors een signaal naar de basale ganglia, waardoor de remming vrijkomt. Schade aan de basale ganglia kan ertoe leiden dat de remmingen onregelmatig en ongecontroleerd vrijkomen of weer in werking treden, met als gevolg dat er een onhandige start wordt gemaakt of onbedoeld bewegingen worden gemaakt, of dat een beweging wordt stopgezet voordat de beoogde voltooiing is bereikt. De zich opstapelende schade aan dit gebied veroorzaakt de kenmerkende grillige bewegingen die gepaard gaan met HD [626]. De spontane en grillige fysieke bewegingen die gepaard gaan met HD worden geclassificeerd als een type hyperkinetische dysartrie. Door het onvermogen van de basale ganglia om bewegingen te remmen, zullen personen die erdoor getroffen worden onvermijdelijk een verminderd vermogen tot het produceren van spraak en het doorslikken van voedsel en vloeistoffen of dysfagie ervaren [627].

Transcriptionele ontregeling in HD

Cyclisch-adenosine monofosfaat (CAMP) respons element (CRE) bindend eiwit of CREB-bindend eiwit (CBP), een transcriptiecoregulator, is essentieel voor de celfunctie omdat het als coactivator bij een significant aantal promotoren de transcriptie van genen activeert voor overlevingswegen [621]. Bovendien bevatten de aminozuren die het CBP vormen een strook van 18 glutamines. De glutamines op het CBP hebben dus een directe wisselwerking met de toegenomen hoeveelheid glutamine in de HTT-keten en het CBP wordt van zijn typische locatie naast de kern weggerukt [628]. Het CBP bevat een acetyltransferasedomein waaraan HTT zich bindt door zijn polyglutaminehoudend domein [629] (Fig 53). Ook van de hersenen van degenen die HD hadden, is gebleken dat ze de hoeveelheden CBP ongelooflijk verminderen [628]. Bovendien wordt bij een over-expressie van het CBP de polyglutamine-geïnduceerde dood verminderd, wat verder aantoont dat het CBP een belangrijke rol speelt bij HD en neuronen in het algemeen [621].

Diagnose van HD

De medische diagnose van het ontstaan van HD kan worden gesteld na het optreden van lichamelijke symptomen die specifiek zijn voor de ziekte [596]. Genetische tests kunnen worden gebruikt om de fysieke diagnose te bevestigen als er geen familiegeschiedenis van HD is. Nog voor het ontstaan van de symptomen kan genetisch onderzoek bevestigen of een individu of embryo een uitgebreide kopie draagt van de trinucleotideherhaling in het HTT-gen dat de ziekte veroorzaakt. Genetische counseling is beschikbaar om advies en begeleiding te bieden gedurende de gehele testprocedure en over de implicaties van een bevestigde diagnose. Deze implicaties omvatten de impact op de psychologische carrière van een individu, beslissingen over gezinsplanning, familieleden en relaties. Ondanks de beschikbaarheid van pre-symptomatische testen, kiest slechts 5% van de mensen die het risico lopen om HD te erven [596].

Klinische methoden voor HD-diagnose

Een lichamelijk onderzoek, soms gecombineerd met een psychologisch onderzoek, kan bepalen of het begin van de ziekte is begonnen [596]. Overmatige onbedoelde bewegingen van enig deel van het lichaam zijn vaak de reden om medische hulp te zoeken. Als deze abrupt zijn en een willekeurige timing en verdeling hebben, suggereren ze een diagnose van HD. Cognitieve of gedragsmatige symptomen zijn zelden de eerste symptomen die worden gediagnosticeerd; ze worden meestal alleen achteraf herkend of wanneer ze zich verder ontwikkelen. Hoe ver de ziekte is gevorderd kan worden gemeten met behulp van de "unified Huntington's rating scale", die een algemeen beoordelingssysteem biedt op basis van motorische, gedrags-, cognitieve en functionele beoordelingen [631] , [632]. Medische beeldvorming, zoals computergestuurde tomografie (CT) en magnetische resonantie beeldvorming (MRI), kan atrofie van de caudaatkernen in een vroeg stadium van de ziekte laten zien, zoals te zien is in de bovenstaande afbeelding, maar deze veranderingen zijn op zichzelf niet kenmerkend voor HD. Cerebrale atrofie kan worden gezien in de gevorderde stadia van de ziekte. Functionele neuroimaging-technieken, zoals functionele magnetische resonantie beeldvorming (fMRI) en positronemissie tomografie (PET), kunnen veranderingen in de hersenactiviteit laten zien voor het begin van de fysieke symptomen, maar ze zijn experimentele instrumenten, en worden niet klinisch gebruikt (Fig 46) [596].

Voorspellende genetische testen

Omdat HD een autosomaal dominant overervingspatroon volgt, is er een sterke motivatie voor individuen die het risico lopen om het te erven om een diagnose te stellen. De genetische test voor HD bestaat uit een bloedtest , die de aantallen CAG herhalingen in elk van de HTT allelen telt [633]. Cutoffs worden als volgt gegeven:

1- 40 of meer CAG herhalingen: *full penetrance allele* (FPA) [634]. Een positieve test of een positief resultaat verwijst over het algemeen naar dit geval. Een positief resultaat wordt niet beschouwd als een diagnose, aangezien het tientallen jaren voor het begin van de symptomen kan worden verkregen. Een negatieve test betekent echter dat het individu niet de uitgebreide kopie van het gen draagt en geen HD zal ontwikkelen [596]. De test zal een persoon die oorspronkelijk een kans van 50 % had om de ziekte te erven, vertellen of hun risico tot 100 % gaat of wordt geëlimineerd. Iemand die positief test op de ziekte zal ergens in zijn leven HD ontwikkelen, mits hij of zij lang genoeg leeft om de ziekte te laten verschijnen [596].

2- 36 tot 39 herhalingen: *onvolledig* of *verminderd penetratie-allel* (RPA). Het kan symptomen veroorzaken, meestal later in het volwassen leven [634]. Er is een maximaal risico van 60% dat een persoon met een RPA symptomatisch is op de leeftijd van 65 jaar, en een 70% risico om symptomatisch te zijn op de leeftijd van 75 jaar [634].

3- 27 tot 35 herhalingen: *tussenliggend allel* (IA), of *groot normaal allel*. Het wordt niet geassocieerd met symptomatische ziekte bij het geteste individu, maar kan zich uitbreiden bij verdere overerving om symptomen bij het nageslacht te geven [634].

4- 26 of minder herhalingen: Niet geassocieerd met HD [634].

Het testen voor het optreden van de symptomen is een levensveranderende gebeurtenis en een zeer persoonlijke beslissing. De belangrijkste reden om te kiezen voor testen voor HD is om te helpen bij beslissingen over de carrière en het gezin. [596]. Voor 1993 was er geen beschikbare test voor individuen om te leren of ze het ZvH-gen bij zich droegen. Op dat moment gaven onderzoeken aan dat 50-70% van de risicopersonen geïnteresseerd zou zijn geweest in het ontvangen van testen, maar aangezien voorspellende testen zijn aangeboden, kiezen veel minder mensen ervoor om zich te laten testen [635]. Meer dan 95% van de personen die het risico lopen om HD te erven, gaan niet over tot testen, meestal omdat er geen behandeling is [596]. Een belangrijk punt is de angst en de individuele ervaring om niet te weten of ze uiteindelijk HD zullen ontwikkelen, in vergelijking met de impact van een positief resultaat. Ongeacht het resultaat zijn de stressniveaus twee jaar na het testen lager gebleken, maar het risico op zelfmoord is na een positief testresultaat groter. Personen die de aandoening niet hebben geërfd, kunnen een overlevingskans hebben ten opzichte van de getroffen familieleden [596]. Andere factoren waarmee rekening wordt gehouden bij het overwegen van testen zijn de mogelijkheid van discriminatie en de implicaties van een positief resultaat, wat meestal betekent dat een ouder een aangedaan gen heeft en dat de broers en zussen van het individu het risico lopen om het te erven [596]. In één studie werd genetische discriminatie gevonden bij 46% van de personen die risico lopen op HD. Dit gebeurde tegen hogere tarieven binnen persoonlijke relaties dan de ziektekostenverzekering of arbeidsverhoudingen [636]. Genetische counseling in HD kan informatie, advies en ondersteuning bieden bij de initiële besluitvorming en vervolgens, indien gekozen, in alle fasen van het testproces [637]. Vanwege de implicaties van deze test moeten patiënten die zich willen laten testen drie counseling sessies doorlopen, die informatie geven over de ZvH [638].

Counseling en richtlijnen voor het gebruik van genetische testen voor HD zijn modellen geworden voor andere genetische aandoeningen, zoals autosomaal dominante cerebellaire ataxi's [596], [639], [640]. Presymptomatische tests voor HD hebben ook invloed gehad op tests voor andere ziekten met genetische varianten zoals polycystische nierziekte, de ziekte van Alzheimer in de familie en borstkanker [639]. Het European Molecular Genetics Quality Network heeft jaarlijks een extern kwaliteitsbeoordelingsschema voor moleculair genetische tests voor HD gepubliceerd en best practice richtlijnen voor genetische tests voor HD ontwikkeld om te helpen bij het testen en het rapporteren van de resultaten [641].

Preimplantatie genetische diagnose

Embryo's die geproduceerd zijn met in-vitrofertilisatie kunnen genetisch getest worden op HD met behulp van de genetische pre-implantatiediagnose (PGD). Deze techniek, waarbij één of twee cellen worden geëxtraheerd uit een typisch 4- tot 8-cellig embryo en vervolgens worden getest op de genetische afwijking, kan vervolgens worden gebruikt om ervoor te zorgen dat embryo's met HD-genen niet worden geïmplanteerd, zodat eventuele nakomelingen de ziekte niet zullen erven. Sommige vormen van pre-implantatie genetische diagnose, nietopenbaarmaking, maken het mogelijk dat mensen risico's lopen om HD vrije nakomelingen te krijgen zonder hun eigen ouderlijk genotype te onthullen, waarbij geen informatie wordt gegeven over de vraag of ze zelf voorbestemd zijn om HD te ontwikkelen. Bij uitsluitingstests wordt het DNA van de embryo's vergeleken met dat van de ouders en grootouders om te voorkomen dat het chromosoomgebied dat het HD-gen van de aangetaste grootouder bevat, wordt vererfd. Bij niet-openbaarmakingstests worden alleen ziektevrije embryo's in de baarmoeder teruggeplaatst, terwijl het genotype van de ouders en dus het ouderlijke risico voor HD nooit worden onthuld [642], [643].

Prenataal onderzoek

Het is ook mogelijk om een prenatale diagnose voor een embryo of foetus in de baarmoeder te verkrijgen met behulp van foetaal genetisch materiaal dat is verkregen door middel van chorionische villusbemonstering. Een vruchtwaterpunctie kan worden uitgevoerd als de zwangerschap verder is, binnen 14-18 weken. Bij deze procedure wordt gekeken naar het vruchtwater rond de baby voor indicatoren van de HD-mutatie [644]. Ook dit kan worden gekoppeld aan uitsluitingstests om te voorkomen dat het genotype van de ouders bekend wordt. Prenataal onderzoek kan worden gedaan wanneer een ouder is gediagnosticeerd met HD, wanneer zij genetische tests hebben gehad die de uitbreiding van het HTT-gen aantonen, of wanneer zij een 50% kans hebben om de ziekte te erven. De ouders kunnen worden geadviseerd over hun opties, waaronder zwangerschapsafbreking, en over de moeilijkheden van een kind met het geïdentificeerde gen [645], [646]. Bovendien kan bij risicodragende zwangerschappen als gevolg van een aangetaste mannelijke partner de niet-invasieve prenatale diagnose worden uitgevoerd door het analyseren van celvrij foetaal DNA in een bloedmonster dat via een venapunctie bij de moeder wordt afgenomen, tussen zes en twaalf weken van de zwangerschap. Het heeft geen procedure gerelateerd risico op een miskraam, behalve via naaldbesmetting [634].

Differentiaaldiagnose

Ongeveer 99% van de HD-diagnoses op basis van de typische symptomen en een familiegeschiedenis van de ziekte worden door genetische tests bevestigd om de uitgebreide trinucleotide te laten herhalen die HD veroorzaakt. De meeste van de overige worden HD-achtige (HDL) syndromen genoemd [596] , [647]. De oorzaak van de meeste HDL-ziekten is onbekend, maar die met bekende oorzaken zijn te wijten aan mutaties in het Prion-eiwitgen (HDL1), het junctofiele gen 3 (HDL2), een recessief geërfd onbekend gen HDL3, dat slechts in twee families wordt gevonden en slecht wordt begrepen, en het gen dat codeert voor het TATA-doosbindend eiwit, SCA17, dat soms HDL4 wordt genoemd. Andere autosomaal dominante ziekten die verkeerd gediagnosticeerd kunnen worden als HD zijn dentatorubraal-pallidoluysiaanse atrofie en neuroferritinopathie. Er zijn ook autosomaal recessieve aandoeningen die lijken op sporadische gevallen van HD. Deze omvatten chorea acanthocytose en pantothenaat kinase geassocieerde neurodegeneratie. Een X-gebonden aandoening van dit type is het McLeod-syndroom [647].

Behandelingen voor HD.

Er is geen genezing voor HD, maar er zijn wel behandelingen beschikbaar om de ernst van sommige symptomen te verminderen [648]. Met deze behandelingen is het bewijs om hun effectiviteit in de behandeling van symptomen van HD specifiek te bevestigen onvolledig [596] , [649]. Naarmate de ziekte vordert neemt het vermogen om voor zichzelf te zorgen af, wordt zorgvuldig beheerde multidisciplinaire zorg steeds noodzakelijker [596]. Hoewel er relatief weinig studies zijn gedaan naar oefeningen en therapieën die helpen bij de rehabilitatie van cognitieve symptomen van HD, is er enig bewijs voor het nut van fysiotherapie, bezigheidstherapie en logopedie [596]. Er is een verband gevonden tussen de inname van cafeïne en de vroegere leeftijd van het begin van de ziekte van Huntington, [650] , [651] maar, aangezien deze bevinding gebaseerd was op retrospectieve vragenlijstgegevens in plaats van een geblindeerde, gerandomiseerde studie of een case-controlstudie, is dit werk een slechte basis voor het sturen van beslissingen over de levensstijl [652].

Therapie voor HD

Gewichtsverlies en eetproblemen als gevolg van dysfagie en andere spierdiscoördinatie komen vaak voor, waardoor voedingsmanagement steeds belangrijker wordt naarmate de ziekte voortschrijdt. Aan vloeistoffen kunnen verdikkingsmiddelen worden toegevoegd, omdat dikkere vloeistoffen gemakkelijker en veiliger te slikken zijn. Het kan ook nuttig zijn om de getroffen persoon eraan te herinneren langzaam te eten en kleinere stukken voedsel in de mond te nemen om verstikking te voorkomen [596]. Als het eten te gevaarlijk of oncomfortabel wordt, is het mogelijk om een percutane endoscopische gastrostomie te gebruiken. Dit is een voedingssonde, die permanent via de buik in de maag wordt bevestigd, wat het risico op het opzuigen van voedsel vermindert en zorgt voor een beter voedingsmanagement [653]. Beoordeling en beheer door spraakpathologen met ervaring in HD wordt aanbevolen [596].

Mensen met HD kunnen een fysiotherapeut zien voor niet-invasieve en niet-medicamenteuze manieren om de fysieke symptomen te behandelen. Fysiotherapeuten kunnen valrisicobeoordelingen en -preventie uitvoeren, evenals versterkende, strekkende en cardiovasculaire oefeningen. Loophulpmiddelen kunnen in voorkomend geval worden voorgeschreven. Fysiotherapeuten schrijven ook ademhalingsoefeningen en luchtwegverwijderingstechnieken voor bij de ontwikkeling van ademhalingsproblemen [654]. Consensusrichtlijnen over fysiotherapie in HD zijn opgesteld door het European HD Network [654]. Doelstellingen van vroegtijdige revalidatie-interventies zijn het voorkomen van functieverlies. Deelname aan revalidatieprogramma's tijdens de vroege tot middelste fase van de ziekte kan gunstig zijn, omdat het zich vertaalt in een langdurig onderhoud van de motorische en functionele prestaties. Rehabilitatie in het late stadium is bedoeld om motorische en functionele verliezen te compenseren [655]. Voor lange termijn onafhankelijk management kan de therapeut thuis oefenprogramma's ontwikkelen voor geschikte mensen [656]. Daarnaast richten steeds meer mensen met HD zich op palliatieve zorg, die tot doel heeft de kwaliteit van leven te verbeteren door de behandeling van de symptomen en stress van ernstige ziekten, in aanvulling op hun andere behandelingen [657].

Medicijnen gebruikt in HD

Tetrabenazine werd in 2000 goedgekeurd voor de behandeling van chorea in HD in de Europese Unie (EU), en in 2008 in de VS (Fig 67), [658]. Andere medicijnen die helpen om de chorea te verminderen zijn onder andere neuroleptica en benzodiazepinen [597]. Samenstellingen zoals amantadine of remacemide worden nog steeds onderzocht, maar hebben voorlopige positieve resultaten laten zien [596]. Hypokinesie en stijfheid, vooral bij jongeren, kunnen worden behandeld met antiparkinsonmiddelen en myoclonische hyperkinesie kan worden behandeld met valproïnezuur [597]. Voorlopig bewijs heeft ethyl-eicosapentoïnezuur gevonden om de motorische symptomen te verbeteren op een jaar [659]. Psychiatrische symptomen kunnen worden behandeld met medicijnen die vergelijkbaar zijn met de medicijnen die in de algemene bevolking worden gebruikt [596], [649]. Selectieve serotonine heropname remmers en mirtazapine zijn aanbevolen voor depressie, terwijl atypische antipsychotische middelen worden aanbevolen voor psychose en gedragsproblemen [659]. Gespecialiseerde neuropsychiatrische input wordt aanbevolen omdat mensen een langdurige behandeling met meerdere medicijnen in combinatie nodig kunnen hebben [596].

Onderwijs voor de familie met HD-patiënten

De families van individuen, en de maatschappij in het algemeen, die HD hebben geërfd of dreigen te erven, hebben generaties ervaring met HD, maar zijn zich mogelijk niet bewust van recente doorbraken in het begrijpen van de ziekte, en van de beschikbaarheid van genetische tests. Genetische counseling komt deze mensen ten goede door hun kennis te actualiseren, door te proberen eventuele ongegronde overtuigingen die zij hebben te verdrijven en door hen te helpen hun toekomstige opties en plannen te overwegen. Ook informatie over keuzes op het gebied van gezinsplanning, zorgmanagement en andere overwegingen komen aan bod [596], [660].

Prognose in HD

De lengte van de trinucleotide-herhalingen is goed voor 60% van de variatie in de leeftijd, wanneer de symptomen verschijnen en de snelheidsontwikkeling (tabel 4). Een langere herhaling resulteert in een vroegere aanvangsleeftijd en een snellere progressie van de symptomen [596], [661]. Mensen met meer dan zestig herhalingen ontwikkelen de ziekte vaak al voor hun twintigste, terwijl mensen met minder dan 40 herhalingen misschien nooit merkbare symptomen ontwikkelen [662]. De resterende variatie is te wijten aan factoren uit de omgeving en andere genen die het mechanisme van de ziekte beïnvloeden. De levensverwachting in HD is ongeveer 20 jaar na het optreden van de zichtbare symptomen

[596]. De meeste levensbedreigende complicaties zijn het gevolg van spiercoördinatie en, in mindere mate, van gedragsveranderingen die worden veroorzaakt door de afnemende cognitieve functie. Het grootste risico is een longontsteking, die bij een derde van de mensen met HD de dood tot gevolg heeft. Naarmate het vermogen om bewegingen te synchroniseren verslechtert, verhogen de moeilijkheid om de longen te reinigen en een verhoogd risico op het opzuigen van voedsel of drank beide het risico op het oplopen van een longontsteking. Het op één na grootste risico is hartaandoeningen, die bijna een kwart van de sterfgevallen van mensen met HD veroorzaken. Andere bijbehorende risico's zijn onder meer verstikking, lichamelijk letsel door vallen en ondervoeding [596]. Zelfmoord is de op twee na grootste doodsoorzaak, waarbij 7,3% van de mensen met HD zelfmoord pleegt en tot 27% probeert te voorkomen. Het is onduidelijk in hoeverre suïcidale gedachten worden beïnvloed door gedragsmatige symptomen, aangezien ze de wens van de patiënt om de latere stadia van de ziekte te vermijden, aangeven [663], [664], [665].

Epidemiologische evolutie in HD

Door het late begin van de ZvH heeft het meestal geen invloed op de voortplanting. De wereldwijde prevalentie van HD is 5-10 gevallen per 100.000 personen, [666], [667] maar varieert sterk geografisch vanwege etniciteit, lokale migratie en vroegere immigratiepatronen [596]. Prevalentie is vergelijkbaar voor mannen en vrouwen. Het percentage komt het hoogst voor bij volkeren van West-Europese afkomst, gemiddeld ongeveer 7 per 100.000 mensen, en is lager in de rest van de wereld; bijvoorbeeld één per miljoen mensen van Aziatische en Afrikaanse afkomst. Een epidemiologische studie van 2013 over de prevalentie van HD in het VK tussen 1990 en 2010 toonde aan dat de gemiddelde prevalentie voor het VK 12,3 per 100.000 bedroeg [596], [668]. Bovendien hebben sommige gelokaliseerde gebieden een veel hogere prevalentie dan hun regionale gemiddelde. Een van de meest voorkomende gevallen is de geïsoleerde bevolking van Barranquitas en Lagunetas aan het meer van Maracaibo, in de Zulische regio van Venezuela (Fig. 25), waar HD tot 700 per 100.000 personen voorkomt [596], [669].

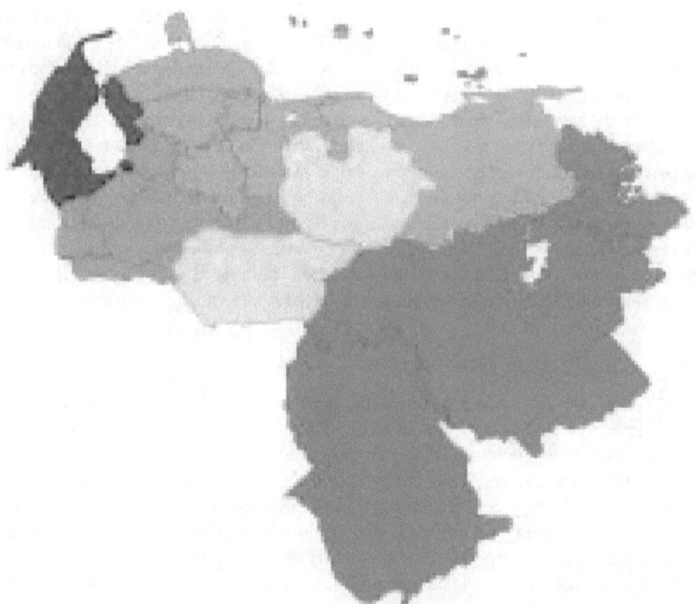

Afb. 25. Zulian Region, in het westen, is de regio gekleurd in het rood.

Andere gebieden met een hoge lokalisatiegraad zijn gevonden in Tasmanië en specifieke regio's van Schotland, Wales en Zweden [665]. In sommige gevallen treedt een verhoogde prevalentie op als gevolg van een lokaal stichtend effect, een historische migratie van dragers naar een gebied van geografische isolatie [665] , [670]. Sommige van deze dragers zijn honderden jaren geleden getraceerd met behulp van genealogische studies [665]. Genetische haperingen kunnen ook aanwijzingen geven voor de geografische variaties van de prevalentie [665] , [671]. IJsland daarentegen heeft een vrij lage prevalentie van 1 op 100.000, ondanks het feit dat de IJslanders als volk worden beschreven als de vroege Germaanse stammen van Scandinavië. Ze gaven ook aanleiding tot de Zweden; alle gevallen, met uitzondering van één die bijna twee eeuwen teruggaat, zijn afgeleid van de nakomelingen van een paar dat vroeg in de 19e eeuw leefde [672]. Ook Finland heeft een lage incidentie van slechts 2,2 per 100.000 mensen [673]. Tot de ontdekking van een genetische test konden de statistieken alleen de klinische diagnose op basis van lichamelijke symptomen en een familiegeschiedenis van HD omvatten, met uitsluiting van degenen die aan andere oorzaken zijn overleden voordat de diagnose werd gesteld. Deze gevallen kunnen nu in de statistieken worden opgenomen; en naarmate de test op grotere schaal beschikbaar komt, zullen de schattingen van de prevalentie en incidentie van de aandoening waarschijnlijk toenemen [665] , 674].

Geschiedenis van HD

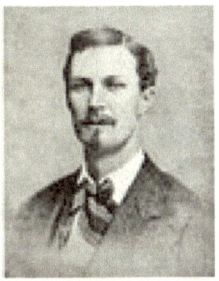

Afb. 26. In 1872 beschreef George Huntington de aandoening in zijn eerste paper "On Chorea" op 22-jarige leeftijd [675].

Hoewel de ZvH al sinds de Middeleeuwen als een aandoening wordt erkend, is de oorzaak tot voor kort onbekend. De Ziekte van Huntington kreeg in de loop van deze geschiedenis andere namen, omdat het begrip van de ziekte veranderde. Oorspronkelijk werd het gewoon "chorea" genoemd voor de schokkerige dansachtige bewegingen die met de ziekte gepaard gaan, maar HD wordt ook wel "erfelijke chorea" en "chronisch progressieve chorea" genoemd [676]. De eerste definitieve vermelding van HD was in een brief van C. O. Waters, gepubliceerd in de eerste editie van Robley Dunglison's Practice of Medicine in 1842. Het water beschreef "een vorm van chorea, vulgair genaamd magrums", met inbegrip van nauwkeurige beschrijvingen van de chorea, de progressie ervan, en de sterke erfelijkheid van de ziekte. In 1846 observeerde C. Gorman hoe een hogere prevalentie leek te ontstaan in gelokaliseerde gebieden. J.C. Lund produceerde ook een vroege beschrijving in 1860 [677], en onafhankelijk van Gorman en Waters, beide studenten van Dunglison aan Jefferson Medical College in Philadelphia, [677], [678]. Lunds merkte specifiek op dat in Setesdalen, een afgelegen bergdal in Noorwegen, er een hoge prevalentie van dementie was die gepaard ging met een patroon van schokkende bewegingsstoornissen die in de families liepen [679].

De eerste grondige beschrijving van de ziekte was van George Huntington in 1872. Bij het onderzoek van de gecombineerde medische geschiedenis van verschillende generaties van een familie die vergelijkbare symptomen vertonen, realiseerde hij zich dat hun aandoeningen met elkaar in verband moeten worden gebracht; hij presenteerde zijn gedetailleerde en nauwkeurige definitie van de ziekte als zijn eerste paper (Afb. 63). Huntington beschreef het exacte patroon van overerving van autosomaal dominante ziektejaren voor de herontdekking door wetenschappers van Mendeliaanse overerving. "Van zijn erfelijke aard. Wanneer één of beide ouders manifestaties van de ziekte hebben laten zien ..., lijden één of meer van de nakomelingen bijna altijd aan de ziekte ... Maar als deze kinderen toevallig zonder leven gaan, wordt de draad gebroken en kunnen de kleinkinderen en achterkleinkinderen van de originele schudbekers er zeker van zijn dat ze vrij zijn van de ziekte". [675], [680].

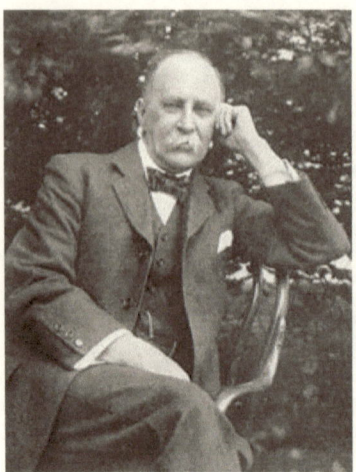

Afb. 27. Sir William Osler c. 1912

Sir William Osler (afb. 27) was geïnteresseerd in de aandoening en de chorea in het algemeen, en was onder de indruk van Huntington's paper, waarin staat: "In de geschiedenis van de geneeskunde zijn er maar weinig gevallen waarin een ziekte nauwkeuriger, grafischer of beknopter is beschreven". [677] , [681]. Osler's voortdurende interesse in HD, gecombineerd met zijn invloed op het gebied van de geneeskunde, hielp om het bewustzijn en de kennis over de aandoening snel te verspreiden in de medische gemeenschap [677]. Grote belangstelling werd getoond door wetenschappers in Europa, waaronder L. Landouzy, Désiré-Magloire, Bourneville, C. Golgi en J. Dejerine, en tot het einde van de eeuw was een groot deel van het onderzoek naar HD van Europese oorsprong. Aan het einde van de 19e eeuw waren in veel landen onderzoek en rapporten over HD gepubliceerd en werd de ziekte erkend als een wereldwijde aandoening [677].

Tijdens de herontdekking van de Mendeliaanse erfenis rond de eeuwwisseling werd HD voorzichtig gebruikt als voorbeeld van autosomaal dominante erfenis [677]. W. Bateson gebruikte de stambomen van getroffen families om vast te stellen dat HD een autosomaal dominant overervingspatroon had [678]. Het overervingspatroon heeft verschillende onderzoekers, waaronder S. Jelliffe, ertoe aangezet om te proberen familieleden van eerdere studies op te sporen en met elkaar in contact te brengen [677]. Jelliffe verzamelde informatie uit heel New York en publiceerde verschillende artikelen over de genealogie van HD in New England [682]. Jelliffe's onderzoek wekte de interesse van zijn college.   C. Davenport, die E. Muncey de opdracht gaf om de eerste veldstudie over de VS van families met HD te maken en hun stambomen op te bouwen [683]. Davenport gebruikte deze informatie om de variabele leeftijd van het begin en het bereik van de symptomen van HD te documenteren; hij beweerde dat de meeste gevallen van HD in de VS terug te voeren zijn op een handjevol individuen [683]. Dit onderzoek werd in 1932 verder verfraaid door P. Vessie, die het idee populair maakte dat drie broers die Engeland in 1630 verlieten met bestemming Boston, de voorouders waren van HD in de VS [684]. De bewering dat de vroegste voorlopers waren vastgesteld en de eugenetische vooringenomenheid van Muncey's, Davenport's en Vessie's werk droegen bij aan misverstanden en vooroordelen over HD [678]. Muncey en Davenport hebben ook het idee gepopulariseerd dat in het verleden sommige HD-lijders misschien werden verondersteld bezeten te zijn door geesten of slachtoffers van hekserij, en soms werden gemeden of verbannen door de maatschappij [685] , [686]. Dit idee is niet bewezen. Onderzoekers hebben tegenstrijdig bewijs gevonden; zo heeft de gemeenschap van de familie die George Huntington bestudeerde openlijk onderdak geboden aan degenen die symptomen van HD vertoonden [678] , [685].

De zoektocht naar de oorzaak van deze aandoening werd aanzienlijk versterkt in 1968, toen de Hereditary Disease Foundation (HDF) werd opgericht door M. Wexler, een psychoanalyticus uit Los Angeles, Californië, wiens vrouw Leonore Sabin eerder dat jaar was gediagnosticeerd met HD [687]. De drie broers van Wexlers vrouw leden ook aan deze ziekte. De stichting was betrokken bij de rekrutering van meer dan 100 wetenschappers in het Huntington's Disease Collaborative Research Project die gedurende een periode van 10 jaar hebben gewerkt aan het lokaliseren van het verantwoordelijke gen. Dankzij het HDF werd het lopende US-Venezuela Huntington's Disease Collaborative Research Project gestart in 1979, en meldde een grote doorbraak in 1983 met de ontdekking van de geschatte locatie van een causaal gen [670]. Dit was het resultaat van een uitgebreide studie die zich richtte op de bevolking van twee geïsoleerde Venezolaanse dorpen, Barranquitas en Lagunetas, aan het meer van Maracaibo in de staat Zulia, waar de ziekte ongewoon veel voorkwam (Fig. 25). Er waren meer dan 18.000 mensen bij betrokken, meestal uit één grote familie. Het project ontwikkelde onder meer DNA-markeermethoden die een belangrijke stap waren in het mogelijk maken van het Human Genome Project [688]. In 1993 heeft de onderzoeksgroep het exacte causale gen geïsoleerd op 4p16,3 [689] waardoor dit de eerste autosomale ziektelocatie is die met behulp van genetische linkage analyse is gevonden [689] , [690]. In hetzelfde tijdsbestek werden belangrijke ontdekkingen gedaan met betrekking tot de mechanismen van de stoornis, waaronder de bevindingen van de onderzoeksgroep van Anita Harding over de effecten van de lengte van het gen [691]. In 1983 is de Hereditary Disease Foundation de eerste die DNA-markers gebruikt om de buurt van het gen van de ZvH te ontdekken. Naar aanleiding van deze ontdekking heeft de Stichting Erfelijke Ziekten vele technologieën voor het in kaart brengen en vinden van genen gepionierd. Een decennium later identificeerden we het specifieke gen van de ZvH, zijn defect en het eiwit dat het codeert, waardoor de kritische kennis die nodig is om de genezing te vinden, werd ontsloten. De Stichting richt zich op het genezen van de Ziekte van Huntington, niet alleen vanwege de verwoestende gevolgen voor individuen en families met de ziekte, maar omdat het een model is voor het genezen van andere hersenaandoeningen zoals Parkinson, Alzheimer en Lou Gehrig's (ALS).

Het modelleren van de ziekte bij verschillende diersoorten, zoals de in 1996 ontwikkelde transgene muis, maakte grootschaligere experimenten mogelijk. Omdat deze dieren snellere metabolismen en een veel kortere levensduur hebben dan de mens, worden de resultaten van experimenten sneller ontvangen, waardoor het onderzoek sneller verloopt. De ontdekking in 1997 dat mHTT-fragmenten verkeerd zijn gevouwen (Fig. 45, 53) leidde tot de ontdekking van de nucleaire insluitsels die ze veroorzaken. Deze vooruitgang heeft geleid tot een steeds uitgebreider onderzoek naar de eiwitten die betrokken zijn bij de ziekte, mogelijke medicijnbehandelingen, zorgmethoden en het gen zelf [677] , [692]. De aandoening werd vroeger "Huntington's chorea" genoemd, maar deze term is vervangen door HD omdat niet alle patiënten chorea ontwikkelen en vanwege het belang van cognitieve en gedragsproblemen [693].

Ethische kwesties in HD

HD, met name de toepassing van de genetische test voor de ziekte, heeft verschillende ethische kwesties aan de orde gesteld. Bij genetische tests gaat het er onder meer om te bepalen hoe volwassen een individu moet zijn voordat het in aanmerking komt voor tests, de vertrouwelijkheid van de resultaten te waarborgen en te bepalen of bedrijven de testresultaten mogen gebruiken voor beslissingen over werkgelegenheid, levensverzekeringen of andere financiële zaken. Er was controverse toen C. Davenport stelde in 1910 voor om verplichte sterilisatie en immigratiecontrole te gebruiken voor mensen met bepaalde ziekten, waaronder HD, een onderdeel van de eugenetica-beweging [694]. In-vitrofertilisatie heeft een aantal problemen met betrekking tot het gebruik van embryo's. Sommige HD-onderzoeken hebben ethische problemen door het gebruik van dierproeven en embryonale stamcellen [695] , [696].

De ontwikkeling van een nauwkeurige diagnostische test voor HD heeft geleid tot sociale, juridische en ethische bezorgdheid over de toegang tot en het gebruik van de resultaten van een persoon [697] , [698]. Veel richtlijnen en testprocedures hebben strikte procedures voor openbaarmaking en vertrouwelijkheid om personen in staat te stellen te beslissen wanneer en hoe zij hun resultaten ontvangen en ook aan wie de resultaten ter beschikking worden gesteld [596]. Financiële instellingen en bedrijven worden geconfronteerd met de vraag of zij de resultaten van genetische tests moeten gebruiken bij de beoordeling van een individu, bijvoorbeeld voor levensverzekeringen of voor werk. De verzekeringsmaatschappijen van het Verenigd Koninkrijk zijn met het Department of Health and Social Care overeengekomen dat klanten tot 2017 geen voorspellende genetische tests aan hen hoeven te onthullen, maar deze overeenkomst sluit explicitet de door de overheid goedgekeurde test voor Huntington uit bij het schrijven van polissen met een waarde van meer dan GB£500.000 [699] , [700]. Net als bij andere onbehandelbare genetische aandoeningen met een latere aanvang is het ethisch gezien twijfelachtig om pre-symptomatische testen uit te voeren op een kind of een adolescent, aangezien er geen medisch voordeel zou zijn voor dat individu. Er is consensus over het testen van alleen personen die als cognitief volwassen worden beschouwd, hoewel er een tegenargument is dat ouders het recht hebben om de beslissing namens hun kind te nemen. Bij gebrek aan een effectieve behandeling wordt het testen van een persoon onder de wettelijke leeftijd die niet bevoegd wordt geacht, in de meeste gevallen als onethisch beschouwd [619] , [701] , [702]. Er zijn ethische bezwaren in verband met prenatale genetische tests of de genetische diagnose vóór de implantatie om ervoor te zorgen dat een kind niet met een bepaalde ziekte wordt geboren. Zo wordt bij prenatale tests de kwestie van selectieve abortus aan de orde gesteld, een keuze die door sommigen als onaanvaardbaar wordt beschouwd [703]. Omdat het een dominante ziekte is, zijn er problemen in situaties waarin een ouder zijn of haar eigen diagnose niet wil weten. Dit zou vereisen dat delen van het proces geheim worden gehouden voor de ouder [703].

Organisaties die werken aan de ondersteuning van HD

In 1968 werd M. Wexler, nadat hij HD had meegemaakt in de familie van zijn vrouw, geïnspireerd om de Stichting Erfelijke Ziekten (HDF) op te richten, met als doel het genezen van genetische ziekten door middel van het coördineren en ondersteunen van onderzoek [593]. De stichting en de dochter van Wexler, Nancy Wexler, waren belangrijke onderdelen van het onderzoeksteam in Venezuela, dat het HD-gen ontdekte [593]. Op hetzelfde moment dat de HDF werd opgericht, hielp Marjorie Guthrie het Comité ter bestrijding van HD op te richten, dat nu de Huntington's Disease Society of America heet, nadat haar man Woody Guthrie (Fig. 28) aan complicaties van HD stierf [594]. Sindsdien hebben zich in veel landen over de hele wereld steun- en onderzoeksorganisaties gevormd die hebben bijgedragen aan de bewustwording van HD bij het publiek. Een aantal daarvan werkt samen in overkoepelende organisaties, zoals de International Huntington Association en het Europese HD-netwerk [704].

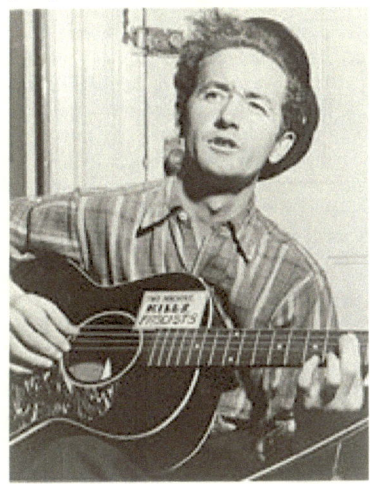

Afb. 28. De dood van Woody Guthrie leidde tot de oprichting van het Comité ter bestrijding van de ziekte van Huntington.

Veel ondersteunende organisaties houden jaarlijks een HD-voorlichtingsevenement, waarvan sommige door hun respectieve regeringen zijn goedgekeurd. Zo is 6 juni door de Amerikaanse Senaat aangewezen als "National Huntington's Disease Awareness Day" [705]. De grootste financier van het onderzoek naar de ziekte van Huntington wereldwijd, in termen van financiële uitgaven, [706] is de 'Cure Huntington's Disease Initiative' (CHDI) Foundation, een Amerikaanse non-profit biomedische stichting die tot doel heeft "snel geneesmiddelen te ontdekken en te ontwikkelen die de ziekte van Huntington vertragen of vertragen" [707]. CHDI stond vroeger bekend als de High Q Foundation. In 2006 gaf het 50 miljoen dollar uit aan HD-onderzoek [706]. CHDI werkt wereldwijd samen met vele academische en commerciële laboratoria en houdt zich bezig met het toezicht op en het beheer van onderzoeksprojecten en met de financiering ervan [708]. Er bestaan veel organisaties die ondersteuning bieden aan en voorlichting geven aan de mensen die door HD worden getroffen.

Onderzoek en neuropathologie in HD om de functie van HTT te vinden

Onderzoek naar het mechanisme van HD heeft zich gericht op het identificeren van het functioneren van Huntingtin (HTT), hoe mutant Huntingtin (mHTT) verschilt of interfereert, en de hersenpathologie die de ziekte produceert (Figs 64, 65, 66). Het onderzoek wordt uitgevoerd met behulp van in-vitromethoden diermodellen en menselijke vrijwilligers.

Diermodellen zijn essentieel voor het begrijpen van de fundamentele mechanismen die de ziekte veroorzaken en voor het ondersteunen van de vroege stadia van de ontwikkeling van geneesmiddelen [692]. Dieren met chemisch geïnduceerd hersenletsel vertonen HD-achtige symptomen en werden in eerste instantie gebruikt, maar ze bootsten de progressieve kenmerken van de ziekte niet na [709]. De identificatie van het oorzakelijke gen heeft de ontwikkeling van vele transgene diermodellen mogelijk gemaakt, waaronder aaltjeswormen, Drosophila-vruchtenvliegen, muizen, ratten, schapen, varkens en apen die gemuteerde jagers uitdrukken en progressieve neurodegeneratie en HD-achtige symptomen ontwikkelen [692].

Er wordt onderzoek gedaan naar veel verschillende benaderingen om HD te voorkomen of de progressie ervan te vertragen. Ziekteveranderende strategieën kunnen grofweg in drie categorieën worden ingedeeld: 1- vermindering van het niveau van de mutant Huntingtin-eiwit met inbegrip van gen splicing en gen silencing; 2- benaderingen gericht op het verbeteren van de neuronale overleving door het verminderen van de schade veroorzaakt door het eiwit aan specifieke cellulaire paden en mechanismen, met inbegrip van eiwit homeostase en histon deacetylase remming; en 3- strategieën om verloren neuronen te vervangen. Er worden nieuwe therapieën ontwikkeld om het functioneren van de hersenen te verbeteren; om symptomatische in plaats van ziekteveranderende therapieën te produceren, waaronder fosfodiësteraseremmers [710] , [711].

Vermindering van de productie van Huntingtin om HD te verminderen

Gene silencing heeft tot doel de productie van het gemuteerde eiwit te verminderen, aangezien een enkel dominant gen dat codeert voor een toxisch eiwit HD veroorzaakt. Gene silencing experimenten in muismodellen hebben aangetoond dat wanneer de expressie van mHTT wordt verminderd, de symptomen verbeteren [712]. De veiligheid van niet-allele specifieke RNAi en ASO genen is nu aangetoond bij muizen en de grote, mensachtige hersenen van primaten [713] , [714]. Allelspecifieke geluiddemping probeert de mutant HTT tot zwijgen te brengen terwijl het wilde type HTT onaangeroerd blijft. Een manier om dit te bereiken is het identificeren van polymorfismen die aanwezig zijn op slechts één allel en het produceren van gen-silencing medicijnen die zich richten op polymorfismen in alleen het gemuteerde allel [715]. De eerste gen-sillbeperkingsstudie met menselijke HD-patiënten begon in 2015, waarbij de veiligheid van IONIS-HTTRx werd getest, geproduceerd door Ionis Pharmaceuticals en geleid door het UCL Institute of Neurology [716] , [717]. Mutantenjacht werd in 2015 voor het eerst gedetecteerd en gekwantificeerd in cerebrospinaal vocht van HD-mutatiedragers met behulp van een nieuwe immunoassay met één molecuul, [718] die een directe manier biedt om te beoordelen of Huntingtin-verlagende behandelingen het gewenste effect bereiken [719] , [720]. Op dezelfde manier worden gensplicatietechnieken bekeken om te proberen een genoom te repareren met het verkeerde gen dat HD veroorzaakt, met behulp van hulpmiddelen zoals CRISPR/Cas9 [711].

Het verbeteren van de celoverleving om beschadigde neuronen te corrigeren

Onder de benaderingen die gericht zijn op het verbeteren van de celoverleving in de aanwezigheid van mutant Huntingtin zijn correctie van de transcriptionele regulatie met behulp van histon-deacetylase remmers, modulerende aggregatie van Huntingtin, verbetering van het metabolisme en de mitochondriale functie en het herstel van de functie van synapsen [712]. Stamceltherapie is het vervangen van beschadigde neuronen door transplantatie van stamcellen in getroffen gebieden van de hersenen. Experimenten hebben gemengde resultaten opgeleverd met behulp van deze techniek in diermodellen en voorlopige menselijke klinische proeven [721]. Wat hun toekomstige therapeutische mogelijkheden ook zijn, stamcellen zijn nu al een waardevol instrument voor het bestuderen van HD in het laboratorium [722]. Er zijn verschillende klinische studies van nieuwe experimentele behandelingen aan de gang en gepland in HD [710]. Samenstellingen die er niet in geslaagd zijn om de progressie van HD te voorkomen of te vertragen in menselijke proeven zijn onder andere het co-enzym Q10, riluzole, creatine minocycline, Ethyl eicosapentaeenzuur of ethyl EPA, fenylbutyraat en dimebon [723].

2.0 Materiaal en methoden

In eerdere artikelen werd de rol van de hersenen en het cerebellum in de productie van de geest geanalyseerd [724], [725], [726], [727], [728], [729], [730], [731] om de sociale en cognitieve ontwikkeling te begrijpen, en de neurale systemen die eraan ten grondslag liggen. Veel ideeën voor de tekst zijn ontleend aan Wikipedia en Encyclopedia Britannica. Er werden ook tal van concepten verkregen in persoonlijke ervaring met de behandeling van meer dan 2.770 vrijwilligers met psoriasis, psoriatische artritis en aanverwante ziekten, zoals gepubliceerd in verschillende artikelen [732], [733], [734], [735], [736], [737], [738], [739], [740] en in een parallelle studie uitgevoerd bij 3.191 vrijwilligers die gevaccineerd zijn met amastigotes uit een vaccin dat is voorbereid op bescherming en behandeling van cutane leishmaniasis [741], [742], [743], [744], [745], [746] een preparaat dat door serendipiteit is gevonden om plaque psoriasis te genezen.

3,0 Resultaten
3.1.1 Neuropathologie van de ziekte van Kuru

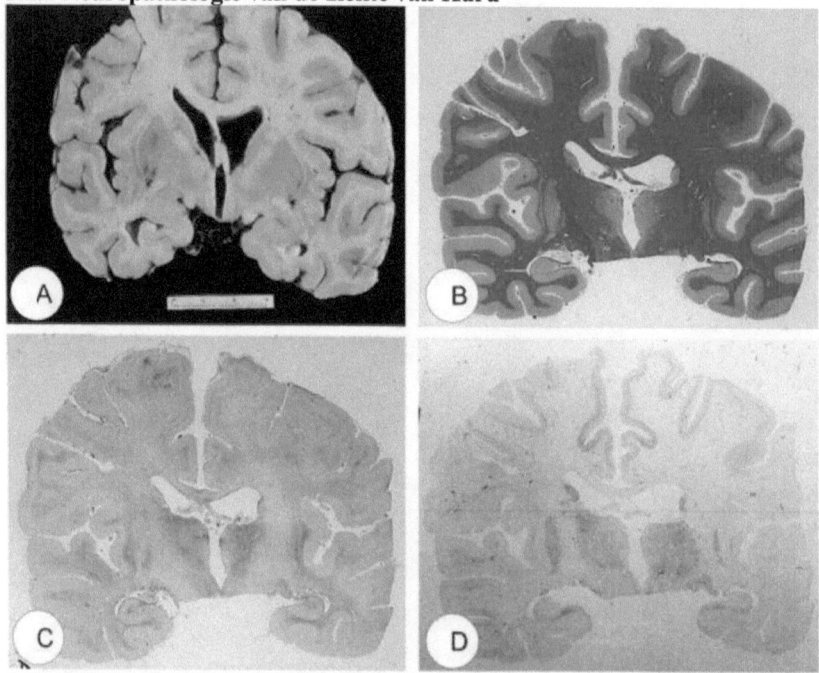

Afb. 29. Macroscopisch beeld van het kuru-brein. **(A)** Coronaal gedeelte. **(B)** Luxol snelle blauwe vlek. **(C)** Kanzler vlek om hyperplastische astrocyten op te sporen. **(D)** Immunohistochemie voor de overdraagbare spongiforme encefalopathie-specifieke prioneiwit PrPTS [41].

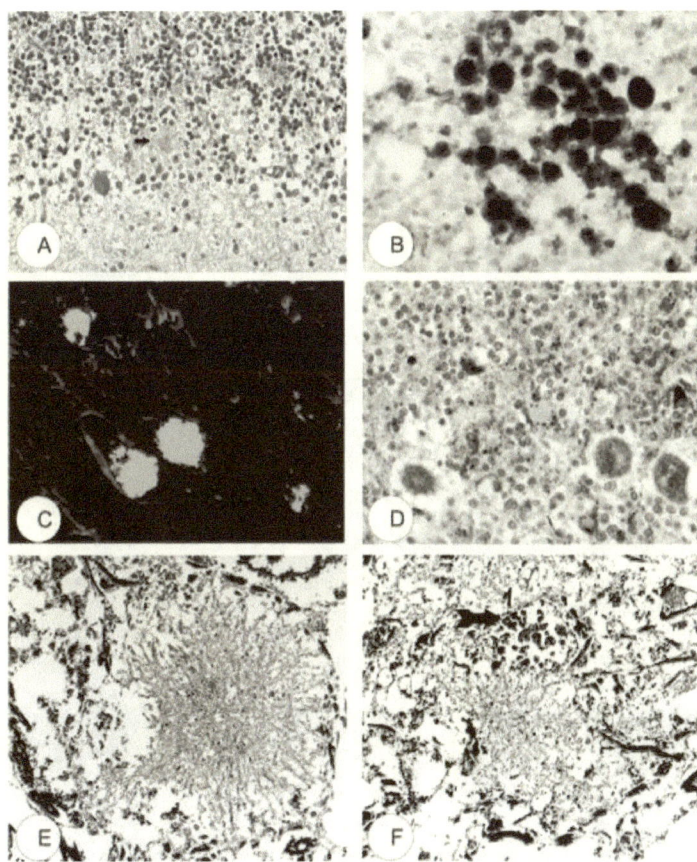

Afb. 30. Kuru plaquettes. **(A)** Hematoxyline en eosine vlek (pijl). **(B)** Overdraagbare spongiforme encefalopathie prioneiwit (PrPTSE) immunohistochemie. **(C)** Confocale laser microscopie; anti-PrPTSE antilichamen worden groen gelabeld; anti-gliale fibrillaire zure proteïne wordt rood gelabeld. **(D)** Accumulatie van p62 binnen Purkinje cellen en neurieten in bruin. **(E, F)** Transmissie elektronenmicroscopie. Een dystrofisch neuriet (pijl) is aanwezig in **(F)**. Alle cijfers zijn van geval "K" [41].

3.1.2 Hersenhistopathologie bij de ziekte van Creutzfeldt-Jakob

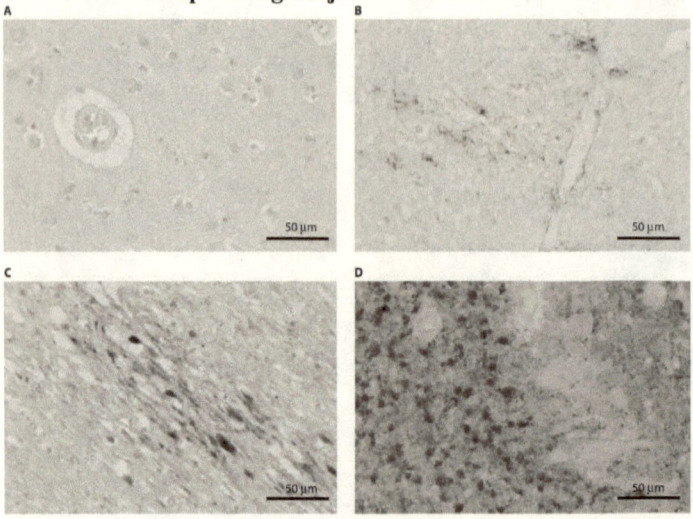

Afb. 31. Onoplosbare PrPC (IPrPC) gegeven weerstand tegen weefselischemie, gedetecteerd in ischemische beroerte hersenweefsel door immunohistochemie (IHC). (**A**) Gezond menselijk hersenmonster. (**B, C**) Hersenstalen van ischemische beroerte patiënten. (**D**) Hersenmonster van een patiënt met de ziekte van Creutzfeldt-Jakob. IHC werd gedaan met anti-PrP antilichaam 3F4. [31].

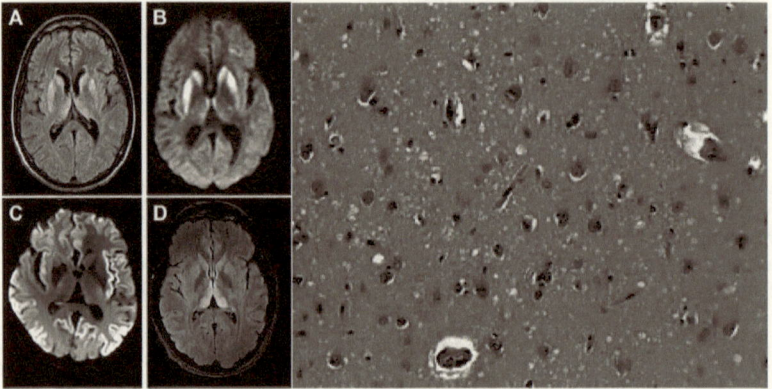

Afb. 32. **A**. Ziekte van Creutzfeldt-Jakob (CJD). Vroege symptomen: geheugenproblemen, gedragsveranderingen, slechte coördinatie, visuele stoornissen. Latere symptomen: dementie, onwillekeurige bewegingen, blindheid, zwakte en coma. Gebruikelijk begin: ongeveer 60 jaar oud. Want..: Prion. **B**. Spongiforme verandering in CJD. [56].

3.1.3 Gerstmann-Sträussler-Scheiner-syndromen

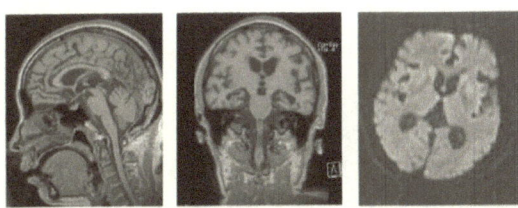

Afb. 33. Iemand met de erfelijke ziekte van Prion heeft een cerebellaire atrofie die typisch is voor het Gerstmann-Sträussler-Scheinker syndroom (GSSS). [81].

3.1.4 Histopathologie van TSE en vorming van de ziekteverwekker Prion

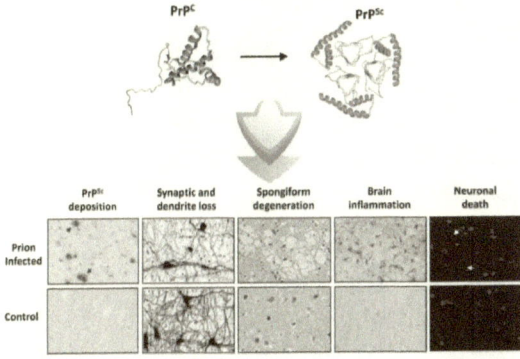

Afb. 34. Bij TSE's zijn meerdere neurodegeneratieve paden betrokken. **A)** De omzetting van de van nature gevouwen PrPC in PrPSc veroorzaakt de ziekte. De structuur van PrPC komt overeen met de experimenteel bepaalde tridimensionale conformatie van het eiwit door NMR en de structuur van PrPSc komt overeen met een model gebaseerd op lage-resolutie technieken. **(B)** Abnormaliteiten in de hersenen van geïnfecteerde personen zijn onder meer de accumulatie van PrPSc-depots, synaptische schade en dendrietverlies, spongiforme degeneratie, hersenontsteking en neuronale dood. PrPSc-depositie werd bepaald na IH-kleuring met anti-PrP-antilichamen (zwarte pijlpunten). Dendrieten werden gelabeld door Golgi-zilver kleuring om de aanzienlijke afname van dendrieten en synaptische verbindingen in prion-geïnfecteerde dieren te illustreren; Spongiforme degeneratie werd geëvalueerd na hematoxyline en eosine kleuring. Astrogliose (hersenontsteking) werd gedetecteerd door IH-kleuring van reactieve astrocyten met een anti-GFAP (Glial fibrillary acidic protein) antilichaam. Apoptose werd gedetecteerd door kleuring met caspase-3 antilichaam (rood aangegeven door witte pijlpunten) en DAPI (4', 6-diamidino-2-fenylindool, blauw) kleuring van de kern. Voor elke vlek, foto's van Prion geïnfecteerd (boven) en controles (onder) [80]. De neuropathologische bevindingen omvatten wijdverspreide depositie van amyloïde plaques die bestaan uit abnormaal gevouwen Prion-eiwit [80]. Er worden vier klinische fenotypen herkend: 1-typische GSS, 2-GSS met

areflexie en paresthesie, 3-pure dementie GSS, en 4-Creutzfeldt-Jakob ziekte-achtige GSS [81].

3.1.5 Magnetische Resonantie Beeld van Fatale Vertrouwde Insonmia

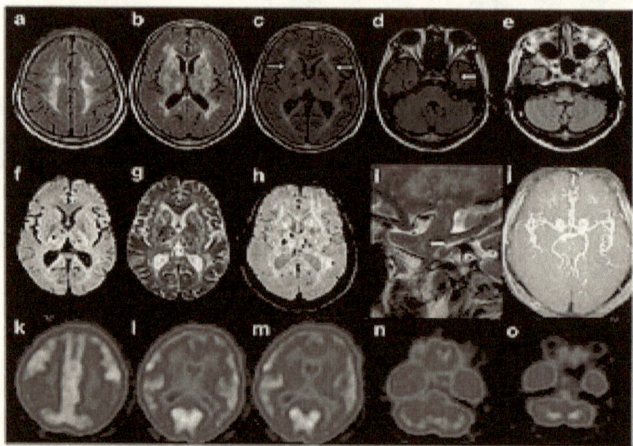

Afb. 35. Craniale beeldvorming van een FFI-patiënt. In de MRI zijn er abnormale signalen in het bilaterale frontopariëtale subcorticale gebied. MRA toonde kleinere distale takken van de hersenslagaders.

3.1.6 Neuropathologie van de ziekte van Alzheimer

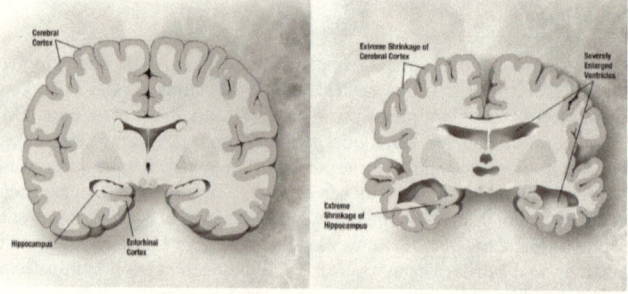

Afb. 36. Normale oude hersenen (links), van persoon met Alzheimer (rechts). [112].

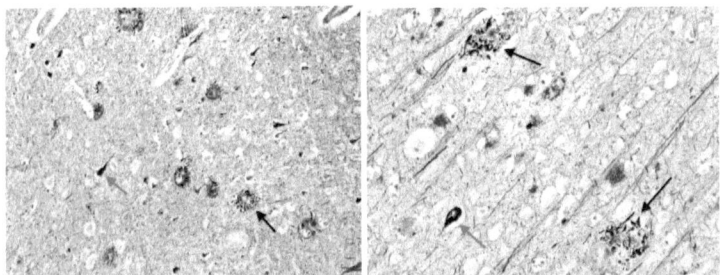

Afb. 37. Temporele cortex van een patiënt met Alzheimer. Bielschowski-vlek. 40 X en 100X. Talrijke seniele, neuritische plaques (zwarte pijl) en neurofibrillaire klitten (rode pijl) in beide figuren [112].

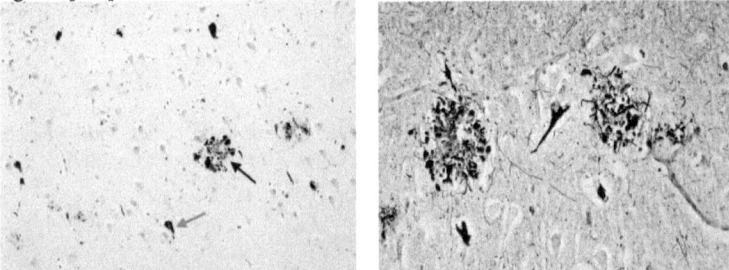

Afb. 38. Temporele cortex van een patiënt met de ziekte van Alzheimer IH vlek; 100X: met antilichaam tegen abnormaal gefosforyleerde tau (TG-3; van P. Davies), met neurofibrillaire klitten (rode pijl) en gezwollen dystrofische neurieten of neuronale processen die de buitenste rand van de seniele neuritische plaques (zwarte pijl) vormen. Afb. xx. Bielschowski vlek; 400X. Twee seniele neuritische plaques met een neurofibrillair kluwen ertussen [112].

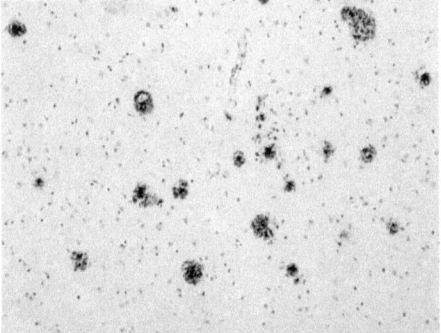

Afb. 39. Temporele cortex van een patiënt met Alzheimer, IH-vlek; 100X met antilichaam tegen β-

amyloïde 4G8; van Dr. Robakis. Seniele plaques in gevorderde AD en amyloïde afzettingen in de eindfasen van AD. [112].

3.1.7 Histopathologie van AD

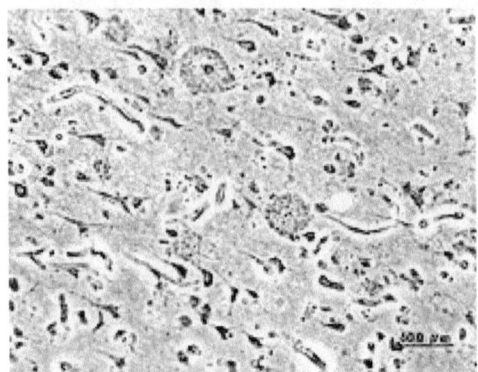

Afb. 40. Histopathologische beeld van seniele plaques gezien in de hersenschors van een persoon met de ziekte van Alzheimer van preseniele begin. Zilverimpregnering [209].

3.1.8 Glucosegebruik in AD door FDG-PET

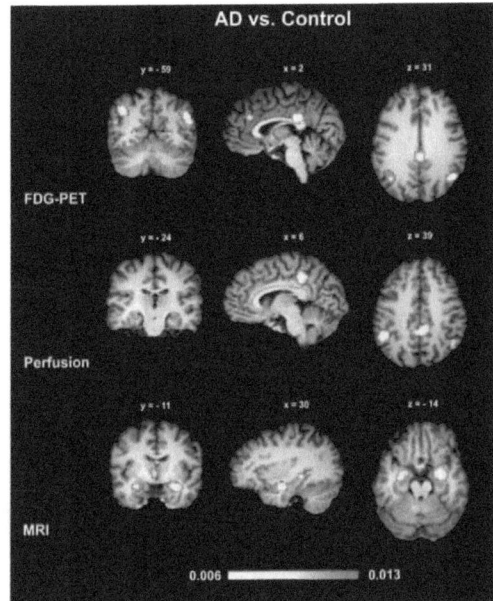

Figuur 41. Kwantitatieve meta-analyses voor AD. Vermindering van het glucosegebruik gemeten met FDG-PET, fluorodeoxyglucose positron emissie tomografie, van perfusie of atrofie. MRI. Linkerzijde is links [230].

3.1.9 Fysiopathologie van de ziekte van Parkinson

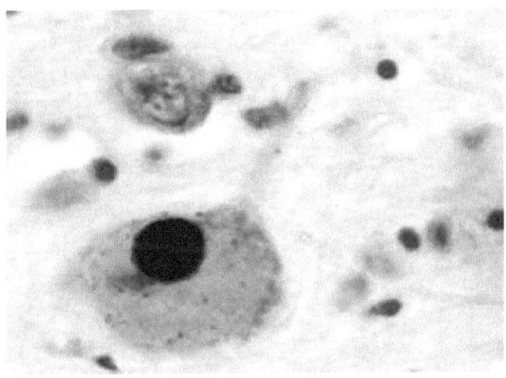

Afb. 42. Een Lewy lichaam (bruin) positief voor α-synucleïne in een hersencel van de substantia nigra in PD.

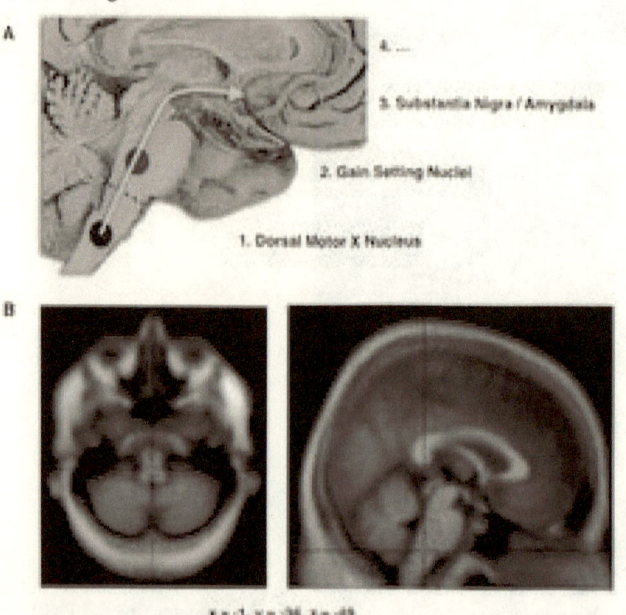

Afb. 43. **A.** Eerste progressie van Lewy lichaamsafzettingen in de eerste fasen van PD voorgesteld door Braak. **B.** Gebied met significante vermindering van het hersenvolume in de eerste PD versus controles. De hersenstam is de eerste fase van de PD.

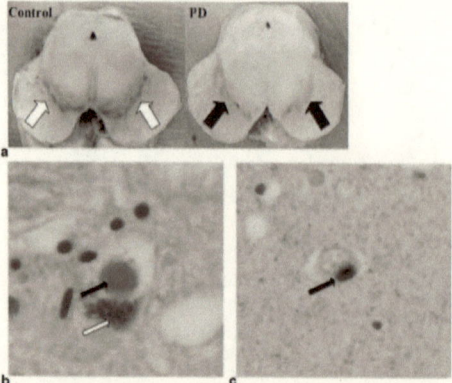

Afb. 44. Typisch Parkinsonisme en Lewy Pathologie. **a:** Menselijk middenhersenenbeeld met verlies van SNpc dopamine

neuronen in een PD onderwerp. De middenhersenen werden ontleed uit de buurt van de controle (*links*; niet-PD) en PD (*rechts*). De witte pijlen geven de rechter en linker SNpc aan in een niet-PD onderwerp. Verlies van pigmentatie in het PD onderwerp (*zwarte pijlen*) wat duidt op een verminderd aantal melanine bevattende dopamine neuronen. De afbeelding in Paneel **a** van Drs. Nabil Azzam en Rebekah Feng. **b:** H&E kleuring van een prototypisch Lewy lichaam in een SNpc dopamine neuron. Roze proteïneachtig intracytoplasmatisch lichaam (*zwarte pijl*) in een SNpc dopamine neuron wat resulteert in verplaatsing van de normale bruin gepigmenteerde melanine (*witte pijl*). **c:** IH kleuring voor α-synucleïne-positieve Lewy lichamen gelabeld met een antilichaam tegen de menselijke α-synucleïne. Intense bruine labeling van de intracytoplasmatische insluiting (*zwarte pijl*). Afbeeldingen in Panels **b** & c **zijn** van een DLBD-patiënt, bijgedragen door Dr. W. Pendlebury, [542].

3.1.10 Celulaire veranderingen in de ziekte van Hungtinton

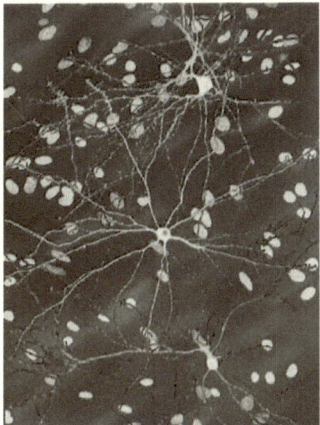

Afb. 45. Een bewerkt microscopisch beeld van middelgrote stekelige neuronen (geel) met kerninsluitsels (oranje), die voorkomen als onderdeel van het ziekteproces, beeldbreedte 360 μm [585].

3.1.11 Klinische methoden voor HD-diagnose

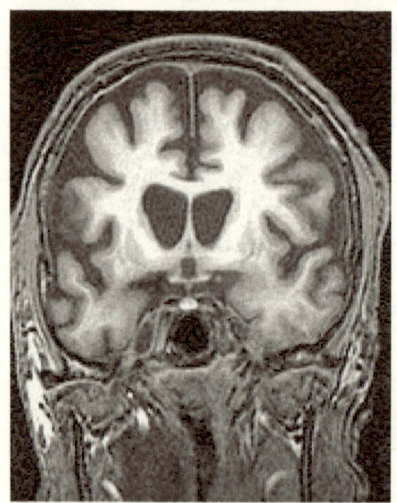

Afb. 46. Coronaal gedeelte van een MR-hersenscan van een patiënt met HD, met atrofie van de hoofden van de caudaatkernen, vergroting van de voorste hoorns van de laterale ventrikels (hydrocephalus *ex vacuo*), en gegeneraliseerde corticale atrofie [630].

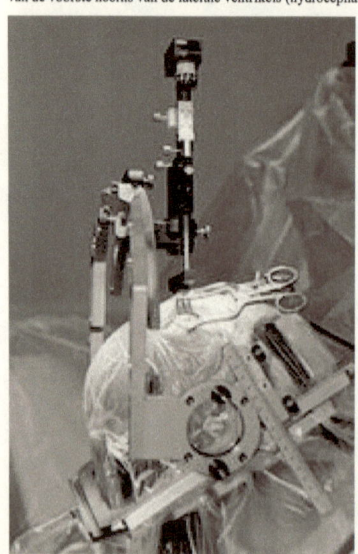

Afb. 47. Plaatsing van een elektrode in de hersenen, in een frame voor sterotactische chirurgie. [522].

4.0 Discussie
4.1 Oorsprong van β-amyloïde

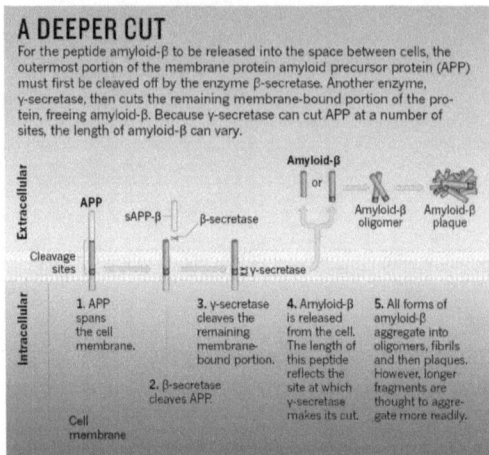

Fig 48. β-secretase en γ-secretase functies om Amyloid-β te genereren [183].

Het Amyloid precursor proteïne (APP) is een component van het celmembraan in neuronen en andere cellen, en door de werking van β-secretase en γ-secretase proteolitycenzymen is de oorsprong van de verschillende vormen van β-amyloïde plaques die toenemen met de leeftijd. Een mutatie in APP verhoogt de productie van Aβ42 in seniele plaques [153], en varianten in gen TREM2 stopcontrole van β-amyloïde in leukocyten die AD induceren, suggereerde een mechanisme dat niet volledig bewezen is. Andere auteurs geloven dat extracellulaire amyloïde beta (Aβ) afzettingen de oorzaak zijn van AD, samen met APOE4 bouwen ze Aβ op in de hersenen, die bewezen zijn in transgene muizen met een mutant van het menselijke APP-gen ontwikkelen amyloïde plaques en AD-hersenpathologie. [170] , [171] , [172] , [173]. Veel medicijnen die getest zijn op verlaagde β-amyloïde concentraties, faalden, dus is de amyloïde hypothese waar? [179] , [180] , [181]. Andere wetenschappers geloven dat niet-plaque Aβ-oligomeren de primaire pathogene vorm van Aβ zijn. Deze giftige oligomeren, ook wel Amyloid Derived Diffusible Ligands (ADDL's) genoemd, binden aan een oppervlaktereceptor op neuronen en veranderen de structuur van de synaps, waardoor de neuronale communicatie wordt verstoord [175]. Een receptor voor Aβ-oligomeren kan het Prion-eiwit zijn, hetzelfde eiwit dat gekoppeld is aan Mad Cow Disease en aan CJD, waardoor het mechanisme van deze neurodegeneratieve stoornissen wordt gekoppeld aan AD [176]. Er is veel geruststelling nodig op dit gebied.

4.2 Structuurbiologie en verwerking van menselijk Prion-eiwit

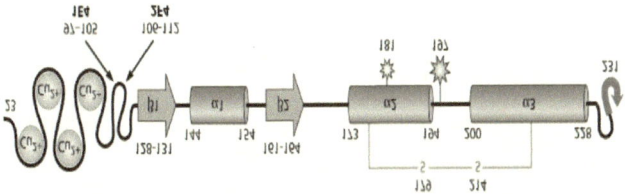

Afb. 49. NMR, van humaan PrPC, normaal eiwit en epitopen met anti-PrP antilichamen. Humane PrP heeft 231 aminozuren, N-terminal domein met 4 Cu-binding, octapeptide herhalingen en een C-terminal met 2 β-sheets en 3 α-helicale structuren. De cysteïneën op de posities 179 en 214 vormen een S--S binding tussen de α2 en α3 domeinen. Twee N-gekoppelde glycosyleringslocaties bevinden zich op residu's 181 en 197, en het GPI-anker is gekoppeld aan residu 231. De epitopen van de anti-PrP antilichamen 1E4 en 3F4 bevinden zich op respectievelijk 97 tot 105 en 106 tot 112 residuen. [31].

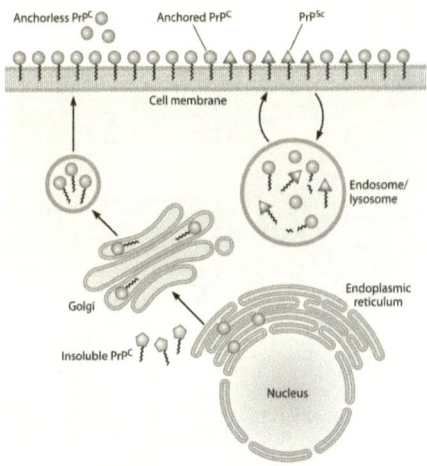

Afb. 50. Biosynthese, handel, splitsing en omzetting van cellulaire PrPC, die wordt gesynthetiseerd, post-translationeel gewijzigd in de ER, en getransporteerd naar de celmembraan na verdere modificaties in het Golgi-lichaam. In de ER is er splitsing van de N- en C-terminale signaalpeptiden, en toevoeging van N-gekoppelde glycaangroepen op twee locaties, evenals het GPI-anker. Ten slotte wordt er een enkele disulfidebrug gevormd. Na het bereiken van het celmembraan wordt sommige PrPC geïnternaliseerd in endosomen, terwijl de meeste PrP-moleculen worden gerecycled naar het celmembraan. Een beperkte hoeveelheid van de endocytosis PrP wordt bij residu 110 aan splitsing onderworpen. De membraanverankerde PrP kan worden losgelaten in de extracellulaire ruimte door splitsing

binnen het GPI-anker. Omzetting van PrPC in PrPSC is gemeld in zowel celmembranen als endosomen of lysosomen. Het is zeer waarschijnlijk dat onoplosbare iPrPC zich rond de kern ophoopt. [31].

Prionen, een term die is afgeleid van de zinsnede "Proteinaceous Infectious Particle" [22], zijn de pathogene oorsprong van fatale zoönotische TSE's of Prion-ziekten. Ze behoren tot de klasse van de neurodegeneratieve aandoeningen die AD, HD en PD omvat. Prusiner zuiverde besmettelijke deeltjes uit met scrapie besmette hamsterhersenen en toonde een specifiek eiwit aan, een "Prion" [22]. De Prion-pathogeen is afgeleid van zijn endogene celvorm in het CZS, en bevat geen genetisch materiaal als DNA of RNA, de genetische informatie zit in de conformatiestructuur en posttranslationele modificaties van de eiwitten [21].

4.3 Tau en Alzheimer

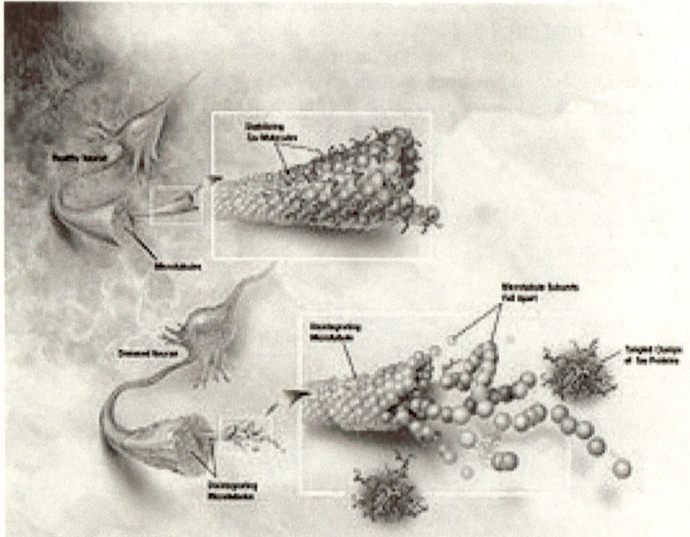

Afb. 51. Bij de ziekte van Alzheimer veroorzaken veranderingen in het Tau-eiwit desintegratie van microtubuli in de **hersencellen**. [181].

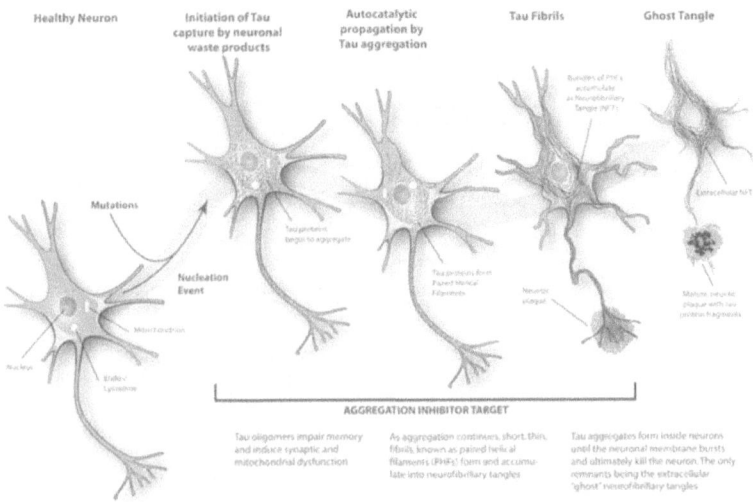

Afb. 52. Tau Eiwit Aggregatie leidt tot neuronale celdysfunctie en celdood [181].

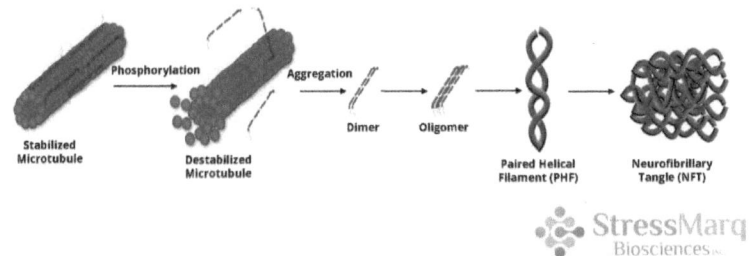

Afb. 53. Tau scheidt van microtubuli, wat leidt tot hun destabilisatie, aggregaten in oligomeren, gepaarde spiraalvormige filamenten, en uiteindelijk neurofibrillaire klitten. [181

De zelfreplicerende eiwitaggregatie, die leidt tot neuronale vernietiging en slopende ziekten, is een eenduidige verklaring voor het verschil in PD, HD, AD in de aggregerende eiwitsoorten en de betrokken neuronale circuits [181]. Tau-eiwitafwijkingen initiëren de ziektecascade [167], waarbij gehyperfosforyleerde Tau begint te paren met andere draden van Tau, waardoor neurofibrillaire klitten in de zenuwcellichamen worden gevormd [181]. Daarna vallen de microtubuli uiteen, waardoor de structuur van het cytoskelet van de cel wordt vernietigd en het transportsysteem van het neuron in elkaar stort [183]. Dit kan eerst leiden tot storingen in de biochemische communicatie tussen neuronen en de dood van de cellen [184].

4.4 β-amyloïdplaten in AD

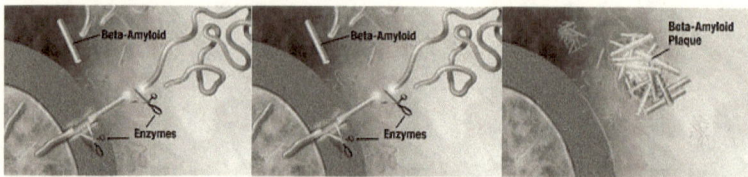

Afb. 54. Enzymen werken in op het amyloïde precursor-eiwit en snijden het in fragmenten. Het β-amyloïde fragment is cruciaal voor de vorming van seniele plaques in het AD [183].

AD is een eiwitmisvouwingsziekte of proteopathie, veroorzaakt door plaqueophoping van abnormaal gevouwen β-Amyloïde-eiwit en Tau-eiwit in de hersenen [212]. Plaques zijn kleine peptiden, 39-43 aminozuren in lengte. Aβ is een fragment van APP, een transmembraan-eiwit in het membraan van het neuron (Fig. 54). APP is van cruciaal belang voor de groei van neuronen, voor het overleven en voor het herstel na de verwonding [213] , [214]. In AD handelen γ-secretase en β-secretase samen in een proteolytisch proces, waardoor APP in kleinere fragmenten wordt verdeeld [215]. Een van deze fragmenten produceert fibrillen van amyloïde-β, die vervolgens klonters vormen die zich buiten de neuronen afzetten in formaties die bekend staan als seniele plaques [109] , [216]. Tau is hypergefosforyleerd; paar met andere draden, waardoor er neurofibrillaire klitten ontstaan en het transportsysteem van het neuron uiteenvalt [217].

4.5 Behandeling van AD

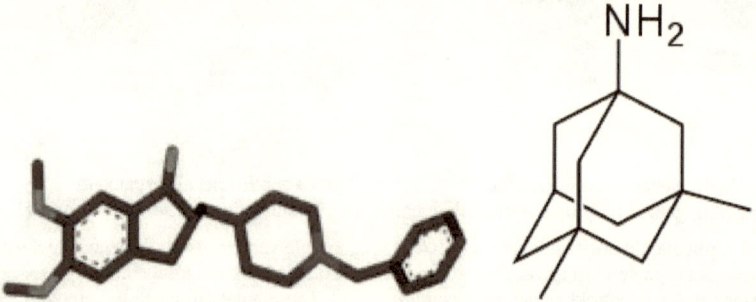

Afb. 55. Moleculaire structuur van memantine een medicijn voor gevorderde AD symptomen [290].

Vijf medicijnen worden gebruikt om de cognitieve problemen van AD te behandelen: memantine, dat is een *N-Methyl-d-asparaginezuur* (NMDA) receptorantagonist en vier zijn acetylcholinesteraseremmers zoals donepezil, tacrine, rivastigmine, en galantamine. Het voordeel van het gebruik ervan is klein [283] , [284]. Er is niet duidelijk aangetoond dat medicatie de voortgang van de ziekte vertraagt of stopt.

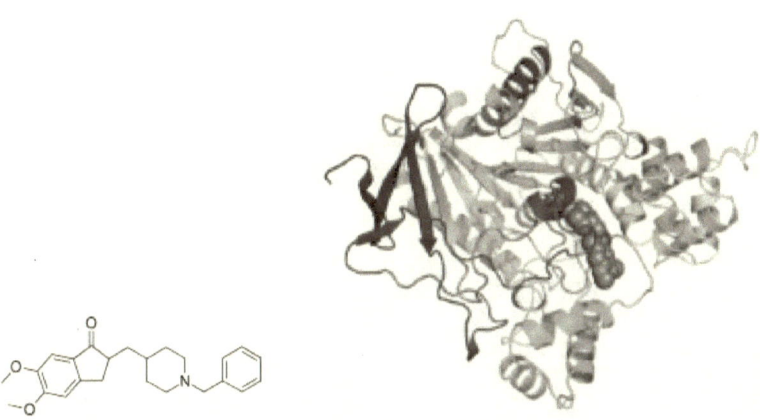

Afb. 56. Formule en driedimensionaal moleculair model van donepezil een acetylcholinesteraseremmer gebruikt voor AD symptomen. Donepezil inhiberende *Torpedo californica* acetylcholinesterase [283].

Vermindering van de activiteit van de cholinerge neuronen is een bekend kenmerk van het AD [285]. Acetylcholinesteraseremmers verminderen de snelheid waarmee acetylcholine (ACh) wordt afgebroken, waardoor de concentratie van ACh in de hersenen toeneemt en het verlies van ACh als gevolg van de dood van cholinerge neuronen wordt bestreden [286]. Er zijn aanwijzingen voor de werkzaamheid van deze medicijnen bij milde tot matige AD, [283] , [284] , [287] en er bestaat enig bewijs voor het gebruik ervan in het gevorderde stadium [283].

Glutamaat is een prikkelende neurotransmitter van het zenuwstelsel, hoewel overmatige hoeveelheden in de hersenen kunnen leiden tot celdood door een proces dat excitotoxiciteit wordt genoemd en dat bestaat uit de overstimulatie van glutamaatreceptoren. Excitotoxiciteit komt niet alleen voor bij AD, maar ook bij andere neurologische aandoeningen zoals PD en multiple sclerose [290]. Memantine (Fig. 55) is een niet-competitieve *N-Methyl-d-asparaginezuur* (NMDA) receptorantagonist die voor het eerst wordt gebruikt als een anti-influenzabestrijdingsmiddel. Het werkt in op het glutamatergische systeem door NMDA-receptoren te blokkeren en hun overstimulatie door glutamaat te remmen [290] , [291]. Memantine heeft een klein voordeel bij de behandeling van matige tot ernstige AD [292], ongewenste voorvallen met memantine zijn zeldzaam en mild, waaronder hallucinaties, verwarring, duizeligheid, hoofdpijn en vermoeidheid [293]. De combinatie van memantine en donepezil (Fig 38) zijn statistisch significant maar klinisch gezien marginaal effectief [294]. Atypische antipsychotica zijn bescheiden in het verminderen van agressie en psychose in het AD, maar hun voordelen worden gecompenseerd door ernstige negatieve effecten, zoals een beroerte, bewegingsmoeilijkheden of cognitieve achteruitgang. [295]. Wanneer ze op de lange termijn worden gebruikt, associëren ze met een verhoogde mortaliteit [296]. Het stoppen van antipsychoticagebruik in deze groep lijkt veilig te zijn [297]. Huperzine A, die veelbelovend is, vereist verder bewijs voordat het gebruik ervan kan worden aanbevolen [298].

2N-Methyl-asparaginezuur (NMDA) is een aminozuurderivaat (fig. 39) dat fungeert als agonist bij de NMDA-receptor die de werking van glutamaat nabootst, de neurotransmitter die normaal gesproken bij die receptor werkt (fig. 40). In tegenstelling tot glutamaat bindt en reguleert NMDA alleen de NMDA-receptor en heeft het geen effect op andere glutamaatreceptoren, zoals die voor de α-amino-3-hydroxy-5-methyl-4-isoxazolepropionzuurreceptor (AMPA) en kainaat. NMDA-receptoren zijn vooral belangrijk wanneer ze overactief worden tijdens de ontwenning van alcohol, omdat dit symptomen veroorzaakt zoals agitatie en soms epileptische aanvallen.

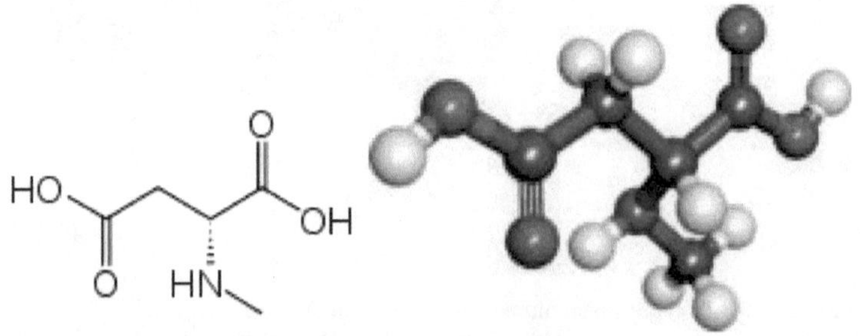

Afb. 57. N-Methyl D-Asparaginezuur speelt een sleutelrol in een breed scala van fysiologische processen zoals in het geheugen en pathologische processen zoals in Excitotoxiciteit [3].

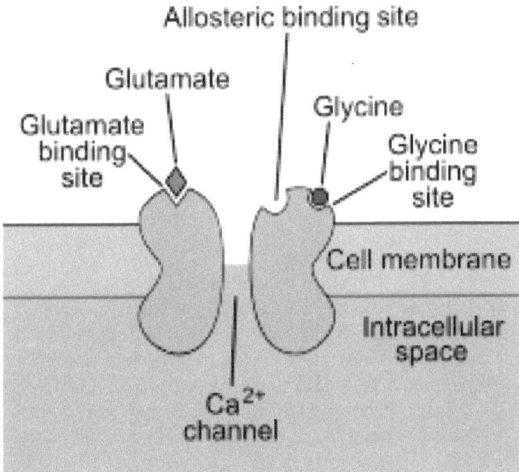

Afb. 58. NMDA-receptor geactiveerd.

NMDA is een in water oplosbare synthetische stof die normaal gesproken niet wordt aangetroffen in biologisch weefsel, gesynthetiseerd in de jaren zestig. NMDA is een excitotoxine omdat het zenuwcellen doodt door ze te veel op te winden; en heeft toepassingen in gedragswetenschappelijk onderzoek. Het oeuvre dat gebruik maakt van deze techniek valt onder de term laesieonderzoek. Onderzoekers passen NMDA toe op specifieke regio's van de hersenen of het ruggenmerg van een dier en testen vervolgens op het gedrag van belang, zoals operatief gedrag. Als het gedrag wordt gecompromitteerd, suggereert het dat het vernietigde weefsel deel uitmaakte van een hersengebied dat een belangrijke bijdrage leverde aan de normale expressie van dat gedrag. In lagere hoeveelheden is NMDA echter niet neurotoxisch. In feite stelt de normale werking van de NMDA-receptor individuen in staat om te reageren op prikkelende prikkels door middel van de onderling samenhangende werking van NMDA-receptoren, glutamaat en dopamine. Daarom kan de werking van glutamaat specifiek via NMDA-receptoren worden onderzocht door het injecteren van kleine hoeveelheden NMDA in een bepaalde regio in de hersenen: bijvoorbeeld het injecteren van NMDA in een hersenstamregio induceert onvrijwillige beweging bij katten en ratten.

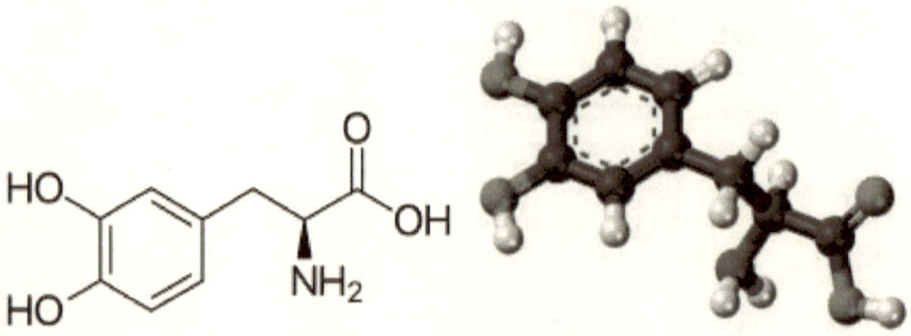

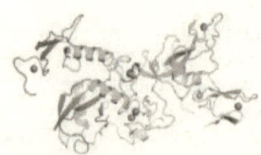

AFB. 59. LEVODOPA, L-DOPA L-3, 4-dihydroxyphenylalanine,
Er bestaat geen genezing voor de ziekte van Parkinson; de behandeling is gericht op verbetering van de symptomen [424] , [429]. De eerste behandeling is meestal met de antiparkinsonmedicatie levodopa (L-DOPA), (Fig. 59), gevolgd door dopamine agonisten wanneer levodopa minder effectief wordt [425]. Naarmate de ziekte vordert en de neuronen verloren blijven gaan, worden deze medicijnen minder effectief, terwijl ze tegelijkertijd een complicatie veroorzaken die wordt gekenmerkt door onvrijwillige kronkelende bewegingen [425]. Het dieet en de vormen van revalidatie hebben enige doeltreffendheid getoond bij het verbeteren van de symptomen [430] , [431

Afb. 60. Parkin kristalstructuur. Parkine is een RING-between-RING E3 ligase die functioneert in de covalente aanhechting van ubiquitine aan specifieke substraten, en mutaties in Parkine zijn gekoppeld aan de ziekte van Parkinson, kanker en mycobacteriële infectie. De RING tussen RING familie van E3 ligasen worden gesuggereerd om te functioneren met een canonieke RING domein en een katalytische cysteïne residu meestal beperkt tot Hect E3 ligasen, dus genoemd 'RING / hect hybride' enzymen.

4.6 Genetica van PD

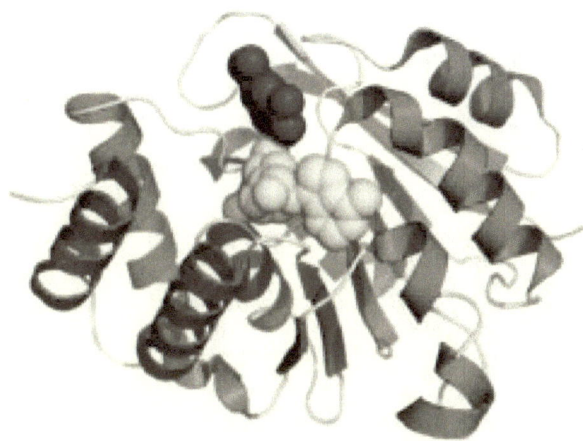

Afb. 61. Catechol-O-methyltransferase (COMT). [482].

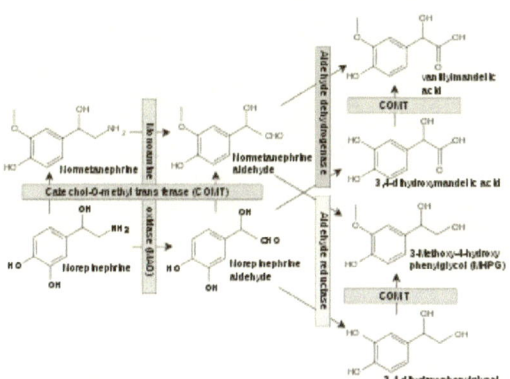

Afb. 62. Norepinefrine degradatie. Catechol-O-methyltransferase (COMT) wordt weergegeven in groene vakken [506].

De medicijnen die nuttig zijn voor de behandeling van motorische symptomen zijn levodopa (Fig 59), altijd gecombineerd met een dopa decarboxylase remmer en met Catechol-O-methyltransferase (COMT) remmer (Fig 61, 62), dopamine agonisten en Monoamine oxidase B (MAO-B) remmers. Het stadium van de ziekte en de Catechol-O-methyltransferase (COMT) (Fig. 61, 62) is betrokken bij de inactivering van de catecholamine neurotransmitters: dopamine epinefrine, en norepinefrine. Het enzym introduceert een methylgroep in de catecholamine, die wordt gedoneerd door S-Adenosyl Methionine (SAM). Elke verbinding met een catecholstructuur, zoals catecholesters en catecholhoudende flavonoïden, zijn substraten van COMT (afb. 62). Levodopa, (Fig 59) een voorloper van catecholamines, is een belangrijk substraat van COMT. COMT-remmers, zoals entacapone, redden levodopa van

COMT en verlengen de werking van levodopa [482]. Entacapone is een veelgebruikt aanvullend medicijn van levodopa therapie. Bij gebruik van een dopa-decarboxylaseremmer zoals carbidopa of benserazide wordt levodopa optimaal gespaard. Deze "drievoudige therapie" wordt een standaard in de behandeling van PD.

4.7 Neurobeschermers in PD

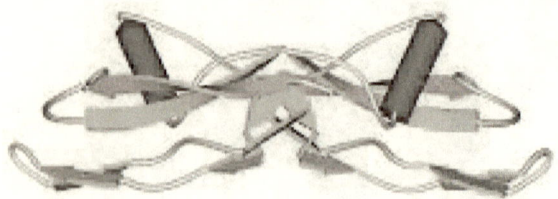

Afb. 63. Glial cell-line derived neurotrophic factor (GDNF) voorgesteld als neuroprotector, maar de werkzaamheid ervan is niet bewezen [487].

Onderzoek naar neuroprotectie staat in de voorhoede van het PD-onderzoek. Er zijn verschillende moleculen voorgesteld als mogelijke behandelingen. Echter, geen van hen is onomstotelijk aangetoond om de degeneratie te verminderen [487]. Middelen die momenteel worden onderzocht zijn onder meer antiglutamatergica, monoamine oxidaseremmers zoals selegiline, rasagiline, co-enzym Q10 creatine, calciumkanaalblokkers zoals isradipine en groeifactoren zoals GDNF (afb. 54 63) [487].

4.8 Mechanismen om HD uit te leggen

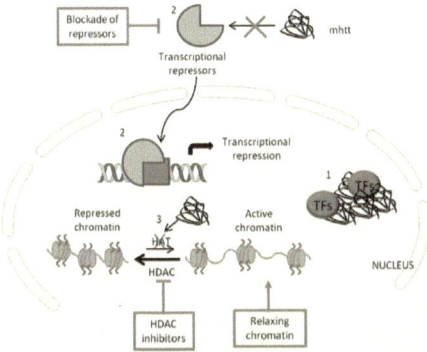

Figuur 64. Mechanismen van transcriptionele ontregeling bij de ziekte van Huntington. Verschillende mechanismen waarmee Mhtt de normale transcriptionele activiteit en therapeutische interventies verstoort. (1) Mhtt kan transcriptiefactoren (TF's) binden en sequesteren tot Mhtt-insluitsels. (2) Mhtt verliest het vermogen om zich te binden aan transcriptie-onderdrukkers waardoor ze in de kern kunnen komen en de transcriptie kunnen onderdrukken. (3) Transcriptie is afhankelijk van de acetylatiestatus van histonen, gereguleerd door activiteiten van histon-acetyltransferases (HAT's) en histon-deacetylases (HDAC's). Mhtt interactie met HAT's remt een goede histon-acetylatie en veroorzaakt repressie van de transcriptie. Inhibitie van HDAC, verbindingen die de onthechting van histonen uit DNA en moleculen die gericht zijn op transcriptionele repressoren bevorderen, zouden veelbelovende therapeutische doelwitten in HD kunnen zijn [621].

Figuur 65. Veranderingen in de regelgeving voor glutamaat in aanwezigheid van Mutant Huntingtin. In de aanwezigheid van Mhtt is er een toename van het glutamaatgehalte in combinatie met een onbalans in het synaptische en extrasynaptische NMDAR-gehalte. Verhoogde activering van extrasynaptische NMDAR leidt tot neuronale dood door remming van ERK en de activering van de transcriptiefactor CREB. Bovendien is er een downregulation/dysfunctie van de glial glutamate transporter (GLT-1), wat leidt tot een toename van glutamaat bij de synaptische spleet. Verminderde VgluT1 transporteur beïnvloedt ook de glutamaatrekrutering in de synaptische blaasjes die bijdragen aan tekorten in de synaptische transmissie. Verschillende geneesmiddelen om deze mechanismen te moduleren worden getoond [621].

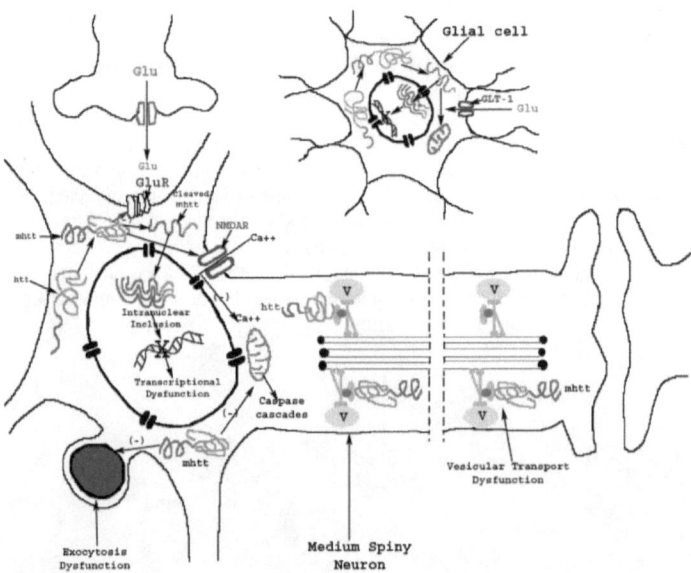

Figuur 66. Model voor het werkingsmechanisme van mutantenjacht op eiwit (mhtt) in medium stekelige neuron en gliacel bij de ziekte van Huntington. De jacht op het eiwit wordt in mhtt omgezet door een onbekend mechanisme, genetisch of milieutechnisch, in zowel de neuron als de gliacel. Er zijn verschillende theorieën die verschillende acties van mhtt suggereren: 1) mhtt-eiwit kan interageren met metabotrope (GluR) of ionotrope glutamatergische (NMDA) receptoren en verandert hun functie, 2) het mhtt-eiwit kan binden aan cellulaire transport componenten en vesiculaire transport (V) of exocytose dysfunctie induceren. Bovendien kan mhtt eiwit proteolytisch gesplitst worden in amino-terminale fragmenten, die β-sheet structuren vormen. In het cytoplasma kan de gespleten mhtt in wisselwerking staan met mitochondriën en hun functie veranderen. Bovendien kan de gespleten mhtt de kern binnendringen en intranucleaire aggregaten of intranucleaire insluitsels vormen, die een transcriptiedisfunctie induceren. Zowel mutanten over de gehele

lengte als gespleten vormen van htt kunnen oplosbare monomeren, oligomeren of grote onoplosbare aggregaten vormen. Een soortgelijk mechanisme van de acties van gespleten mhtt wordt gesuggereerd om voor te komen in gliale cellen. De gespleten mhtt kan het glutamatergische systeem zoals glutamaattransporter 1 (GLT-1) veranderen en daarmee de opname van glutamaat. [708].

4.9 Medicijnen gebruikt in HD

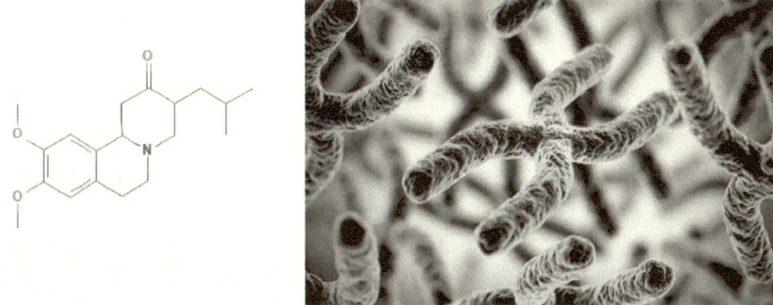

Afb. 67. Tetrabenazine: 9, 10-dimethoxy-3-(2-methylpropyl)-1, 3, 4, 6, 7,11b hexahydrobenzo[a]quinolizine-2-éér. Goedgekeurd voor chorea in HD.

De ZvH wordt veroorzaakt door één enkel defect gen op chromosoom 4, dat dominant is, wat betekent dat iedereen die het erft van een ouder met de ZvH uiteindelijk de ziekte zal ontwikkelen. Het defecte gen codeert de blauwdruk voor een eiwit genaamd Huntingtin, dat wanneer defecten leiden tot veranderingen in de hersenen die leiden tot abnormale onwillekeurige bewegingen, een ernstige daling in het denken en redeneren vaardigheden, en prikkelbaarheid, depressie en andere stemmingsveranderingen. [3] , [658].

Conclusies

Kuru is een fatale neurodegeneratieve aandoening, veroorzaakt door de overdracht van abnormaal gevouwen Prion-eiwitten, via begrafeniskannibalisme dat leidt tot tremor, coördinatieverlies en neurodegeneratie, ataxie, dysfagie, ernstige ondervoeding, chronische zwerende wonden die gemakkelijk kunnen worden geïnfecteerd, en sterft 3 maanden tot 2 jaar door een longontsteking of infectie. De ziekte van Creutzfeldt-Jakob (CJD), veroorzaakt door een Prion, is een fatale degeneratieve hersenaandoening, met geheugenproblemen, slechte coördinatie, gedragsveranderingen, visuele stoornissen, dementie, onvrijwillige bewegingen, blindheid, zwakte en coma, 70% van de mensen sterft binnen een jaar na de diagnose. De meeste gevallen komen spontaan voor, 7,5% van de gevallen zijn geërfd van iemands ouders op een autosomaal dominante manier. Sporadische of niet geïrriteerde CJD kan binnen maanden of zelfs weken fataal zijn, waarbij de longontsteking door verminderde hoestreflexen afsterft, 15% van de mensen met CJD overleeft twee of meer jaren. De symptomen worden veroorzaakt door de progressieve dood van neuronen, geassocieerd met de opbouw van abnormale Prion-eiwitmoleculen die amyloïden vormen. Gerstmann-Sträussler-Scheinker syndroom (GSSS) is een familiale, neurodegeneratieve ziekte die patiënten 20-60 jaar oud treft, erfelijk. Het is een overdraagbare spongiforme encefalopathie (TSE) als gevolg van PRNP, het menselijke Prion-eiwit Begint met dysartrie, cerebellaire truncal ataxie of onvastheid en dan, progressieve dementie. Er is geen remedie voor GSSS. De duur varieert van 3 maanden tot 13 jaar, gemiddeld 5 of 6 jaar. Fatale bekende slapeloosheid (FFI) is een zeldzame aandoening die resulteert in slaapproblemen die geleidelijk aan beginnen en in de loop van de tijd verergeren. Andere symptomen zijn spraak, coördinatieproblemen en dementie, met als gevolg de dood binnen enkele maanden tot enkele jaren. Het is een hersenaandoening van Prion, veroorzaakt door een mutatie in het normale eiwit PrPC. Het heeft twee vormen: 1- Fatale familiale slapeloosheid (FFI), die autosomaal dominant is en 2- Sporadische fatale slapeloosheid (sFI) als gevolg van een niet erfelijke mutatie. FFI heeft geen bekende genezing en houdt in dat slapeloosheid, hallucinaties, delirium, verwarringstoestanden en de dood geleidelijk aan verergeren. De gemiddelde overlevingstijd vanaf het begin van de symptomen is 18 maanden. Variabele protease-gevoelige prionopathie (VPSPr) is een sporadische Prion-eiwitziekte de abnormale Prion-eiwit (PrPSC) is minder goed bestand tegen vertering door proteasen, hoewel sommige varianten gevoeliger zijn. Patiënten presenteren spraakgebreken afasie en/of dysartrie, en progressieve cognitieve en motorische achteruitgang, dementie, ataxie, afasie, parkinsonisme, psychose en stemmingsstoornis. De gemiddelde leeftijd bij aanvang is 70 jaar en de overlevingsduur is 24 maanden. De ziekte van Alzheimer (AD), is een chronische neurodegeneratieve aandoening die langzaam begint en in de loop van de tijd geleidelijk aan verergert. Het is de oorzaak van 60-70% van de gevallen van dementie; het meest voorkomende vroege symptoom is de moeilijkheid om de recente gebeurtenissen te herinneren. Naarmate de ziekte vordert, zijn de symptomen onder meer problemen met taal, desoriëntatie, gemakkelijk verdwalen, stemmingswisselingen, verlies van motivatie bij het niet beheren van de zelfzorg, en gedragsproblemen. Geleidelijk aan gaan lichaamsfuncties verloren; wat leidt tot de dood, is de typische levensverwachting na de diagnose 3-9 jaar. De oorzaak van AD is slecht begrepen, 70% van het risico wordt geërfd van de ouders van een persoon met veel genen die betrokken zijn. Andere risicofactoren zijn een geschiedenis van hoofdletsel, depressie en hypertensie. Het ziekteproces wordt geassocieerd met plaques en neurofibrillaire klitten in de hersenen. Er zijn geen medicijnen of supplementen om het risico te verminderen. Amyloïddepositie is de centrale gebeurtenis in de etiologie van het AD. In de ontwikkelde landen is het AD een van de financieel duurste ziekten. In 2015 waren er wereldwijd ongeveer 29,8 miljoen mensen met AD. Het begint bij mensen boven de 65 jaar, hoewel 4-5% van de gevallen vroeg in het leven is geroepen. Het treft ongeveer 6% van de mensen van 65 jaar en ouder. In 2015 leidde dementie tot ongeveer 1,9 miljoen doden. De genetische erfelijkheid van AD, op basis van reviews van familiestudies, varieert van 49% tot 79%. De meeste autosomaal dominante familiaire AD zijn te wijten aan mutaties in een van de drie genen: die welke coderen voor Amyloid Precursor Protein (APP) en Presenilins 1 en 2, ze verhogen de productie van Aβ42, het hoofdbestanddeel van seniele plaques. De bekendste genetische risicofactor is de vererving van het ε4-allel van het apolipoproteïne E (APOE). De amyloïde hypothese veronderstelt dat extracellulaire amyloïde beta (Aβ) afzettingen de fundamentele oorzaak van de ziekte zijn, ondersteund door de locatie van het gen voor het Amyloïde Precursor Eiwit (APP) op chromosoom 21, samen met het feit dat mensen met trisomie 21, universeel de vroegste symptomen van AD vertonen tegen 40 jaar oud. Terwijl apolipoproteïnen de afbraak van β-amyloïd versterken, zijn sommige isovormen niet erg effectief bij deze taak, zoals APOE4, wat leidt tot overtollige amyloïdopbouw in de hersenen. Het proces waarbij de Tau aggregatiecascade, normale Tau rekruteert en de aggregatie doorgeeft aan andere zenuwcellen, in het bijzonder de hersencircuits, bleek een paradigma te zijn, voor het begrijpen van een reeks andere neurodegeneratieve ziekten. Het pathologische thema van zelfreplicerende eiwitaggregatie, dat leidt tot neuronale vernietiging en slopende ziekten, geeft nu een eenduidige verklaring voor AD, PD, HD. AD wordt gekenmerkt door verlies van neuronen en synapsen in de hersenschors en bepaalde subcorticale gebieden, wat resulteert in bruto atrofie van de getroffen gebieden, met inbegrip van degeneratie in de temporale kwab en pariëtale kwab, en delen van de frontale cortex en cingulate gyrus en in hersenstamkernen zoals de locus coeruleus. Beide, amyloïde plaques en neurofibrillaire tangles zijn zichtbaar door microscopie in de hersenen met AD. Plaques zijn dichte, onoplosbare afzettingen van β-amyloïde peptide en cellulair materiaal rond neuronen. Neurofibrillaire tangles zijn aggregaten van de microtubule geassocieerd eiwit Tau dat hypergefosforyleerd is geworden en zich ophoopt in de cellen zelf AD is een eiwit misvouwen ziekte een proteopathie, veroorzaakt door plaque accumulatie van abnormaal gevouwen β-Amyloïde-eiwit en Tau-eiwit in de hersenen. Plaques bestaan uit kleine peptiden, 39-43 aminozuren in lengte, amyloïde β (Aβ) genoemd, een fragment van het grotere APP, een transmembraan-eiwit dat door het membraan van het neuron doordringt en dat cruciaal is voor de groei van het neuron, de overleving en het herstel na de verwonding. In AD, handelen γ secretase en β secretase samen door proteolyse, waarbij APP wordt verdeeld in kleinere fragmenten die fibrillen van amyloid-β produceren, die vervolgens klonten vormen die buiten de neuronen in dichte formaties die bekend staan als seniele plaques, worden afgezet. Elk neuron heeft microtubuli die als sporen fungeren en de moleculen van het lichaam van de cel naar de uiteinden van het axon en de rug leiden. Tau stabiliseert de microtubuli wanneer gefosforyleerd, en heet een microtubule geassocieerd eiwit, dat in AD wordt gehyperfosforyleerd, hij begint dan te koppelen met andere draden, het creëren van neurofibrillaire klitten en het desintegreren van het transport systeem van het neuron. De accumulatie van geaggregeerde amyloïde fibrillen, de toxische vorm van het eiwit dat verantwoordelijk is voor het verstoren van de Ca++ homeostase van de cel, induceert geprogrammeerde celdood of apoptose. Aβ bouwt zich selectief op in de mitochondriën in de cellen van AD getroffen hersenen, en remt bepaalde enzymfuncties en het gebruik van glucose door neuronen. In AD worden veranderingen gevonden in de verdeling van verschillende neurotrofe factoren en in de expressie van hun receptoren zoals de Brain Derived Neurotrophic Factor (BDNF). AD wordt gediagnosticeerd op basis van de medische geschiedenis van de persoon, gedragswaarnemingen, de aanwezigheid van karakteristieke neuropsychologische kenmerken en de afwezigheid van alternatieve aandoeningen. medische beeldvorming met computertomografie (CT) of magnetische resonantie beeldvorming (MRI), en met single-photon emission computed tomography (SPECT) of positron emission tomography (PET) kan worden gebruikt om andere cerebrale pathologie of subtypes van dementie uit te sluiten. Een histopathologische bevestiging van hersenweefsel is nodig voor een definitieve diagnose. Acht intellectuele domeinen zijn het meest verstoord in het AD: geheugen, taal, perceptuele vaardigheden, aandacht, motorische vaardigheden, oriëntatie, probleemoplossing en executieve functionele vaardigheden. Er is geen genezing voor AD; de beschikbare behandelingen bieden een relatief klein symptomatisch voordeel, maar blijven palliatief van aard. De huidige behandelingen zijn onderverdeeld in farmaceutisch, psychosociaal en verzorgend. Vijf medicijnen worden momenteel gebruikt om de cognitieve problemen van AD te behandelen: memantine, dat is een *N-Methyl-d-asparaginezuur* (NMDA) receptorantagonist en vier zijn acetylcholinesteraseremmers zoals donepezil, tacrine, rivastigmine, en galantamine, het voordeel van hun gebruik is klein. Er is niet duidelijk aangetoond dat medicatie de voortgang van de ziekte vertraagt of stopt. Vermindering van de activiteit van de cholinerge neuronen is een bekend kenmerk van AD. Acetylcholinesteraseremmers worden gebruikt om de snelheid waarmee acetylcholine (ACh) wordt afgebroken te verminderen, waardoor de concentratie van ACh in de hersenen toeneemt en het verlies van ACh als gevolg van de dood van cholinerge neuronen wordt bestreden. Er is bewijs voor de werkzaamheid van deze medicijnen bij milde tot matige AD, en er bestaat enig bewijs voor het gebruik ervan in het gevorderde stadium. Wat de incidentie betreft, geven cohort longitudinale studies waarbij een ziektevrije populatie in de loop der jaren wordt gevolgd, percentages tussen 10-15/000 persoon/jaar voor alle dementiegevallen en 5-8/000 voor AD, zodat de helft van de nieuwe dementiegevallen per jaar AD zijn. De leeftijd is een primaire risicofactor voor de ziekte en de incidentiecijfers zijn niet voor alle leeftijden gelijk: elke vijf jaar na de leeftijd van 65 jaar verdubbelt het risico op het krijgen van de ziekte ongeveer en neemt toe van drie tot maar liefst 69/000 persoon/jaar. De ziekte van Parkinson (PD) is een langdurige degeneratieve aandoening van het CZS die vooral het motorische systeem aantast. Naarmate de ziekte verergert, komen niet-motorische symptomen steeds vaker voor. Vroeg in de ziekte zijn de symptomen: schudden, stijfheid, traagheid van de beweging, en moeite met lopen, denken en gedragsproblemen. Dementie, depressie en angst komen vaak voor in de gevorderde stadia van de ziekte en komen voor bij >1/3 van de mensen met PD. Andere symptomen zijn onder andere sensorische, slaap- en emotionele problemen. De oorzaak van PD is onbekend; er zijn zowel genetische als omgevingsfactoren bij betrokken. Degenen met een getroffen familielid hebben meer kans om de ziekte zelf te krijgen. Er is ook een verhoogd risico bij mensen die worden blootgesteld aan bepaalde pesticiden en bij mensen die eerder hoofdletsel hebben opgelopen, terwijl er een verminderd risico is bij tabaksrokers en bij mensen die koffie of thee drinken. De motorische symptomen van de ziekte zijn het gevolg van de dood van cellen in de substantia nigra, afnemende dopamine, waarbij de opbouw van eiwitten in de Lewy-lichamen in de neuronen. De diagnose is gebaseerd op symptomen, en neuroimaging om andere ziekten uit te sluiten. L-DOPA, ook bekend als levodopa en L-3, 4-dihydroxyphenylalanine, is een aminozuur dat wordt gemaakt en gebruikt als onderdeel van de normale biologie van de mens, door biosynthese van L-TYROSINE, het is de voorloper van dopamine, noradrenaline, en adrenaline, neurotransmitters, bekend als catecholamines. L-DOPA bemiddelt neurotrofe factorafgifte door de hersenen en het CZS, kan worden vervaardigd en wordt in zijn pure vorm verkocht als een psychoactieve drug met de INN levodopa; handelsnamen zijn onder andere Sinemet, Pharmacopa, Atamet, Stalevo, Madopar, en Prolopa. Als geneesmiddel wordt het gebruikt bij de klinische behandeling van PD en dopamine-responsieve dystonie. Operatieplaatsing microelektroden voor diepe hersenstimulatie om de motorische symptomen te verminderen in ernstige gevallen waar medicijnen niet effectief zijn. In 2015 heeft de PD 6,2 miljoen mensen getroffen en wereldwijd ongeveer 117.400 doden veroorzaakt. PD komt typisch voor bij mensen boven de 60 jaar, 1% wordt beïnvloed, als het gezien wordt voor de leeftijd van 50 jaar wordt het early-onset PD genoemd. Mannetjes zijn meer getroffen dan vrouwtjes met een 3:2 verhouding. De gemiddelde levensverwachting na de diagnose ligt tussen 7 en 15 jaar. Identificeerbare oorzaken van PD zijn onder meer toxines, infecties, bijwerkingen van geneesmiddelen, metabole stoornissen en hersenletsels zoals beroertes. Verschillende neurodegeneratieve stoornissen kunnen ook aanwezig zijn met Parkinsonisme dat wordt aangeduid als "Atypisch Parkinsonisme" of "Parkinson Plus" syndromen, ziekten die meervoudige systeematrofie, progressieve supranucleaire parese, corticobasale degeneratie, en Dementie met Lewy Bodies (DLB) omvatten. Wetenschappers noemen PD soms een synucleinopathie als gevolg van een abnormale accumulatie van α-synucleïne-eiwit in de hersenen, om het te onderscheiden van andere neurodegeneratieve ziekten, zoals AD waar de hersenen Tau-eiwit accumuleert. De meest herkenbare symptomen bij PD zijn motorische bewegingen. Niet-motorische symptomen zijn autonome disfunctie, neuropsychiatrische problemen zoals stemming, cognitie, gedrag of gedachteveranderingen, veranderde reukzin en slaapproblemen. Vier motorische symptomen worden beschouwd als kardinaal in PD: tremor, traagheid van beweging of bradykinesie, stijfheid en houdingsinstabiliteit. Het meest voorkomende teken is een grove langzame trilling van de hand in rust, die verdwijnt tijdens de vrijwillige beweging van de aangedane arm en in diepere stadia van de slaap. Het verschijnt typisch in slechts één hand, die uiteindelijk beide handen treft naarmate de ziekte vordert. Bradykinesie is het meest invaliderende symptoom van PD dat leidt tot problemen met dagelijkse taken zoals aankleden, voeden en baden. Het leidt tot bijzondere problemen bij het uitvoeren van twee zelfstandige motorische activiteiten tegelijkertijd en kan worden verergerd door emotionele stress of gelijktijdige ziekten. Paradoxaal genoeg kunnen patiënten met PD makkelijker fietsen of trappenlopen dan lopen op een niveau. Tot 40% van de mensen met PD kan vallen en ongeveer 10% kan wekelijks vallen, waarbij het aantal valpartijen gerelateerd is aan de ernst van de PD, met inbegrip van loop- en houdingsstoornissen zoals festiviteiten, wat betekent dat er snel geschud moet worden en een voorovergebogen houding bij het lopen zonder gebogen armzwaai. Bevriezing van de gang, korte stilstand wanneer de voeten aan de vloer lijken vast te zitten, vooral bij het draaien of veranderen van richting, een vertroebelde monotone stille stem, een maskerachtige gelaatsuitdrukking en een steeds kleiner wordend handschrift zijn andere veel voorkomende verschijnselen. Het meest voorkomende cognitieve tekort bij PD is executief disfunctioneren, inclusief problemen met planning, cognitieve flexibiliteit, abstract denken, regelverwerving, het remmen van ongepaste acties, het initiëren van passende acties, het werkgeheugen en de controle van de aandacht. Andere cognitieve problemen zijn onder meer een vertraagde cognitieve verwerkingssnelheid, een verminderde terugroeping, perceptie en inschatting van de tijd. Hallucinaties of waanideeën komen in de loop van de ziekte bij ongeveer 50% van de mensen met PD voor en kunnen het ontstaan van dementie inluiden. Psychose is een integraal onderdeel van de ziekte. Veranderingen in het autonome zenuwstelsel kunnen leiden tot orthostatische hypotensie of lage bloeddruk bij het staan, een vette huid en overmatig zweten, urine-incontinentie en een veranderde seksuele functie. Constipatie en verminderde maaglediging zoals bij maagdysmotiliteit kunnen ernstig genoeg zijn om ongemak te veroorzaken en zelfs de gezondheid in gevaar te brengen. Ongeveer 15% van de personen met PD hebben een eerste graad familielid met PD, en 5-10% van de mensen met PD hebben vormen die voorkomen als gevolg van een mutatie in een van de verschillende specifieke genen. De belangrijkste pathologische kenmerken van PD zijn celdood in de basale ganglia van de hersenen die 70% van de dopamine afscheiden van neuronen in de substantia nigra pars compacta tegen het einde van het leven en de aanwezigheid van Lewy-lichamen als ophopingen van het eiwit α-synucleïne in veel van de resterende neuronen. Dit verlies aan neuronen gaat gepaard met de dood van astrocyten en een aanzienlijke toename van het aantal microglia in de substantia nigra. Er zijn vijf belangrijke paden in de hersenen die andere hersengebieden verbinden met de basale ganglia, zoals de motor, oculo-motor, associatieve, limbische en orbitofrontale circuits, met namen die het belangrijkste projectiegebied van elk circuit aanduiden. Ze zijn allemaal getroffen in PD, en hun verstoring verklaart veel van de symptomen van de ziekte, omdat deze circuits betrokken zijn bij een grote verscheidenheid aan functies, waaronder beweging, aandacht en leren. Er wordt gespeculeerd over verschillende mechanismen waardoor de hersencellen verloren zouden kunnen gaan. is abnormale accumulatie van α-synucleïne gebonden aan ubiquitine in de beschadigde cellen. Dit onoplosbare eiwit hoopt zich op in neuronen die Lewy lichamen vormen. Een arts zal voor PD beoordelen met een zorgvuldige medische voorgeschiedenis en neurologisch onderzoek, waarbij ook levodopa wordt gegeven, met als resultaat een verbetering van de motorische stoornis die helpt om de diagnose van de PD te bevestigen. Oefening op middelbare leeftijd kan het risico op PD op latere leeftijd verminderen. Cafeïne lijkt ook beschermend met een grotere afname van het risico dat optreedt bij een grotere inname van cafeïnehoudende dranken zoals koffie. Mensen die sigaretten roken of rookloze tabak gebruiken, hebben minder kans dan niet-rokers om een PD te ontwikkelen. Het is niet bekend wat er aan dit effect ten grondslag ligt. Er is geen genezing voor PD, maar medicijnen, chirurgie en fysieke behandeling kunnen verlichting bieden en zijn veel effectiever dan behandelingen voor andere neurologische aandoeningen zoals AD, motorneuronziekte en Parkinson plus-syndromen. De belangrijkste medicijnen die nuttig zijn voor de behandeling van motorische symptomen zijn levodopa, met een dopa decarboxylase remmer en met Catechol-O-methyltransferase (COMT) remmer, dopamine agonisten en Monoamine oxidase B (MAO-B) remmers. De behandeling van motorische symptomen met chirurgie was ooit een gangbare praktijk, maar sinds de ontdekking van levodopa is het aantal operaties afgenomen. Studies in de afgelopen decennia hebben geleid tot grote verbeteringen in de chirurgische technieken, zodat de chirurgie weer wordt toegepast bij mensen met een geavanceerde PD voor wie de medicamenteuze therapie voor PD niet meer voldoende is, kan worden onderverdeeld in twee hoofdgroepen: 1- laesie en 2-Deep Brain Stimulation (DBS). Doelgebieden voor DBS of letsels zijn onder andere de thalamus, de globus pallidus of de subthalamuskern. Diepe hersenstimulatie is de meest gebruikte chirurgische behandeling, waarbij een neurostimulator wordt geïmplanteerd die elektrische impulsen naar specifieke delen van de hersenen stuurt. De levensverwachting van mensen met een PD wordt verminderd. De sterftecijfers zijn ongeveer twee keer zo hoog als die van onaangetaste mensen. Cognitieve achteruitgang en dementie, ouderdom bij aanvang, een meer gevorderde ziektetoestand en de aanwezigheid van slikproblemen zijn allemaal risicofactoren voor sterfte. Dood door aspiratiepneumonie komt twee keer zo vaak voor bij individuen met PD als bij de gezonde bevolking. In 2013 heeft het PD wereldwijd ongeveer 103.000 doden veroorzaakt, tegenover 44.000 doden in 1990. Het sterftecijfer is in die periode gestegen van gemiddeld 1,5 tot 1,8 per 100.000 personen. De jaarlijkse kosten in het Verenigd Koninkrijk worden geschat op 49 miljoen tot 3,3 miljard pond, terwijl de kosten per patiënt per jaar in de VS waarschijnlijk rond de 10.000 dollar liggen en de totale last rond de 23 miljard dollar. De Ziekte van Huntington (HD), ook wel Huntington chorea genoemd, is een erfelijke aandoening die leidt tot de dood van hersencellen. De vroegste symptomen zijn problemen met de stemming of mentale vaardigheden. Een algemeen gebrek aan coördinatie en een onstabiele gang van zaken volgen vaak. Naarmate de ziekte vordert, worden ongecoördineerde, schokkerige lichaamsbewegingen duidelijker. Lichamelijke vermogens verslechteren geleidelijk aan totdat de gecoördineerde beweging moeilijk wordt en de persoon niet meer in staat is om te praten. Mentale vaardigheden nemen over het algemeen af in dementie. De symptomen beginnen tussen 30-50 jaar oud, maar kunnen op elke leeftijd beginnen. Ongeveer 8% van de gevallen begint voor de leeftijd van 20 jaar en vertoont symptomen die meer lijken op die van PD. HD wordt geërfd, hoewel tot 10% van de gevallen het gevolg is van een nieuwe mutatie. De ziekte wordt veroorzaakt door een autosomaal dominante mutatie in een van de twee kopieën van een gen dat Huntingtin heet. Dit betekent dat een kind van een getroffen persoon 50% kans heeft om de ziekte te erven. Uitbreiding van CAG cytosine-adenine-guanine triplet herhaalt zich, in het gen dat codeert voor het Huntingtin-eiwit resulteert in een abnormaal eiwit, dat geleidelijk aan de cellen in de hersenen beschadigt, door mechanismen die niet volledig worden begrepen. De diagnose wordt gesteld door middel van genetische tests, die op elk moment kunnen worden uitgevoerd, ongeacht of de symptomen al dan niet aanwezig zijn. Er is geen genezing voor HD. Het beste bewijs voor de behandeling van de bewegingsproblemen is met tetrabenazine. HD treft ongeveer 4 tot 15 op 100.000 mensen van Europese afkomst. Het is zeldzaam onder Japanners, terwijl het voorkomen in Afrika onbekend is. De ziekte treft mannen en vrouwen in gelijke mate. Complicaties zoals longontsteking, hartaandoeningen en lichamelijk letsel door valpartijen verminderen de levensverwachting. Zelfmoord is de doodsoorzaak in ongeveer 9% van de gevallen. De dood treedt typisch op vijftien tot twintig jaar nadat de ziekte voor het eerst werd ontdekt. In 1955 publiceerde Venezolaanse arts Americo Negrette een boek over gemeenschappen in de staat Zulia in Venezuela, met ongebruikelijke aantallen personen met chorea. De werken van Negrete hebben geleid tot de creatie van het Venezuela-project en de ontdekking van de rudimentaire bevindingen in HD. De genetische basis werd in 1993 ontdekt door een internationale samenwerking onder leiding van de Stichting Erfelijke Ziekten. In de late jaren zestig van de vorige eeuw begonnen de onderzoeks- en ondersteuningsorganisaties zich te vormen om het bewustzijn van het publiek te vergroten, steun te verlenen aan individuen en hun gezinnen, en onderzoek te bevorderen. De meest kenmerkende initiële fysieke symptomen zijn schokkerige, willekeurige en oncontroleerbare bewegingen die chorea worden genoemd. Chorea kan in eerste instantie worden tentoongesteld als algemene rusteloosheid, kleine onbedoelde geïnitieerde of onafgewerkte bewegingen, gebrek aan coördinatie, of vertraagde saccadische oogbewegingen. Deze kleine motorische afwijkingen gaan meestal drie jaar vooraf aan meer voor de hand liggende tekenen van motorische disfunctie. De duidelijke verschijning van symptomen zoals stijfheid, kronkelende bewegingen of abnormale houdingen, verschijnen naarmate HD vordert. Veel voorkomende gevolgen zijn fysieke instabiliteit, abnormale gezichtsuitdrukking en moeilijkheden bij het kauwen, slikken, slaapstoornissen en spreken.

Eetproblemen veroorzaken gewichtsverlies en kunnen leiden tot ondervoeding. Juveniele HD verschilt van deze symptomen doordat het over het algemeen sneller verloopt en de chorea kortstondig of zelfs helemaal niet wordt vertoond, waarbij stijfheid het dominante symptoom is. Ook inbeslagnames zijn een veelvoorkomend symptoom van deze vorm van HD. Cognitieve vaardigheden zijn beperkt, zoals uitvoerende functies, waaronder planning, cognitieve flexibiliteit, abstract denken, het verwerven van regels, het initiëren van passende acties, en het remmen van ongepaste acties. Naarmate de ziekte vordert, verschijnen er . De gerapporteerde beperkingen variëren van tekorten in het kortetermijngeheugen tot problemen met het langetermijngeheugen, waaronder tekorten in het episodisch of levensgeheugen, het procedurele betekenisvolle geheugen van het lichaam van hoe een activiteit moet worden uitgevoerd en het werkgeheugen. Cognitieve problemen hebben de neiging om in de loop van de tijd te verergeren, wat uiteindelijk leidt tot dementie. Dit patroon van tekorten wordt een subcorticaal dementiesyndroom genoemd om het te onderscheiden van de typische effecten van corticale dementie zoals in het AD. Alle mensen hebben twee exemplaren van het Huntingtin gen (HTT), dat codeert voor het Huntingtin eiwit (HTT). Het gen wordt ook wel HD en Interesting Transcript 15 (IT15) genoemd. Een deel van dit gen is een herhaalde sectie genaamd een trinucleotide herhaling, die varieert in lengte tussen de individuen en kan veranderen lengte tussen de generaties. Als de herhaling aanwezig is in een gezond gen, kan een dynamische mutatie het aantal herhalingen verhogen en resulteren in een defect gen. Wanneer de lengte van deze herhaalde sectie een bepaalde drempel bereikt, produceert het een gewijzigde vorm van het eiwit, genaamd mutant Huntingtin-eiwit (mHTT). De verschillende functies van deze eiwitten zijn de oorzaak van pathologische veranderingen, die op hun beurt de ziekteverschijnselen veroorzaken. De HD-mutatie is genetisch dominant en bijna volledig doordringend: mutatie van een van de HTT-allelen van een persoon veroorzaakt de ziekte. Het wordt niet geërfd naar geslacht, maar de lengte van het herhaalde deel van het gen en dus de ernst ervan kan worden beïnvloed door het geslacht van de aangedane ouder. HD is een van de verschillende trinucleotide herhalingsaandoeningen, die worden veroorzaakt door de lengte van een herhaald deel van een gen dat een normaal bereik overschrijdt. Het HTT-gen bevindt zich op de korte arm van chromosoom 4 op 4p16.3. HTT bevat een sequentie van drie DNA-basen: cytosine-adenine-guanine (CAG) die meerdere malen wordt herhaald zoals CAGCAGCAG, bekend als een trinucleotide herhaling. CAG is de 3-letterige genetische code (codon) voor het aminozuur glutamine, dus een reeks ervan resulteert in een keten van glutamine die bekend staat als een polyglutaminekanaal, of polyQ-darmkanaal, en het herhaalde deel van het gen, het PolyQ-gebied. HD heeft een autosomaal dominante overerving, wat betekent dat een getroffen persoon typisch één kopie van het gen erft met een uitgebreide trinucleotide herhaling die overeenkomt met het gemuteerde allel, van een getroffen ouder. Aangezien de penetrantie van de mutatie zeer hoog is, zullen degenen die een gemuteerde kopie van het gen hebben de ziekte hebben.

Referenties

J. Berzelius.
Bref Utgifna af Kungl. Svenska Vetenskapsakademien genoom H.G. Soderbaum: V.
Brefvaxling mellan Berzelius och GJ. Mulder (1834-1847). Uppsala, 1916.

[2] G. J. Mulder.
En dan nog ging Mulder niet verder dan alleen alles in de natuur te door hem
geredigeerde Natuur- en scheikundig archief. (1833-1838) uit.55.

A. L. Lehninger.
Principes van de biochemie.
M. Cox. D. L. Nelson. 4e editie. (2004), blz. 1129

L. Pauling, R. B. Corey, H. R. Branson.
De structuur van de proteïnen. Twee Hydrogen-Bonded Helical Configurations van de Polypeptide Ketting.
Proc. Natl. Acad. Sci. USA 37 (1951), pp. 205-211.

Wikipedia-medewerkers.
Alpha helix, Wikipedia, The Free Encyclopedia,
https://en.wikipedia.org/w/index.phptitleAlphahelixldid913256182 (2019).

L. Johansson, G. Gafvelin, E. S. Arnér.
Selenocysteïne in proteïne-eigenschappen en biotechnologisch gebruik.
Biochim Biophys Acta. 1726 (2005), blz. 1-13.

      T. C. Stadtman.
Selenium biochemie.   Wetenschap. 183
(4128), (1974), pp. 915-22.

G. Roy, B. K. Sarma, P. P. Phadnis, G. Mugesh.
Seleniumhoudende enzymen in zoogdieren: chemische perspectieven.
J Chem Sci. 117, (2005), pp. 287-303.

B. J. Byun, Y. K. Kan   g
Conformationele voorkeuren en pK (a) waarde van selenocysteïne-residu.
Biopolymeren. 95 (2011), pp. 345-353.
  R. Longtin.   Een
vergeten debat: is selenocysteïne het 21e aminozuur?   J
Natl Cancer Inst Monogr. 96 (2004), pp. 504-505.

A. Böck, K. Forchhammer, J. Heider, C. Baron.
Selenoproteïne-synthese: een uitbreiding van de genetische code.
Trends Biochem Sci. 16 (1991), pp. 463-467.

P.V. Baranov, R.F. Gesteland, J.F. Atkins. **Recodering,**
translationele bifurcaties in genexpressie. Gene. 286 (2002), blz.
187-201.

J. Donovan, P.R. Copeland. **De**
efficiëntie van selenocysteïne-incorporatie wordt gereguleerd door
vertaalinitiëringsfactoren.
J Mol Biol. 400 (2010), pp. 659-664.
J.F. Atkins.
Hercodering: Uitbreiding van Decoderingsregels Verrijkt Genexpressie.
Springer. (2009), blz. 31.
M.J. Berry, L. Banu, J. W. Harney, P. R. Larsen.
Functionele karakterisering van de eukaryote SECIS-elementen, die de selenocysteïne-
inbreng op UGA-codons sturen.
De EMBO Journal. 12 (1993), blz. 3315-3322.

R. Cammack.
Nieuwsbrief.
Comité voor de biochemische nomenclatuur van de IUPAC en de NC-IUBMB. Pyrrolysine.
(2009).

M. Rother, J. A. Krzycki.
Selenocysteïne, Pyrrolysine en het unieke energiemetabolisme van Methanogene
Archaea.
Archaea. (2010), blz. 1-14.

G. Srinivasan, C. M. James, J. A. Krzycki. **Pyrrolysine**
gecodeerd door UAG in Archaea: opladen van een UAG-decoderingsspecialist tRNA.
Wetenschap. 296 (5572) (2002), blz. 1459-1462.

B. Hao, W. Gong, T. Ferguson, C. James, J. Krzycki; M. Chan.
Een nieuw UAG-gecodeerd residu in de structuur van een methanogene
methyltransferase.
Wetenschap. 296 (5572) (2002), blz. 1462-1466.

J. Soares, L. Zhang, R. Pitsch, N. Kleinholz, R. Jones, J. Wolff, et al. **De**
residumassa van L-pyrrolysine in drie verschillende methylaminemethyltransferases.
J Biol Chem. 280 (2005), blz. 36962-36969.

A. S. Das, W. Q. Zou. **Prionen:**
meer dan een enkel eiwit.
Clin Microbiol Rev. 29 (2016), pp. 633-658.

S. B. Prusiner.
Nieuwe proteïneachtige besmettelijke deeltjes veroorzaken scrapie.
Wetenschap 216 (1982), pp. 136-144.

R.B. Wickner.
Scrapie in het oude China?
Wetenschap. 309 (2005), blz. 874.

J. Spoon, P.L. Chelle. **Is scrapie, een dierziekte, onschadelijk?**
CR Hebd Seances Acad Sci. 203 (1936), pp. 1552-1554.

S. Benestad, P. Sarradin, B. Thu, J. Schönheit, M. Tranulis, B. Bratberg.
Gevallen van scrapie met ongewone kenmerken in Noorwegen, aanduiding van een nieuw type, Nor98.
Vet Rec. 153 (2003), blz. 202-208.

M. O'Brien.
Zijn er lessen getrokken uit de BSE-epidemie (boviene spongiforme encefalopathie) in het Verenigd Koninkrijk?
In J Epideminol. 29 (2000), blz. 730-733.

G. Zanusso, S. Monaco.
Boviene spongiforme encefalopathie.
In W.Q. Zou, P. Gambetti (Eds). Prionen en ziekten: volume 2, dieren, mens en milieu.
Springer, New York, NY. (2013), pp. 1-13.

A.G. Biacabe, J.L. Laplanche, S. Ryder, T. Baron.
Onderscheidende moleculaire fenotypen bij prionziekten bij runderen.
EMBO Rep. 5 (2004), blz. 110-115.

Casalone C, Zanusso G, Acutis P, Ferrari S, Capucci L, Tagliavini F, et al. **Identificatie van een tweede boviene amyloïde spongiforme encefalopathie: moleculaire overeenkomsten met de sporadische ziekte van Creutzfeldt-Jakob.**
Proc Natl Acad Sci USA.101 (2004), pp. 3065-3070.

R.G. Will, J. Ironside, M. Zeidler, S. Cousens, K. Estibeiro, A. Alperovitch, et al.
Een nieuwe variant van de ziekte van Creutzfeldt-Jakob in het Verenigd Koninkrijk.
Lancet. 347 (1996), blz. 921-925.

A. S. Das, Z.
Prions: Voorbij een enkelvoudig eiwit.
Clin Microbiol Rev. 29 (2016), pp. 633-658.

S. B. Prusiner.
Biologie en genetica van prionen die neurodegeneratie veroorzaken.
Annu Rev Genet. 47 (2013), blz. 601.

J.O. Hoskin, L.G. Kiloh, J.E. Cawte. Epilepsie
en Guria: de schuddende syndromen van Nieuw-Guinea.
Soc Sci Med (1969), pp. 39-48.

G.R. Scott. **De taal
van Papoea-Nieuw-Guinea.** Pacific
Linguistics, Series B No. 47 Canberra: Dept. of Linguistics, Research School of Pacific
Studies, Australian National University. (1978), blz. 2, 6.

J.T. Whitfield, W.H. Pako, J. Collinge, M.P. Alpers.
Mortuariumrituelen van de South Fore en kuru.
Philos Trans R Soc Lond B Biol Sci. 63 (1510) (2008), blz. 3721-3724.

R.E. Bichell.
Toen de mensen mensen aten, kwam er een vreemde ziekte op.
NPR.org. (2016).

Kuru. MedlinePlus Medische Encyclopedie.
M.P. Alpers.
Een geschiedenis van kuru.
P N G Med J. (2007), pp. 10-19.

J. Collinge, J. Whitfield, E. McKintosh, J. Beck, S. Mead, D. Thomas, et al. **Kuru
in de 21e eeuw, een verworven menselijke prionziekte met zeer lange incubatietijden.**
Het Lancet. 367 (9528) (2006), blz. 2068-2074.

M.P. Alpers, Kuru Surveillance Team.
De epidemiologie van kuru in de periode 1987-1995.
Communautaire Dis Inlichtingendienst Q Rep. 29 (2005), blz. 391-399.

P. Liberski, B. Sikorska, S. Lindenbaum, L. Goldfarb, C. McLean, J. Hainfellner, et al.
Kuru: genen, kannibalen en neuropathologie.
J Neuropathol Exp Neurol. 71 (2012), blz. 92-103.

E. McKintosh, A. Frosh, S. Mead, A. Hill, S. Meadet, J. Collingeal et al.
**Een klinische studie van kuru-patiënten met lange incubatietijden aan het einde van de
epidemie in Papoea-Nieuw-Guinea.**
Philos Trans R Soc Lond B Biol Sci. 363 (1510): (2008), blz. 3725-3739.
M. Imran, S. Mahmood. **Een
overzicht van menselijke prionziekten.**
Virol J. 8 (2011), pp. 559.

J. Wadsworth, S. Joiner, J. M. Linehan, M. Desbruslais, K. Fox, S. Cooper et al.
Kuru prionen en sporadische Creutzfeldt-Jakob ziekte prionen hebben gelijkwaardige overdrachtseigenschappen in transgene en wilde type muizen.
Proc. Natl. Acad. Sci. U.S.A. 105 (2008), pp. 3885-3890.

Creutzfeldt - Jakob ziekte, Klassieker (CJD). CDC. (2018).

Het Nationaal Instituut voor Neurologische Aandoeningen en Beroerte. NINDEN. (2003).

Creutzfeldt-Jakob-ziekte, Klassieker (CJD) | Prion-ziekten | CDC. www.cdc.gov. 1 (2019).

Over de ziekte van Creutzfeldt-Jakob, Klassieker (CJD), de ziekte van Prion. CDC. 11 (2015).

Creutzfeldt-Jakob-ziekte, Klassieker (CJD) | Prion-ziekte. CDC. (2015).

Een 49-jarige man met vergeetachtigheid en een slechte gang van zaken. Reference.medscape.com bekijk artikel/881806 3. (2017).

E.D. Murray, N. Buttner, B. H. Price. **Depressie en psychose in de neurologische praktijk.** In:
Neurologie in de Klinische Praktijk, 6e editie. W. Bradley, R. Daroff, G. Fenichel, J. Jankovic (Eds.) Butterworth Heinemann. (2012).

P. Brown, F. Cathala, P. Castaigne, D. C. Gajdusek. **Ziekte van Creutzfeldt-Jakob: klinische analyse van een opeenvolgende reeks van 230 neuropathologisch geverifieerde gevallen.**
Ann Neurol. 20 (1986), pp. 597-602.

P. Gambetti. **De ziekte van Creutzfeldt-Jakob (CJD).** De
Merck Handleidingen: Online Medische Bibliotheek. (2011).

R. N. Rambaran, L. C. Serpell. **Amyloïde fibrillen: abnormale eiwit samenstelling.** Prion 2 (2008), blz. 112-117.

J.R. Requena, H. Wille. **De structuur van het infectieuze prioneiwit: experimentele gegevens en moleculaire modellen.**
Prion 8 (2014), pp. 60-66.

H. A. Sattar.
Grondbeginselen van de Pathologie. (2011), pp. 189.

A.R. Clarke, G.S. Jackson, J. Collinge. De moleculaire biologie van de voortplanting van prionen.
Philos Trans R Soc Lond B Biol Sci. 356 (1406) (2001), pp. 185-95.

D. Riesner. Biochemie en structuur van PrPC en PrPSc. Br Med Bull 66 (2003), pp. 21-33.

R.M. Ridley, H.F. Baker, T.J. Crow. Overdraagbare en niet-overdraagbare neurodegeneratieve ziekte: overeenkomsten in leeftijd van ontstaan en genetica in relatie tot etiologie.
Psychol Med. 16 (1986), blz. 199-207.

R. Will, A. Alperovitch, S. Poser, M. Pocchiari, A. Hofman, E. Mitrova et al.
Beschrijvende epidemiologie van de ziekte van Creutzfeldt-Jakob in zes Europese landen, 1993-1995. EU-samenwerkingsstudiegroep voor CJD.
Ann Neurol. 43 (1998), blz. 763-767.

D. Carter, J. K. Greenson, V. E. Reuter, M. H. Stoler, S. E. Mills.
Sternberg's Diagnostische Chirurgische Pathologie.
LWW 5e editie. (2009), blz. 3104.

P. P. Liberski.
Spongiforme verandering, een elektronenmicroscopisch beeld.
Folia Neuropathol. 42 suppl B (2004), pp. 59-70.

J. Stephenson, E. Nutma, P. van der Valk, S. Amor. Ontsteking **bij neurodegeneratieve aandoeningen van het CZS.**
Immunologie. 154 (2018), blz. 204-219.

S. Mitchell.
Gekke koeienziekte: Gekoppeld aan duizenden CJD gevallen?
United Press International. Science News 30 dec. 2003/3:31 uur.

CJD, ziekte van Creutzfeldt-Jakob, klassieker.
Centra voor ziektebestrijding en -preventie. (2008).

VCJD, variant van de ziekte van Creutzfeldt-Jakob.
Centra voor ziektebestrijding en -preventie. USA. (2007).

J.W. Ironside. **Neuropathologische diagnose van de menselijke prionziekte; morfologische studies.**
In H. Baker, R. Ridley (Eds.). Prion-ziekten. 3 (1996), blz. 35-57.

F. Meggendorfer. **Klinische en genealogische observaties in een geval van Jakob's spastische pseudocosclerose.**
Tijdschrift voor de hele neurologie en psychiatrie. 128 (1930), pp. 337-341.

P. Gambetti, Q. Kong, W. Zou, P. Parchi, S. G. Chen.
Sporadische en familiale CJD: classificatie en karakterisering.
Br. Med Bull. 66 (2003), blz. 213-239.

M.N. Ricketts, N.R. Cashman, E.E. Stratton, S. ElSaadany.
Wordt de ziekte van Creutzfeldt-Jakob in bloed overgedragen?
Emerg Infect Dis. 3 (1997), blz. 155-163.

R. Ae, T. Hamaguchi, Y. Nakamura, M. Yamada, T. Tsukamoto, H. Mizusawa et al. **Update: Dura Mater Graft-Associated Creutzfeldt - Jakob ziekte. Japan, 1975-2017.**
MMWR. Morbiditeit en Sterfelijkheid Wekelijks Verslag. 67 (2018), pp. 274-278.

S. B. Prusiner.
Nobelprijs voor Fysiologie of Geneeskunde.
NobelPrize.org (1997).

L. Manuelidis, Z. X. Yu, N. Barquero, B. Mullins.
Cellen die geïnfecteerd zijn met scrapie en met de ziekte van Creutzfeldt-Jakob produceren intracellulaire 25-nm virusachtige deeltjes.
Proc Natl Acad Sci USA. 104 (2007), blz. 1965-1970.

P. P. Liberski.
Gerstmann-Sträussler-Scheinkerziekte.
Adv Exp Med Biol. 724 (2012), pp. 128-137.

J. Lee, S. Y. Kim, K. J. Hwang, Y. R. Ju, H. J. Woo.
Prionziekten als overdraagbare zoönotische ziekten.
Osong Public Health Respect Perspect. 4 (2013), blz. 57.

J. Gerstmann, E. Sträussler, I. Scheinker.
Over een eigenaardige erfelijke familieziekte van het centrale zenuwstelsel. Tegelijkertijd een bijdrage aan het probleem van vroegtijdige lokale veroudering.
Journal for the whole field of neurology and psychiatry, 154 (1936), pp. 736-762.

G. DeMichele, M. Pocchiari, R. Petraroli, M. Manfredi, G. Caneve, G. Coppola et al.
Variabel fenotype in een P102L Gerstmann-Sträussler-Scheinker Italiaanse familie.
Can J Neurol Sci. 30 (2003), pp. 233-236.

M. Farlow, R. Yee, S. Dlouhy, P. Conneally, B. Azzarelli, B. Ghetti.
Gerstmann-Sträussler-Scheinkerziekte. 1. Uitbreiding van het klinisch spectrum.
Neurologie. 39 (1989), blz. 1446-1452.

S. Collins, C. A. McLean, C. L. Masters.
Gerstmann-Sträussler-Scheinkersyndroom, fatale familiale slapeloosheid en kuru: een overzicht van deze minder gangbare menselijke overdraagbare spongiforme encefalopathieën. J Clin
Neurosci. 8 (2001), blz. 387-97.

C. Soto, N. Satani. De ingewikkelde mechanismen van neurodegeneratie bij prionziekten.
Trends Mol Med. Jan; 17 (2011), pp. 14-24.

H. Arata, H. Takashima, R. Hirano, H. Tomimitsu, K. Machigashira, K. Izumi et al
. **Vroege klinische symptomen en beeldvormingsbevindingen bij het Gerstmann-Sträussler-Scheinker syndroom (Pro102Leu).**
Neurologie. 66 (2006), blz. 1672-1678.

A. Tesar, R. Matej, J. Kukal, S. Johanidesova, I. Rektorova, M, Vyhnalek et al.
Klinische variabiliteit in P102L Gerstmann-Sträussler-Scheinker Syndroom.
Ann Neurol. 86 (2019), pp. 643-652.

Dodelijke slapeloosheid - Neurologische aandoeningen. Merck Handleidingen Professionele Editie. (2018)

Fatale familiale slapeloosheid. NORD, Nationale Organisatie voor Zeldzame Stoornissen (2018).

Wat is fatale familiale slapeloosheid? Gezondheidslijn. (2018).

Dodelijke slapeloosheid. Merck Handleiding. (2018).

Fatale familiaire slapeloosheid. Genetische en zeldzame ziekten Information Center (GARD), een NCATS-programma (2018).

J. Schenkein, P. Montagna.
Zelfmanagement van fatale familiaire slapeloosheid. Deel 1: wat is FFI?
MedGenMed. 8 (2006), blz. 65.

D. T. Max. De
Familie die niet kon slapen Een medisch mysterie. New
York: Random House Trade Paperbacks. (2007), blz. 4.

R. Turner. Dying
To Sleep: Fatale Familial Insomnia (FFI). www.world-of-lucid-dreaming.com. (2019).

P. Cortelli, P. Gambetti, P. Montagna, E. Lugaresi. Fatale
familiale slapeloosheid: klinische kenmerken en moleculaire genetica.
J Sleep Res. 8 (1999), pp. 23-29.

Aflevering 25: Dodelijke slapeloosheid. Obscura: Een ware misdaadpodcast.

D. T. Max. Het
geheim van de slaap.
National Geographic Magazine. (2010), blz. 74.

V. A. McKusick, G. E. Tiller, A. Lopez.
Prion Protein PRNP * 176640.
OMIM NCBI, het Nationaal Centrum voor Biotechnologische Informatie. (2019)

B. Peng, S. Zhang, H. Dong, Z. Lu.
Klinische, histopathologische en genetische studies in een geval van fatale familiale
slapeloosheid met overzicht van de literatuur.
In J Clin Exp Pathol. 8 (2015), pp. 10171-10177.

P. Montagna, P. Gambetti, P. Cortelli, E. Lugaresi. Familiaire
en sporadische fatale slapeloosheid.
Lancet Neurol. 2 (2003), blz. 167-176.

J. Zarranz, A. Digon, B. Atarés, A. Rodríguez-Martínez, A. Arce, N. Carrera et al.
Fenotypische variabiliteit in familiaire prionziekten als gevolg van de D178N mutatie.
J Neurol Neurosurg Psychiatrie. 76 (2005), blz. 1491-1496.

C. Jansen, P. Parchi, B. Jelles, A. Gouw, G. Beunders, R. van Spaendonk et al
. Het eerste geval van fatale familiale slapeloosheid (FFI) in Nederland: een patiënt van
Egyptische afkomst met gelijktijdige vier herhalings-tauerafzettingen.
Neuropathol Appl Neurobiol. 37 (2011), pp. 549-553.

L. Mehta, B. Huddleston, E. Skalabrin, J. Burns, W. Zou, P. Gambetti et al.
Sporadische fatale slapeloosheid vermomd als een paraneoplastisch cerebellair
syndroom. Arch
Neurol. 65 (2008), blz. 971-973.

K. Moody, L. Schonberger, R. Maddox, W. Zou, L. Cracco, I. Cal i **Sporadische fatale slapeloosheid bij een jonge vrouw. Een diagnostische uitdaging. Zaak rapport.**
BMC Neurol. 11 (2011), pp. 136.

G. Forlonia, M. Tettamantia, U Luccaa, Y Albanesea, E. Quaglio, R. Chiesa, et al . **Preventieve studie bij personen met een risico op fatale familiale slapeloosheid: Innovatieve aanpak van zeldzame ziekten.**
Prion. 9 (2015), blz. 75-79.

W. Jackson, A. Borkowski, H. Faas, A. Steele, O. King, N. Watson, et al.
Spontane generatie van prionbesmetting bij fatale familiale slapeloosheid Knock in muizen. Neuron. 63 (2009), blz. 438-450.

K. Clancy. One
Couple's Tireless Crusade to Stop a Genetic Killer.
Bedraad. ISSN (2019), pp. 1059-1028.

P. Gambetti, Z. Dong, J. Yuan, X. Xiao, M. Zheng, A. Alshekhlee et al.
Een nieuwe menselijke ziekte met abnormaal prioneiwit, gevoelig voor protease.
Ann. Neurol. 63 (2008), blz. 697-708.

J. Yuan, Y. Zhaan, R. Abskharon, X. Xiao, M. Camacho-M, X. Zhou et al. **Recombinant Human Prion Protein Inhibits Prion Propagation *in vitro*.**
Wetenschappelijke rapporten vol. 3, artikelnummer: 2911 (2013).

W. Zou, G. Puoti, X. Xiao, J. Yuan. L. Qing, I. Cali, et al.
Variabele protease-gevoelige prionopathie: Een nieuwe sporadische ziekte van het prion-eiwit. Ann Neurol. 68 (2010), blz. 162-172.

P. Gambetti.
Variabele protease-gevoelige prionopathie (VPSPr). Merck Sharp & Dohme, een dochteronderneming van Merck & Co, Inc, Kenilworth, NJ, USA (2019).

P. Nart. De ziekte van **Creutzfeldt - Jakob in het Verenigd Koninkrijk (per kalenderjaar).**
ProMED-mail is een programma van de International Society for Infectious Diseases. (2018).

R. Will, M. Head. Een **nieuwe prionopathie**.
Ann. Neurol. 63 (2008), blz. 677-678.

R. Nonno, S. Notari, M. Di Bari, I. Cali, L. Pirisinu, C. d'Agostino, et al. **Variabele Protease-Sensitive Prionopathy Transmission to Bank Voles.**
Emerg Infect Dis. 25 (2019), pp. 73-81.

Wikipedia-medewerkers.
De **ziekte van Alzheimer**.
Wikipedia. De Vrije Encyclopedie. (2019).
D. P. Perl.
Neuropathologie van de ziekte van Alzheimer.
Mt Sinai J Med. 77 (2010), blz. 32-42.

Dementie Factsheet. Wereldgezondheidsorganisatie. (2017).

Over de ziekte van Alzheimer: Symptomen. Nationaal Instituut voor Veroudering. (2012).

H. W. Querfurth, F. M. LaFerla. De ziekte **van Alzheimer**. N
Engl J Med. 362 (2010), pp. 329-344.

S. Todd, S. Barr, M. Roberts, A. Peter Passmore.
Overleving bij dementie en voorspellers van sterfte: een overzicht.
Int J Geriatr Psychiatrie. 28 (2013), pp. 1109-1124.

C. Ballard, S. Gauthier, A. Corbett, C. Brayne, D. Aarsland, E. Jones. De **ziekte van Alzheimer**. Lancet. 377 (9770): (2011), pp. 1019-1031.

Dementie-diagnose en -evaluatie. Nationaal Instituut voor Gezondheid en Zorg Excellentie (NICE). (2014).

Dus, wat kun je doen?
Nationaal Instituut voor Veroudering. (2016).

D. Hsu, G. A. Marshall.
Primaire en Secundaire Preventieproeven bij de ziekte van Alzheimer: Terugblikken, vooruitblikken.
Curr Alzheimer Res. 14 (2017), pp. 426-40.

J. Hardy, D. Allsop.
Amyloïddepositie als centrale gebeurtenis in de etiologie van de ziekte van Alzheimer.
Trends Pharmacol Sci. 12 (1991), pp. 383-388.

C.A. Thompson, K. Spilsbury, J. Hall, Y. Birks, C. Barnes, J. Adamson.
Systematische beoordeling van informatie en ondersteunende interventies voor zorgverleners van mensen met dementie.
BMC Geriatrie. 7 (2007), blz. 18.

D. Forbes, E. J. Thiessen, C. M. Blake, S. C. Forbes, S. Forbes. **Oefenprogramma's voor mensen met dementie.**
Cochrane Database Syst Rev 132 (2013), pp. CD006489.

M. Purse. **Antipsychotica Black Box Warning voor Ouderen.** Medicaid Services. Atypische Antipsychotische Geneesmiddelen: Gebruik in Volwassenen. U.S. Department of Health and Human Services. (2015).

P. Gareri, C. Segura-Gar. V. Manfredi, A. Bruni, P. Ciambrone, G. Cerminara, et al. **Gebruik van atypische antipsychotica bij ouderen: een klinisch onderzoek.**
Clin Interv Aging. 2014; 9: 1363–1373.

N. C. Berchtold, C. W. Cotman. **Evolutie in de conceptualisering van dementie en de ziekte van Alzheimer: Grieks-Romeinse periode tot de jaren zestig.**
Neurobiolveroudering. 19 (1998), blz. 173-189.

S. Bonin-Guillaume, D. Zekry, E. Giacobini, G. Gold, J. P. Michel. **De economische gevolgen van dementie.**
Presse Med. 34 (2005), blz. 35-41.

P.D. Meek, K. McKeithan, G.T. Schumock. **Economische overwegingen bij de ziekte van Alzheimer.**
Farmacotherapie. 18 (1998), blz. 68-73, 79-82.

GBD 2015 Disease Injury Incidence and Prevalence Collaborators. **Wereldwijde, regionale en nationale incidentie, prevalentie en jaren leven met een handicap voor 310 ziekten en verwondingen, 1990-2015: een systematische analyse voor de Global Burden of Disease Study 2015.**
Lancet. 388 (10053): (2016), blz. 1545-1602.

M. F. Mendez. **Vroegtijdige ziekte van Alzheimer: niet-amnestische subtypes en type 2 AD.**
Arch Res. 43 (2012), pp. 677-85.

A. Martorana, Z. Esposito, G. Koch. **Voorbij de cholinerge hypothese: werken de huidige medicijnen bij de ziekte van Alzheimer?**
CNS Neurosci Ther. 16 (2010), blz. 235-245.

GBD 2015 Mortality Causes of Death Collaborators (769)
Global, regional, and national life expectancy, all-cause mortality, and cause-specific mortality for 249 causes of death, 1980-2015: een systematische analyse voor de Global Burden of Disease Study 2015. Lancet. 388 (10053): (2016), blz. 1459-1544.

G. Waldemar, B. Dubois, M. Emre, J. Georges, I. McKeith, M. Rossor et al.
Aanbevelingen voor de diagnose en behandeling van de ziekte van Alzheimer en andere aandoeningen die verband houden met dementie: EFNS-richtlijn.
Eur J Neurol. 14 (2007), blz. e1-26.

L. Bäckman, S. Jones, A. K. Berger, E. J. Laukka, B. J. Small. **Meerdere cognitieve stoornissen tijdens de overgang naar de ziekte van Alzheimer.**
J Intern Med. 256 (2004), blz. 195-204.

L. Nygård.
Instrumentele activiteiten van het dagelijks leven: een opstapje naar de diagnose van de ziekte van Alzheimer bij personen met een lichte cognitieve stoornis?
Acta Neurol Scand. Suppl. 179 (2003), blz. 42-46.

E. Arnáiz, O. Almkvist.
Neuropsychologische kenmerken van lichte cognitieve stoornissen en de preklinische ziekte van Alzheimer.
Acta Neurol Scand. Suppl. 179 (2003), blz. 34-41.

A.M. Landes, S.D. Sperry, M.E. Strauss, D.S. Geldmacher. **Apathie bij de ziekte van Alzheimer.** J
Am Geriatr Soc. 49 (2001), pp. 1700-1707.

E.D. Murray, N. Buttner, B. H. Price.
Depressie en psychose in de neurologische praktijk.
In W.G. Bradley, R.B. Daroff, G.M. Fenichel, J. Jankovic (Eds.). Bradley's neurologie in de klinische praktijk (6e Ed.). Philadelphia, PA: Elsevier/Saunders. (2012).

M. Grundman, R. Petersen, S. Ferris, R. Thomas, P. Aisen, D. **Bennett**, et al.
Mild cognitieve stoornissen kunnen worden onderscheiden van de ziekte van Alzheimer en normale veroudering voor klinische studies.
Arch Neurol. 61 (2004), blz. 59-66.

H. Förstl, A. Kurz.
Klinische kenmerken van de ziekte van Alzheimer.
Eur Arch Psychiatry Clin Neurosci. 249 (1999), blz. 288-290.

G.A. Carlesimo, M. Oscar-Berman.
Geheugentekorten bij Alzheimer-patiënten: een uitgebreid overzicht.
Neuropsychol Rev. 3 (1992), pp. 119-169.

M. Jelicic, A. E. Bonebakker, B. Bonke.
Impliciete geheugenprestaties van patiënten met de ziekte van Alzheimer: een kort overzicht.
Int Psychogeriatr. 7 (1995), pp. 385-392.

V. Taler, N. A. Phillips.
Taalprestaties bij de ziekte van Alzheimer en lichte cognitieve stoornissen: een vergelijkend overzicht.
J Clin Exp Neuropsychol. 30 (2008). 501–556.

E.M. Frank. Effect van
de ziekte van Alzheimer op de communicatiefunctie. J S C
Med Assoc. 90 (1994), pp. 417-423.

L. Volicer, D. G. Harper, B. C. Manning, R. Goldstein, A. Satlin. **Zonsondergang**
en circadiane ritmes in de ziekte van Alzheimer. Am J
Psychiatry. 158 (2001), blz. 704-711.

D. P. Gold, M. F. Reis, D. Markiewicz, D. Andres.
Wanneer de thuiszorg eindigt: een longitudinale studie van de uitkomsten voor zorgverleners van familieleden met dementie.
J Am Geriatr Soc. 43 (1995), pp. 10-16.

M. W. Bondi, E. C. Edmonds, D. P. Salmon. De ziekte van
Alzheimer: Verleden, heden en toekomst. J
Int Neuropsychol Soc. 23 (2017), pp. 818-831.

C. Reitz, R. Mayeux. De ziekte
van Alzheimer: epidemiologie, diagnostische criteria, risicofactoren en biomarkers.
Biochem Pharmacol. 88 (2014), blz. 640-651.

R. Wilson, S. Barral, J. Lee, S. Leurgans, T. Foroud, R. Sweet et al.
Erfelijkheid van verschillende vormen van geheugen in de Late Onset Alzheimer's Disease Family Study.
J Alzheimers Dis. 23 (2011), pp. 249-255.

K. Blennow, M. J. de Leon, H. Zetterberg. De ziekte
van Alzheimer. Lancet. 368
(2006), pp. 387-403.

S. C. Waring, R. N. Rosenberg.
Genoombrede associatiestudies in de ziekte van Alzheimer.
Arch Neurol. 65 (2008), blz. 329-334.

[152] 152. D. J. Selkoe.
Het vertalen van celbiologie naar therapeutische vooruitgang in de ziekte van Alzheimer. De
natuur. 399 (6738 Suppl.): (1999), pp. A23-31.

D. Borchelt, G. Thinakaran, C. Eckman, M. Lee, F. Davenport, T. Ratovitsky, et al.
Familial Alzheimer's disease-linked presenilin 1 varianten verhogen de Abeta1-42/1-40 ratio in vitro en in vivo.
Neuron. 17 (1996), blz. 1005-1013.

J.H. Kim. **Genetica**
van de ziekte van Alzheimer. Dement
Neurocogn Disord. 17 (2018), pp. 131-136.

W. Strittmatter, A. Saunders, D. Schmechel, M. Pericak-Vance, J. Enghild, G. Salvesen, et al. **Apolipoproteïne E: hoog-aviditeitsbinding met beta-amyloïde en verhoogde frequentie van type 4 allel bij laattijdige familiale Alzheimer.**
Proc Natl Acad Sci USA. 90 (1993), blz. 1977-1981.

R.W. Mahley, K.H. Weisgraber, Y. Huang.
Apolipoproteïne E4: een causatieve factor en therapeutisch doelwit in de neuropathologie, met inbegrip van de ziekte van Alzheimer.
Proc Natl Acad Sci USA. 103 (2006), blz. 5644-5651.

K. Hall, J. Murrell, A. Ogunniyi, M. Deeg, O. Baiyewu, S. Gao et al.
Cholesterol, APOE genotype, en Alzheimer ziekte: een epidemiologische studie van Nigeriaanse Yoruba.
Neurologie. 66 (2006), blz. 223-227.

O. Gureje, A. Ogunniyi, O. Baiyewu, B. Price, F. W. Unverzagt, R. M. Evans, et al.
APOE epsilon4 wordt niet geassocieerd met de ziekte van Alzheimer bij oudere Nigerianen. Ann Neurol.
59 (2006), blz. 182-185.

J. Lambert, C. Ibrahim-Verbaas, D. Harold, A. Naj, R. Sims, C. Bellenguez, et al.
Meta-analyse van 74.046 individuen identificeert 11 nieuwe vatbaarheidsloci voor de ziekte van Alzheimer.
Nat Genet. 45 (2013), pp. 1452-1458.

T. Jonsson, H. Stefansson, S. Steinberg, I. Jonsdottir, P. Jonsson, J. Snaedal, et al. **Variant van TREM2 geassocieerd met het risico op Alzheimer.** N Engl J Med. 368 (2013), pp. 107-116.

R. Guerreiro, A. Wojtas, J. Bras, M. Carrasquillo, E. Rogaeva, E. Majounie, et al.
TREM2-varianten in de ziekte van Alzheimer.
N Engl J Med. 368 (2013), pp. 117-127.

S. Mukherjee, J. Mez, E. Trittschuh, A. Saykin, L. Gibbons, D. Fardo et al.
Genetische gegevens en cognitief gedefinieerde laattijdige Alzheimer-subgroepen.
Mol Psychiatrie. (2019).

P.T. Francis, A.M. Palmer, M. Snape, G.K. Wilcock. **De cholinerge hypothese van de ziekte van Alzheimer: een overzicht van de vooruitgang.**
J Neurol Neurosurg Psychiatrie. 66 (1999), blz. 137-147.

T. H. Ferreira-Vieira, I. M. Guimaraes, F. R. Silva, F. M. Ribeiro. **De ziekte van Alzheimer: Het doelwit van het cholinerge systeem.**
Curr Neuropharmacol. 14 (2016), pp. 101-115.

J. Hardy, D. Allsop.
Amyloïddepositie als centrale gebeurtenis in de etiologie van de ziekte van Alzheimer.
Trends Pharmacol Sci. 12 (1991), pp. 383-388.

A. Mudher, S. Lovestone. **De ziekte van Alzheimer, schudden tauïsten en baptisten eindelijk de hand?**
Trends Neurosci. 25 (2002), blz. 22-26.

M. Nistor, M. Don, M. Parekh, F. Sarsoza, M. Goodus, G. Lopez et al.
Alfa- en bèta-geheime activiteit als functie van leeftijd en bèta-amyloïde bij het syndroom van Down en normale hersenen.
Neurobiolveroudering. 28 (2007), blz. 1493-1506.

I. T. Lott, E. Head. **Ziekte van Alzheimer en het syndroom van Down: factoren in de pathogenese.**
Neurobiolveroudering. 26 (2005), blz. 383-389.

[169]T. Polvikoski, R.Sulkava, M. Haltia, K. Kainulainen, A.Vuorio, A. Verkkoniemi et al
. **Apolipoproteïne E, dementie en corticale depositie van beta-amyloïde-eiwit.**
N Engl J Med. 333 (1995). 1242–1247.

D. Games, D. Adams, R. Alessandrini, R. Barbour, P. Berthelette, C. Blackwell et al.
Alzheimer-type neuropathologie in transgene muizen die V717F beta-amyloïde

precursor proteïne **overbelasten**.
De natuur. 373 (6514) (1995), blz. 523-527.

E. Masliah, A. Sisk, M. Mallory, L. Mucke, D. Schenk, D. Games.
Vergelijking van de neurodegeneratieve pathologie in transgene muizen over-expressie V717F beta-amyloïde precursor proteïne en de ziekte van Alzheimer.
J. Neurosci. 16 (1996), blz. 5795-5811.

K. Hsiao, P. Chapman, S. Nilsen, C. Eckman, Y Harigaya, S. Younkin, et al. **Correlationele geheugentekorten, Abeta elevatie, en amyloïde plaques in transgene muizen.**
Wetenschap. 274 (5284) (1996), blz. 99-102.

R. Lalonde, M. Dumont, M. Staufenbiel, C. Sturchler-Pierrat, C. Strazielle.
Ruimtelijke leren, exploratie, angst en motorische coördinatie bij vrouwelijke APP23 transgene muizen met de Zweedse mutatie.
Hersenen Res. 956 (2002), blz. 36-44.

C. Holmes, D. Boche, D. Wilkinson, G. Yadegarfar, V. Hopkins, A. Bayer, et al.
Langdurige effecten van Abeta42 immunisatie bij de ziekte van Alzheimer: follow-up van een gerandomiseerde, placebo-gecontroleerde fase I studie.
Lancet. 372 (9634): (2008), blz. 216-223.

P. Lacor, M. Buniel, P. Furlow, A. Clemente, P. Velasco, M. Wood, et al.
Abeta oligomeer-geïnduceerde aberraties in synapsamenstelling, vorm en dichtheid zorgen voor een moleculaire basis voor het verlies van connectiviteit bij de ziekte van Alzheimer. J
Neurosci. 27 (2007), blz. 796-807.

J. Laurén, D. A. Gimbel, H. B. Nygaard, J. W. Gilbert, S. M. Strittmatter.
Cellulair prioneiwit bemiddelt de aantasting van de synaptische plasticiteit door amyloïde-beta-oligomeren.
De natuur. 457 (7233): (2009), blz. 1128-1132.

A. Nikolaev, T. McLaughlin, D. D. O'Leary, M. Tessier-Lavigne.
APP bindt DR6 om axonsnoei en neurondood te activeren via afzonderlijke caspases.
De natuur. 457 (7232): (2009). 981–989.

A. Feuerstein. Merck
Alzheimer's Drug Study Halted Early for Futility.
New York City: The Street, Inc. (2017).

J. Hamilton. Na een
grote mislukking jagen wetenschappers en patiënten op een nieuw type Alzheimer

medicijn.
NPR.org. (2019).

J. Gaugler, B. James, T. Johnson, A. Marin, J. Weuve.
De feiten en cijfers van de ziekte van Alzheimer.
Alzheimers Dement. 15 (2019), pp. 321-387.

M. Goedert, M. G. Spillantini, R. A. Crowther.
Tau-eiwitten en neurofibrillaire degeneratie.
Brain Pathol. 1 (1991), blz. 279-286.

S. Makin. De
amyloïde hypothese op proef. Nu de ontwikkeling van behandelingen voor de ziekte van Alzheimer nog steeds struikelt, is het tijd voor onderzoekers om hun lijst van mogelijke oorzaken van de aandoening uit te breiden?
Natuur 559 (2018), pp. S4-S7

K. Iqbal, A. Alonso, S. Chen, M. Chohan, E. El-Akkad, C. Gong, et al.
Tau pathologie in Alzheimer en andere tauopathieën. Biochim
Biophys Acta. 1739 (2005), blz. 198-210.

W. Chun, G. V. Johnson. De rol
van tau-fosforylering en splitsing in de neuronale celdood. Front
Biosci. 12 (2007), blz. 733-756.

R. Deane, B. V. Zlokovic, Rol
van de bloed-hersenbarrière in de pathogenese van de ziekte van Alzheimer.
Curr Alzheimer Res. 4 (2007), pp. 191-197.

J. Miklossy. De ziekte
van Alzheimer - een neurospirochetose. Analyse van het bewijsmateriaal volgens de criteria van Koch en Hill.
J Neuroontsteking. 8 (2011), pp. 90

H. B. Allen. De ziekte
van Alzheimer: Het beoordelen van de rol van spirocheten, biofilms, het immuunsysteem en Amyloid-β met betrekking tot potentiële behandeling en preventie.
J Alzheimers Dis. 53 (2016). 1271–1276.

H. Xu, D. I. Finkelstein, P. A. Adlard. Interacties
van metalen en Apolipoproteïne E bij de ziekte van Alzheimer. Front
Aging Neurosci. 6 (2014), blz. 121

S. C. Bondy. **Lage niveaus van aluminium kan leiden tot gedrags- en morfologische veranderingen in verband met de ziekte van Alzheimer en leeftijdsgebonden neurodegeneratie.**
Neurotoxicologie. 52: (2016). 222–229.

R. Kandimalla, J. Vallamkondu, E. B. Corgiat, K. D. Gill.
Inzicht in aspecten van de blootstelling aan aluminium in de ontwikkeling van de ziekte van Alzheimer.
Hersenpathologie. 26 (2016), blz. 139-154.

M. Santibañez, F. Bolumar, A. M. Garcia.
Beroepsmatige risicofactoren voor de ziekte van Alzheimer: een evaluatie van de kwaliteit van de gepubliceerde epidemiologische studies.
Occup Environ Med. 64 (2007), pp, 723-732.

T. I. Lidsky. **Is de aluminium hypothese dood?**
Occup Environ Med. 56 (2014), blz. S73-79.

M. Yegambaram, B. Manivannan, T. G. Beach, R. U. Halden.
De **rol van milieuvervuilende stoffen in de etiologie van de ziekte van Alzheimer: een overzicht.**
Curr Alzheimer Res. 12 (2015), pp. 116-146.

J.K. Cataldo, J.J. Prochaska, S.A. Glantz. Het **roken van sigaretten is een risicofactor voor de ziekte van Alzheimer: een analyse die de betrokkenheid van de tabaksindustrie controleert.**
J Alzheimers Dis. 19 (2010), blz. 465-480.

P. Eikelenboom, E. Exel, J. Hoozemans, R. Veerhuis, A. Rozemuller, W. van Gool.
Neuro-inflammatie - een vroege gebeurtenis in zowel de geschiedenis als de pathogenese van de ziekte van Alzheimer.
J Neurodegener Dis. 7 (2010), blz. 38-41.

P.V. Moulton, W. Yang.
Luchtvervuiling, oxidatieve stress en de ziekte van Alzheimer.
J Environ Volksgezondheid. 2012 (2012), pp. 1-9.

G. Bartzokis. **De ziekte van Alzheimer als homeostatische reactie op ouderdomsgerelateerde myelineafbraak.**
Neurobiolveroudering. 32 (2011), pp. 1341-1371.

Z. Cai, M. Xiao.
Oligodendrocyten en de ziekte van Alzheimer.
In J Neurosci. 126 (2016), pp. 97-104.

[199]. B. Reisberg, E. Franssen, S. Hasan, I. Monteiro, I. Boksay, L. Souren et al
Retrogenesis: klinische, fysiologische en pathologische mechanismen in hersenveroudering, Alzheimer en andere dementerende processen.
Eur Arch Psychiatry Clin Neurosci. 249 (1999), blz. 28-36.

G. Alves, V. Oertel-Knöchel, C. Knöchel, A. Carvalho, J. Pantel, E. Engelhardt et al
Integratie van de retrogenese theorie in de pathologie van de ziekte van Alzheimer: inzicht in het DTI-TBSS onderzoek naar de microstructurele integriteit van de witte stof. BioMed Res. Int.
2015 (2015), pp. 291658.

V. Brenner-Carson. Zorgen
voor de ziekte van Alzheimer.
New York: Springer New York Academy of Sciences. (2015), blz. 1-9.

P. Zis, M. Hadjivassiliou.
Behandeling van Neurologische Manifestaties van Glutengevoeligheid en Coeliakieziekte. Curr Treat
Options Neurol. 21 (2019), blz. 10.

S. Makhlouf, M. Messelmani, J. Zaouali, R. Mrissa.
Cognitieve stoornissen bij coeliakie en niet-eliakie glutengevoeligheid: bespreking van de literatuur over de belangrijkste cognitieve stoornissen, de beeldvorming en het effect van glutenvrij dieet.
Acta Neurol Belg. 118 (2018), blz. 21-27.

G. L. Wenk.
Neuropathologische veranderingen in de ziekte van Alzheimer.
J Clin Psychiatry. 64 (2003), blz. 7-10.

H. Braak, K. Del Tredici. Waar,
wanneer en in welke vorm begint de sporadische ziekte van Alzheimer?
Stroomadviezen Neurol. 25 (2012), pp. 708-714.

R Desikan, H. Cabral, C. Hess, W. Dillon, C. Glastonbury, Weiner MW et al.
Geautomatiseerde MRI-maatregelen identificeren personen met een lichte cognitieve stoornis en de ziekte van Alzheimer.
Hersenen. 132 (2009), blz. 2048-2057.

R. Moan. MRI-
software identificeert nauwkeurig de ziekte van Alzheimer in de preklinische fase.
Diagnostische beeldvorming. (2009).

P Tiraboschi, L.A. Hansen, L.J. Thal, J. Corey-Bloom. **Het belang van neuritische plaques, raakt aan de ontwikkeling en evolutie van het AD.**
Neurologie. 62 (2004), blz. 1984-1989.

C. Bouras, P. R. Hof, P. Giannakopoulos, J. P. Michel, J. H. Morrison. **Regionale verspreiding van neurofibrillaire klitten en seniele plaques in de hersenschors van oudere patiënten: een kwantitatieve evaluatie van een eenjarige autopsiepopulatie uit een geriatrisch ziekenhuis.**
Cereb Cortex. 4 (1994), blz. 138-150.

P.T. Kotzbauer, J.Q. Trojanowsk, V.M. Lee. **Lewy body pathologie in de ziekte van Alzheimer.**
J Mol Neurosci 17 (2001), blz. 225-232.

M. Hashimoto, E. Rockenstein, L. Crews, E. Masliah. **Rol van eiwitaggregatie bij mitochondriale dysfunctie en neurodegeneratie bij de ziekten van Alzheimer en Parkinson.**
Neuromoleculaire Med. 4 (2003), blz. 21-36.

C. Priller, T. Bauer, G. Mitteregger, B. Krebs, H. Kretzschmar, J. Herms. **Synapsvorming en -functie wordt gemoduleerd door het amyloïde precursor-eiwit.**
J Neurosci. 26 (2006), blz. 7212-7221.

P.R. Turner, K. O'Connor, W.P. Tate, W.C. Abraham. **Rollen van amyloïde precursor proteïne en zijn fragmenten in het reguleren van neurale activiteit, plasticiteit en geheugen.**
Prog Neurobiol. 70 (2003), blz. 1-32.

N.M. Hooper. **Rollen van proteolyse en lipidenvlotten in de verwerking van het amyloïde precursor-eiwit en het prion-eiwit.**
Biochem Soc Trans. 33 (2005), blz. 335-338.

S. Ohnishi, K. Takano. **Amyloïde fibrillen vanuit het oogpunt van eiwitvouwing.**
Cell Mol Life Sci. 61 (2004), pp. 511-524.

F. Hernández, J. Avila. **Tauopathieën.**
Cell Mol Life Sci. 64 (2007), pp. 2219-2233.

W. Sun, H. Samimi, M. Gamez, H. Zare, B. Frost. **Pathogene tau-geïnduceerde piRNA-uitputting, bevordert de neuronale dood door**

transponeerbare elementdysregulatie, in neurodegeneratieve tauopathieën.
Nat Neurosci. 21 (2018), pp. 1038-1048.

W. Sun, H. Samimi, M. Gamez, H. Zare, B. **Pathogene tau-geïnduceerde piRNA uitputting bevordert de neuronale dood door transponeerbare element ontregeling in neurodegeneratieve tauopathieën.** Nat Neurosci. 21 (2018), pp. 1038-1048.

B. Van Broeck, C. Van Broeckhoven, S. Kumar-Singh.
Huidige inzichten in de moleculaire mechanismen van de ziekte van Alzheimer en hun implicaties voor therapeutische benaderingen.
Neuro-degeneratieve ziekten. 4 (2007), blz. 349-65.

Y. Huang, L. Mucke.
Alzheimer mechanismen en therapeutische strategieën. Cel. 148 (2012). 1204–1222.

B.A. Yankner, L.K. Duffy, D.A. Kirschner.
Neurotrofe en neurotoxische effecten van amyloïde bèta-eiwit: omkering door tachykinine neuropeptiden.
Wetenschap. 250 (4978): (1990), pp. 279-282.

X. Chen, S. D. Yan.
Mitochondriale Abeta: een mogelijke oorzaak van metabole disfunctie bij de ziekte van Alzheimer.
IUBMB Life. 58 (2006), blz. 686-694.

N. Greig, M. Mattson, T. Perry, S. Chan, T. Giordano, K. Sambamurti, et al. **Nieuwe therapeutische strategieën en medicijnkandidaten voor neurodegeneratieve ziekten: p53 en TNF-alfa-remmers, en GLP-1-receptor agonisten.**
Ann N Y Acad Sci. 1035 (2004), pp. 290-315.

M. Heneka, M. Carson, J. El Khoury, G. Landreth, F. Brosseron, D. Feinstein et al.
Neuroinflammatie bij de ziekte van Alzheimer.
Lancet Neurol. 14 (2015), blz. 388-405.

L. Tapia-Arancibia, E. Aliaga, M. Silhol, S. Arancibia.
Nieuwe inzichten in de BDNF-functie van de hersenen bij normale veroudering en de ziekte van Alzheimer. Hersenen Res. Rev. 59 (2008), pp. 201-220.

K. Schindowski, K. Belarbi, L. Buée.
Neurotrofe factoren bij de ziekte van Alzheimer: rol van axonaal transport.
Genen Hersenengedrag. 7 (2008), blz. 43-56.

M. F. Mendez.
De nauwkeurige diagnose van vroegtijdige dementie.
Int J Psychiatry Med. 36 (2006), blz. 401-412.

H. W. Klafki, M. Staufenbiel, J. Kornhuber, J. Wiltfang.
Therapeutische benaderingen van de ziekte van Alzheimer.
Hersenen. 129 (2006), blz. 2840-2855.

Dementie: Snelle referentiegids. Londen: (UK) National Institute for Health and Clinical Excellence. (2006).

M.L. Schroeter, T. Stein, N. Maslowski, J. Neumann.
Neurale correlaten van de ziekte van Alzheimer en lichte cognitieve stoornissen: een systematische en kwantitatieve meta-analyse waarbij 1351 patiënten betrokken zijn.
NeuroImage. 47 (2009), blz. 1196-1206.

G. McKhann, D. Drachman, M. Folstein, R. Katzman, D. Price, E. M. Stadlan **Klinische diagnose van de ziekte van Alzheimer: verslag van de NINCDS-ADRDA Werkgroep onder auspiciën van de Department of Health and Human Services Task Force voor de ziekte van Alzheimer.**
Neurologie. 34 (1984), blz. 939-944.

B. Dubois, H. Feldman, C. Jacova, S. Dekosky, P. Barberger-Gat., J. Cummings et al.
Onderzoekscriteria voor de diagnose van de ziekte van Alzheimer: herziening van de NINCDS-ADRDA criteria.
Lancet Neurol. 6 (2007), blz. 734-746.

D. Blacker, M.S. Albert, S.S. Bassett, R.C. Go, L.E. Harrell, M.F. Folstein.
Betrouwbaarheid en geldigheid van de NINCDS-ADRDA-criteria voor de ziekte van Alzheimer. Het National Institute of Mental Health Genetics Initiative.
Arch Neurol. 51 (1994), blz. 1198-1204.

Diagnostische en statistische handleiding van psychische stoornissen: DSM-IV-TR (4e editie) Washington, DC: American Psychiatric Association. (2000).

N. Ito.
Klinische aspecten van dementie.
Hokkaido Igaku Zasshi. 71 (1996), blz. 315-320.

T. N. Tombaugh, N. J. McIntyre.
Het mini-mentale staatsonderzoek: een uitgebreide herziening.
J Am Geriatr Soc. 40 (1992), pp. 922-935.

F. Pasquier.
Vroege diagnose van dementie: neuropsychologie.
J Neurol. 246 (1999), blz. 6-15.

P. Harvey, P. Moriarty, L. Kleinman, K. Coyne, C. Sadowsky, M. Chen, et al. **De validatie van een zorgverlener beoordeling van dementie: de Dementia Severity Scale.**
Alzheimer Dis Assoc Disord. 19 (2005), blz. 186-194.

C. Antoine, P. Antoine, P. Guermonprez, B. Frigard.
Bewustwording van tekorten en anosognose bij de ziekte van Alzheimer.
L'Encephale. 30 (2004), blz. 570-577.

V. T. Cruz, J. Pais, A. Teixeira, B. Nunes. **De eerste symptomen van de ziekte van Alzheimer: de perceptie van de verzorger.**
Acta Med Port 17 (2004), blz. 435-444.

A. M. Clarfield.
De afnemende prevalentie van omkeerbare dementie: een geactualiseerde meta-analyse.
Arch Intern Med. 163 (2003), blz. 2219-2229.

X. Sun, D. Steffens, R. Au, M. Folstein, P. Summergrad, J. Yee, et al.
Amyloid-geassocieerde depressie: een prodromale depressie van de ziekte van Alzheimer? Arch Gen Psychiatry. 65 (2008), blz. 542-550.

D. S. Geldmacher, P. J. Whitehouse.
Differentiële diagnose van de ziekte van Alzheimer.
Neurologie. 48 (1997), blz. S2-9.

G. G. Potter, D. C. Steffens.
Bijdrage van depressie aan cognitieve stoornissen en dementie bij oudere volwassenen.
Neuroloog. 13 (2007), blz. 105-117.

S. Zhang, N. Smailagic, C. Hyde, A. Noel-Storr, Y. Takwoingi, R. McShane et al. **C-PIB-PET voor de vroege diagnose van Alzheimer dementie en andere vormen van dementie bij mensen met een lichte cognitieve stoornis (MCI).**
The Cochrane Database Syst Rev 7 (2014), pp. CD010386.

N. Smailagic, M. Vacante, C. Hyde, S. Martin, O. Ukoumunne, C. Sachpekidis. **[18]F-FDG PET voor de vroege diagnose van de ziekte van Alzheimer en andere vormen van dementie bij mensen met een lichte cognitieve stoornis (MCI).**
Cochrane Database Syst Rev. 1 (2015), pp. CD010632.

C. Patterson, J. Feightner, A. Garcia, G. Hsiung, C. MacKnight, A. Sadovnick. **Diagnose en behandeling van dementie: 1. Risicobeoordeling en primaire preventie van de ziekte van Alzheimer.**
CMAJ. 178 (2008), blz. 548-556.

C. Rosendorff, M. S. Beeri, J. M. Silverman.
Cardiovasculaire risicofactoren voor de ziekte van Alzheimer.
Ben J Geriatr Cardiol. 16 (2007), blz. 143-149.

A.B. Reiss, E. Wirkowski.
Rol van HMG-CoA-reductieremmers bij neurologische aandoeningen: vooruitgang tot nu toe.
Drugs. 67 (2007). 2111–2120.

L. H. Kuller.
Statines en dementie.
Curr Atheroscler Rep. 9 (2): (2007). 154–161.

B. McGuinness, D. Craig, R. Bullock, R. Malouf, P. Passmore.
Statines voor de behandeling van dementie.
Cochrane Database Syst Rev. 7 (2014), pp. CD007514.

C.A. Szekely, T. Town, P.P. Zandi.
NSAID's voor de chemopreventie van de ziekte van Alzheimer. Subcellulaire Biochemie. Subcell Biochem. 42 (2007), blz. 229-248.

J.J. Hoozemans, R. Veerhuis, J.M. Rozemuller, P. Eikelenboom.
Kalmeren van de ontstoken hersenen: effect van niet-steroïde anti-inflammatoire geneesmiddelen op de ziekte van Alzheimer.
CNS Neurol Disord Drug Targets. 10 (2011), pp. 57-67

J. Marjoribanks, C. Farquhar, H. Roberts, A. Lethaby, J. Lee.
Langdurige hormoontherapie voor perimenopauzale en postmenopauzale vrouwen.
Cochrane Database Syst Rev. 1 (2017), pp. CD004143.

Y. Stern.
Cognitieve reserve en de ziekte van Alzheimer.
Alzheimer Dis Assoc Disord. 20 (2006), blz. S69-74.

M. Paradise, C. Cooper, G. Livingston.
Systematische evaluatie van het effect van onderwijs op de overleving van de ziekte van Alzheimer. Int Psychogeriatr. 21 (2009), pp. 25-32.

L. Neergaard.
Spreken 2 Talen Mei Uitstellen van het krijgen van Alzheimer.
De Denver Post. Associated Press. (2011).

S. T. Cheng.
Cognitieve reserve en de preventie van dementie: De rol van fysieke en cognitieve activiteiten.
Curr Psychiatry Rep. 18 (2016), pp. 85

N. Farina, J. Rusted, N. Tabet.
Het effect van oefeninterventies op de cognitieve uitkomst van de ziekte van Alzheimer: een systematische herziening.
Int Psychogeriatr. 26 (2014), pp. 9-18.

N. Hu, J. T. Yu, L. Tan, Y. L. Wang, L. Sun, L. Tan.
Voeding en het risico op de ziekte van Alzheimer.
BioMed Res Int. 2013: (2013), pp. 1-12.

V. Solfrizzi, F. Panza, V. Frisardi, D. Seripa, G. Logroscino, B. P. Imbimbo e.a.
Risicofactoren voor de ziekte van Alzheimer of preventie: het huidige bewijs.
Expert Rev Neurother. 11 (2011), pp. 677-708.

S. E. Kanoski, T. L. Davidson.
Westerse dieetconsumptie en cognitieve stoornissen: verbanden met hippocampale disfunctie en obesitas.
Fysiologisch gedrag. 103 (2011), pp. 59-68.

V. Solfrizzi, C. Capurso, A. D'Introno, A. Colacicco, A. Santamato, M. Ranieri et al.
Levensstijlgebonden factoren bij predementia en dementie syndromen.
Expert Rev Neurother. 8 (2008), blz. 133-158.

C. Santos, J. Costa, J. Santos, A. Vaz-Carneiro, N. Lunet.
Cafeïne-inname en dementie: systematisch onderzoek en meta-analyse.
J Alzheimers Dis. 20 (2010), blz. S187-204.

A. Nehlig. De
neuroprotectieve effecten van cacao flavanol, de invloed ervan op de cognitieve prestaties.
Br J Clin Pharmacol 75 (2013), pp. 716-727.

J.C. Stoclet, V. Schini-Kerth. Dieet
flavonoïden en de menselijke gezondheid.
Ann Pharm Fr. 69 (2011), pp. 78-90.

K. Ono, M. Yamada.
Vitamine A en Alzheimer. Geriatr
Gerontol Int. 12 (2012), pp. 180-188.

A.J. Lerner, K. Gustaw-Rothenberg, S. Smyth, G. Casadesus.
Retinoïden voor de behandeling van de ziekte van Alzheimer.
BioFactoren. 38 (2012), blz. 84-89.

J.H. Heo, K.M. Lee. De
mogelijke rol van antioxidant vitamine C in de behandeling en preventie van de ziekte van Alzheimer.
Am J Alzheimers Dis Andere Dementies. 28 (2013), pp. 120-125.

L.A. Boothby, P.L. Doering.
Vitamine C en vitamine E voor de ziekte van Alzheimer.
Ann Pharmacother. 39 (2005), blz. 2073-2080.

N. Farina, D. Llewellyn, M. G. Isaac, N. Tabet.
Vitamine E voor Alzheimer dementie en lichte cognitieve stoornissen.
Cochrane Database Syst. Rev. 4 (2017), pp. CD002854

M. Loef, G. N. Schrauzer, H. Walach.
Selenium en Alzheimer: een systematisch overzicht. J
Alzheimers Dis. 26 (2011), blz. 81-104.

M. Loef, N. von Stillfried, H. Walach.
Zinkdieet en de ziekte van Alzheimer: een systematische herziening.
Nutr Neurosci. 15 (2012), pp. 2-12.

A. Avan, T. U. Hoogenraad.
Zink en koper in de ziekte van Alzheimer.
J Alzheimers Dis. 46 (2015), blz. 89-92.

R. Malouf, J. Grimley-Evans.
Foliumzuur met of zonder vitamine B12 voor de preventie en behandeling van gezonde ouderen en demente mensen.
Cochrane Database Syst Rev 4 (2008), pp. CD004514

D. S. Wald, A. Kasturiratne, M. Simmonds. Effect
van foliumzuur, met of zonder andere B-vitamines, op de cognitieve achteruitgang: meta-analyse van gerandomiseerde trials.
Am J Med. 123 (2010), blz. 522-527.

S. C. Cunnane, R. Chouinard-Watkins, C. A. Castellano, P. Barberger-Gateau.
Docosahexaeenzuur homeostase, veroudering van de hersenen en de ziekte van Alzheimer: Kunnen we het bewijs met elkaar verzoenen?
Prostaglandinen, Leukot Essent Vetzuren. 88 (2013), pp. 61-70.

M. Burckhardt, M. Herke, T. Wustmann, S. Watzke, G. Langer, A. Fink. **Omega-3-vetzuren voor de behandeling van dementie.**
Cochrane Database Syst Rev. 4 (2016), pp. CD009002.

T. Hamaguchi, K. Ono, M. Yamada.
Review, Curcumin en de ziekte van Alzheimer.
CNS Neurosci Ther. 16 (2010), blz. 285-297.

J. Birks, J. Grimley Evans.
Ginkgo biloba voor cognitieve stoornissen en dementie.
Cochrane Database Syst Rev. 1 (2009), pp. CD003120.

S. Krishnan, R. Cairns, R. Howard Krishnan.
Cannabinoïden voor de behandeling van dementie.
Cochrane Database Syst Rev 2 (2009), pp. CD007204.

A. Bilkei-Gorzo. **Het endocannabinoïde systeem in normale en pathologische hersenveroudering.**
Philos Trans R Soc Lond B, Biol Sci. 367 (1607): (2012), blz. 3326-3341.

J.S. Birks, R.J. Harvey.
Donepezil voor dementie als gevolg van de ziekte van Alzheimer.
Cochrane Database Syst Rev. 6 (2018), pp. CD001190.

J.S. Birks, J. Grimley Evans.
Rivastigmine voor de ziekte van Alzheimer.
Cochrane Database Syst Rev 4 (2015), pp. CD001191.

C. Geula, M. M. Mesulam.
Cholinesterases en de pathologie van de ziekte van Alzheimer.
Alzheimer Dis Assoc Disord. 9 (1995), blz. 23-28.

S. M. Stahl. **De nieuwe cholinesteraseremmers voor de ziekte van Alzheimer, deel 2: illustratie van hun werkingsmechanismen.**
J Clin Psychiatry. 61 (2000), blz. 813-814.

J. Birks.
Cholinesteraseremmers voor de ziekte van Alzheimer.
Cochrane Database Syst Rev. 1 (2006), pp. CD005593.

R. Raschetti, E. Albanese, N. Vanacore, M. Maggini.
Cholinesteraseremmers bij lichte cognitieve stoornissen: een systematische herziening van gerandomiseerde studies.
PLoS Med. 4 (2007), blz. e338.

B. Alldredge, R. Corelli, M. Ernst, B. Guglielmo, P. Jacobson, W. Kradjan, et al. **Toegepaste therapie: het klinisch gebruik van drugs.**
Wolters Kluwer Health/Lippincott Williams & Wilkins. Baltimore. (2013), pp. 2385.

S. A. Lipton.
Paradigmaverschuiving in neuroprotectie door NMDA-receptorblokkade: memantine en verder.
Nat Rev Drug Discov. 5 (2006), blz. 160-170.

Memantine. US National Library of Medicine (Medline). (2004).

R. McShane, M. Westby, E. Roberts, N. Minakaran, L. Schneider, L. Farrimond et al.
Memantine voor dementie.
Cochrane Database Syst Rev. 3 (2019), pp. CD003154.

"Namenda die informatie voorschrijft" Forest Pharmaceuticals. (2008).

P. Raina, P. Santaguida, A. Ismaila, C. Patterson, D. Cowan, M. Levine, et al. **Effectiviteit van cholinesteraseremmers en memantine voor de behandeling van dementie: bewijs voor een klinische praktijkrichtlijn.**
Ann Intern Med. 148 (2008), blz. 379-397.

C. Ballard, J. Waite Ballard. **De effectiviteit van atypische antipsychotica voor de behandeling van agressie en psychose bij de ziekte van Alzheimer.**
Cochrane Database Syst Rev 1 (2006), pp. CD003476.

C. Ballard, M. Hanney, M. Theodoulou, S. Douglas, R. McShane, et al.
De dementie antipsychotische ontwenningsstudie (DART-AD): lange termijn follow-up van een gerandomiseerde placebogecontroleerde studie.
Lancet Neurol. 8 (2009), blz. 151-157.

T. Declercq, M. Petrovic, M. Azermai, R. Vander Stichele, A. De Sutter et al.
Terugtrekking versus voortzetting van chronische antipsychotische middelen voor

gedrags- en psychologische symptomen bij oudere mensen met dementie.
Cochrane Database Syst Rev. 3 (2013), pp. CD007726.

J. Li, H. Wu, R. Zhou, G. Liu, B. Dong.
Huperzine A voor de ziekte van Alzheimer.
Cochrane Database Syst Rev 2 (2008), pp. CD005592.

P. Rabins, D. Blacker, B. Rovner, T. Rummans, L. Schneider, P. Tariot, et al. **Steering Committee on Practice Guidelines. Praktijkrichtlijn van de American Psychiatric Association voor de behandeling van patiënten met Alzheimer en andere vormen van dementie. Tweede editie.**
Am J Psychiatry. 164 (2007), blz. 5-56.

C. Bottino, I. Carvalho, A. Alvarez, R. Avila, P. Zukauskas, S. Bustamante, et al. **Cognitieve revalidatie gecombineerd met medicijnbehandeling bij Alzheimer patiënten: een pilotstudie.**
Clin Rehabil. 19 (2005), blz. 861-869.

R. Doody, J. Stevens, C. Beck, R. Dubinsky, J. Kaye, L. Gwyther, et al.
Praktijkparameter: beheer van dementie (een op bewijs gebaseerde beoordeling). Verslag van het Quality Standards Subcommittee van de American Academy of Neurology. Neurologie. 56 (2001), blz. 1154-1166.

D. G. Hermans, U. H. Htay, R. McShane. **Nietfarmacologische interventies voor het zwerven van mensen met dementie in de huiselijke omgeving.**
Cochrane Database Syst Rev. 1 (2007), pp. CD005994.

L. Robinson, D. Hutchings, H. Dickinson, L. Corner, F. Beyer, T. Finch, et al. **Effectiviteit en aanvaardbaarheid van niet-farmacologische interventies om dementie te verminderen: een systematische herziening.**
Int J Geriatr Psychiatrie. 22 (2007). 9–22.

I. Abraha, J. Rimland, F. Trotta, G. Dell'Aquila, A. Cruz-Jentoft, M. Petrovic, et al. **Systematische review van systematische reviews van niet-farmacologische interventies voor de behandeling van gedragsstoornissen bij oudere patiënten met dementie. De SENATOR-On Top serie.**
BMJ Open. 7 (2017), pp. e012759.

J.C. Chung, C.K. Lai, P.M. Chung, H.P. French.
Snoezelen voor dementie.
Cochrane Database Syst Rev. 4 (2002), pp. CD003152.

B. Woods, L. O'Philbin, E. M. Farrell, A. E. Spector, M. Orrell.
Reminiscentietherapie voor dementie.
Cochrane Database Syst Rev. 3 (2018), pp. CD001120.

J. Zetteler.
Effectiviteit van gesimuleerde aanwezigheidstherapie voor personen met dementie: een systematische review en meta-analyse.
Verouderde Ment Health. 12 (2008), blz. 779-785.

M. Neal, P. Barton Wright, **Validatietherapie voor dementie.**
Cochrane Database Syst Rev. 3 (2003), pp. CD001394.

A. Spector, L. Thorgrimsen, B. Woods, L. Royan, S. Davies, M. Butterworth, et al.
Doeltreffendheid van een evidence-based cognitieve stimulatie therapie programma voor mensen met dementie: gerandomiseerde gecontroleerde studie.
Br J Psychiatrie. 183 (2003), blz. 248-254.

C. H. Chang, H. Y. Lane, C. H. Lin.
Hersenstimulatie bij de ziekte van Alzheimer.
Frontale Psychiatrie. 9 (2018), pp. 201.

L.N. Gitlin, M. Corcoran, L. Winter, A. Boyce, W. W. Hauck.
Een gerandomiseerde, gecontroleerde studie van een thuisomgevingsinterventie: effect op de effectiviteit en de verstoringen bij zorgverleners en op het dagelijks functioneren van personen met dementie. Gerontoloog. 41 (2001), blz. 4-14.

L.N. Gitlin, W.W. Hauck, M.P. Dennis, L. Winter.
Handhaving van de effecten van het programma voor de opbouw van vaardigheden in de woonomgeving voor mantelzorgers en personen met de ziekte van Alzheimer en aanverwante aandoeningen. J Gerontol A Biol Sci Med Sci. 60 (2005), 368-374.

Behandeling van gedrags- en psychiatrische symptomen. De Alzheimer Vereniging. (2006).

T.E. Dunne, S. A Neargarder, P.B. Cipolloni, A. Cronin-Golomb.
Visueel contrast verbetert de voedsel- en vochtinname bij de ziekte van Alzheimer in een vergevorderd stadium. Clin Nutr. 23 (2004). 533–538.

S. G. Dudek.
Voedingsstoffen die essentieel zijn voor de verpleegkundige praktijk.
Hagerstown, Maryland: Lippincott Williams & Wilkins. (2007), pp. 360.

J.E. Brody.
Persoonlijke gezondheid. Wanneer het doorslikken van voedsel een probleem wordt.
De New York Times. (20 juli 2004)

C. Dennehy. Analyse
van de rechten van patiënten: dementie en PEG-inbreng.
Br. J. Nurs. 15 (2006), blz. 18-20.

R. Chernoff.
Buisvoeding voor patiënten met dementie.
Voeding in de Klinische Praktijk. 21 (2006), blz. 142-146.

G. Gambassi, F. Landi, K. L. Lapane, A. Sgadari, V. Mor, R. Bernabei.
Voorspellers van sterfte bij patiënten met de ziekte van Alzheimer die in verpleeghuizen wonen. J
Neurol Neurosurg Psychiatrie. 67 (1999), blz. 59-65.

B. Hoofd.
Palliatieve zorg voor personen met dementie.
Home Healthcare Nurse. 21 (2003), blz. 53-60.

A.H. Friedlander, D.C. Norman, M.E. Mahler, K.M. Norman, J.A. Yagiela. **De ziekte van Alzheimer: psychopathologie, medisch management en tandheelkundige implicaties.**
J Am Dent Assoc. 137 (2006), pp. 1240-1251.

J. Belmin.
Praktische richtlijnen voor de diagnose en het beheer van gewichtsverlies bij de ziekte van Alzheimer: een consensus van een groot panel van deskundigen over de beoordeling van de geschiktheid. J Nutr Health Aging. 11 (2007), blz. 33-37.

S. M. McCurry, L. E. Gibbons, R. G. Logsdon, M. Vitiello, L. Teri.
Opleiding van zorgverleners om de slaaphygiënepraktijken van patiënten met dementie te veranderen: het NITE-AD project.
J Am Geriatr Soc. 51 (2003), pp. 1455-1460.

T. T. Perls, M. Herget.
Hogere infectiecijfers van de luchtwegen op een speciale zorgeenheid voor Alzheimer en een succesvolle interventie.
J Am Geriatr Soc. 43 (1995), pp. 1341-1344.

J. Shega, A. Levin, G. Hougham, D. Cox-Hayley, D. Luchins, P. Hanrahan et al. **Palliative Excellence in Alzheimer Care Efforts (PEACE): een programmabeschrijving.**
J Palliat Med. 6 (2003), blz. 315-320.

O. Zanetti, S. B. Solerte, F. Cantoni.
Levensverwachting bij de ziekte van Alzheimer (AD).
Aarts Gerontol Geriatr. 49 (2009), pp. 237-243.

P. K. Mölsä, R. J. Marttila, U. K. Rinne.
Langetermijnoverleving en voorspellers van sterfte bij de ziekte van Alzheimer en multi-infarct dementie.
Acta Neurol Scand. 91 (1995), blz. 159-64.

J. Bowen, A. Malter, L. Sheppard, W. Kukull, W. McCormick, L. Teri, et al. **Voorspellers van sterfte bij patiënten met de waarschijnlijke ziekte van Alzheimer.**
Neurologie. 47 (1996), blz. 433-439.

E. Larson, M. Shadlen, L. Wang, W. McCormick, J. Bowen, L. Teri, et al.
Overleving na de eerste diagnose van de ziekte van Alzheimer.
Ann Inter Med. 140 (2004), pp. 501-509.

C. Jagger, M. Clarke, A. Stone.
Voorspellers van overleving met de ziekte van Alzheimer: een gemeenschapsonderzoek.
Psychol Med. 25 (1995), blz. 171-177.

H. H. Dodge, C. Shen, R. Pandav, S. T. DeKosky, M. Ganguli. **Functionele overgangen en actieve levensverwachting in verband met de ziekte van Alzheimer.**
Arch Neurol. 60 (2003), blz. 253-259.

M. Ganguli, H. H. Dodge, C. Shen, R. S. Pandav, S. T. DeKosky. **De ziekte en het sterftecijfer van Alzheimer: een epidemiologische studie van 15 jaar.**
Arch Neurol. 62 (2005), blz. 779-784.

F. Bermejo-Pareja, J. Benito-León, S. Vega, M. J. Medrano, G. C. Román. **Incidentie en subtypes van dementie bij drie oudere bevolkingsgroepen in Midden-Spanje.**
J Neurol Sci. 264 (2008), pp. 63-72.

A. Di Carlo, M. Baldereschi, L. Amaducci, V. Lepore, L. Bracco, S. Maggi, et al. **Incidentie van dementie, Alzheimer en vasculaire dementie in Italië. De ILSA-studie.**
J Am Geriatr Soc. 50 (2002), pp. 41-48.

K. Andersen, L. J. Launer, M. E, Dewey, L. Letenneur, A. Ott, J. R. Copeland, et al.
Geslachtsverschillen in de incidentie van AD en vasculaire dementie: De EURODEM-studies. EURODEM Incidence Research Group.
Neurologie. 53 (1999), blz. 1992-1997.

B. Tejada-Vera. **Dood door Alzheimer in de Verenigde Staten: Gegevens voor 2000 en 2010. Hyattsville, MD: U.S. Department of Health and Human Services.**
Centra voor Ziektebeheersing en Preventie, Nationaal Centrum voor Gezondheidsstatistiek. (2013).

L.E. Hebert, P.A. Scherr, J.L. Bienias, D.A. Bennett, D.A. Evans. **De ziekte van Alzheimer in de VS: prevalentieschattingen op basis van de volkstelling van 2000.** Arch Neurol. 60 (2003), blz. 1119-1122.

W.G. Barron Jr., D.L. Evans, J. Lee Price. **Profiles of General Demographic Characteristics, 2000 Census of Population and Housing, Verenigde Staten.** U.S. Census Bureau. 2001.

C.P. Ferri, M. Prince, C. Brayne, H. Brodaty, L. Fratiglioni, M. Ganguli, et al. **Wereldwijde prevalentie van dementie: een Delphi consensus studie.** Lancet. 366 (2005), blz. 2112-2117.

J.A. Aarli, T. Dua, A. Janca, A. Muscetta. **Neurologische aandoeningen van de Wereldgezondheidsorganisatie: Uitdagingen voor de volksgezondheid.** Zwitserland: Wereldgezondheidsorganisatie. (2006), pp. 1-232.

R. Brookmeyer, E. Johnson, K. Ziegler-Graham, H. M. Arrighi. **Het voorspellen van de wereldwijde last van de ziekte van Alzheimer.** Alzheimer & Dementie. 3 (2007), blz. 186-191.

Verenigde Naties, Ministerie van Economische en Sociale Zaken, Afdeling Bevolking (2013). Wereldbevolkingsvooruitzichten: De 2012 Revisie, Highlights en Advance Tables. Werkdocument nr. ESA/P/WP.228.

A. Alzheimer. **Over een bijzondere aandoening van de hersenschors.** General Journal of Psychiatry and Psycho-legal Medicine. 64 (1907), pp. 146-148.

A. Alzheimer **over een bijzondere aandoening van de hersenschors.** Alzheimer Dis Assoc Disord. 1 (1987), blz. 3-8.

M. Ulrike, M. Konrad. **Alzheimer: Het leven van een arts en de carrière van een ziekte.** New York: Columbia University Press. (2003), pp. 270.

G.E. Berrios. **De ziekte van Alzheimer: Een conceptuele geschiedenis.** Int J Geriatr Psychiatrie. 5 (1990), pp. 355-365.

E. Kraepelin. **Klinische Psychiatrie: Een lesboek voor studenten en artsen.** Kessinger Publishing. Vertaling. door D. A. Ross. (2007), blz. 568.

R. Katzman, R. D. Terry, K. L. Bick. **De
ziekte van Alzheimer: Seniele dementie en aanverwante aandoeningen.**
New York: Raven Press. (1978), pp. 595.

F. Boller, M. M. Forbes.
Geschiedenis van dementie en dementie in de geschiedenis: een overzicht.
J Neurol Scie. 158 (1998), blz. 125-133.

L.A. Amaducci, W.A. Rocca, B.S. Schönberg.
Oorsprong van het onderscheid tussen de ziekte van Alzheimer en seniele dementie: hoe de geschiedenis de nosologie kan verhelderen.
Neurologie. 36 (1986), blz. 1497-1499.

R. Allegri, J. Butman, R. Arizaga, G. Machnicki, C. Serrano, F. Taragano et al.
Economische impact van dementie in ontwikkelingslanden: een evaluatie van de kosten van Alzheimer-type dementie in Argentinië.
Int Psychogeriatr. 19 (2007), 705-718.

G. H. Suh, M. Knapp, C. J. Kang.
De economische kosten van dementie in Korea, 2002.
Int J Geriatr Psychiatrie. 21 (2006), blz. 722-728.

A. Wimo, L. Jonsson, B. Winblad.
Een schatting van de wereldwijde prevalentie en de directe kosten van dementie in 2003.
Dement Geriatr Cogn Disord. 21 (2006), blz. 175-181.

M.J. Moore, C.W. Zhu, E.C. Clipp.
Informele kosten van dementiezorg: schattingen Nationale Longitudinale Zorgverlenersstudie.
J Gerontol B Psychol Sci Soc Sci. 56 (2001), pp. S219-28.

L. Jönsson, M. Eriksdotter-J., L. Kilander, H. Soininen, M. Hallikainen, et al.
Determinanten van de kosten van de zorg voor patiënten met Alzheimer.
Int J Geriatr Psychiatrie. 21 (2006). 449–459.

De MetLife studie van de ziekte van Alzheimer: De verzorgingservaring.
MetLife Mature Market Institute. (2006).

J. Schneider, J. Murray, S. Banerjee, A. Mann.
EUROCARE: een transnationaal onderzoek naar co-resident-echtgenoten die zorgen voor mensen met de ziekte van Alzheimer: I - Factoren die verband houden met de last van de verzorger.
Int J Geriatr Psychiatrie. 14 (1999), blz. 651-661.

J. Murray, J. Schneider, S. Banerjee, A. Mann.
EUROCARE: een transnationaal onderzoek naar co-resident-echtgenoten die zorgen voor mensen met de ziekte van Alzheimer: II - Een kwalitatieve analyse van de ervaring in de zorg. Int J
Geriatr Psychiatrie. 14 (1999). 662–667.

C. W. Zhu, M. Sano.
Economische overwegingen bij het beheer van de ziekte van Alzheimer.
Clin Interv Aging. 1 (2006), blz. 143-154.

J.E. Gaugler, R.L. Kane, R.A. Kane, R. Newcomer.
Vroegtijdig gebruik van gemeenschapsdiensten en de effecten daarvan op de institutionalisering van dementiezorg.
Gerontoloog. 45 (2005), blz. 177-185.

K. Ritchie, S. Lovestone.
De dementia's.
Lancet. 360 (9347): (2002), blz. 1759-1766.

H. Brodaty, D. Hadzi-Pavlovic.
Psychosociale effecten op verzorgers van het leven met personen met dementie.
Aust N Z J Psychiatrie. 24 (1990). 351–361.

C. Donaldson, N. Tarrier, A. Burns.
Determinanten van zorgstress bij de ziekte van Alzheimer.
Int J Geriatr Psychiatrie. 13 (1998), blz. 248-256.

H. Pusey, D. Richards.
Een systematische evaluatie van de effectiviteit van psychosociale interventies voor verzorgers van mensen met dementie.
Verouderde Ment Health. 5 (2001), blz. 107-119.

J. Bayley Iris: Een memoir van Iris Murdoch. Londen: Abacus. (2001).

N. Sparks. Het notitieboekje. Thorndike, Maine: Thorndike Press. (1996), blz. 268.

Dan is er nog een andere. Webindia123.com. (2005).

H. Ogiwara Ashita no Kioku. Tōkyō: Kōbunsha. (2006).

A. Munro.
Haat, vriendschap, hofhouding, liefde, huwelijk: Verhalen.
New York: A.A. Knopf. (2001).

Malcolm en Barbara: Een liefdesverhaal. Dfgdocs. (1999)

Malcolm en Barbara: Een liefdesverhaal. BBC Cambridgeshire. (1999).

J. Plunkett.
Alzheimer filmmaker om het hoofd te bieden aan ITV advocaten.
Londen: Guardian Media. (2007).

J.L. Cummings, T. Morstorf, K. Zhong. **De pijplijn voor de ontwikkeling van geneesmiddelen voor de ziekte van Alzheimer: weinig kandidaten, frequente mislukkingen.**
Alzheimers Res Ther. 6 (2014), blz. 37.

P. S. Gutis.
Een Alzheimer medicijnproef gaf me hoop, en toen eindigde het.
De New York Times. (22 maart 2019)

H. Lashuel, D. Hartley, D. Balakhaneh, A. Aggarwal, S. Teichberg, D. Callaway. **Nieuwe klasse van remmers van amyloïde-bèta fibrilvorming. Implicaties voor het mechanisme van pathogenese bij de ziekte van Alzheimer.**
J Biol Chem. 277 (2002), blz. 42881-42890.

R. Dodel, F. Neff, C. Noelker, R. Pul, Y. Du, M. Bacher, et al.
Intraveneuze immunoglobulinen als behandeling voor de ziekte van Alzheimer: rationale en actueel bewijs.
Drugs. 70 (2010), blz. 513-528.

C.A. Hawkes, J. McLaurin.
Immunotherapie als behandeling voor de ziekte van Alzheimer.
Expert Rev Neurother. 7 (2007), blz. 1535-1548.

B. Solomon.
Klinische immunologische benaderingen voor de behandeling van de ziekte van Alzheimer.
Deskundige adviezen Onderzoek drugs. 16 (2007), blz. 819-828.

A. Woodhouse, T. C. Dickson, J. C. Vickers.
Vaccinatiestrategieën voor de ziekte van Alzheimer: Een nieuwe hoop?
Drugsveroudering. 24 (2007), blz. 107-119.

380] Studie Evaluatie van ACC-001 in Mild tot Matig Alzheimers ziektebeelden. Klinisch onderzoek. US National Institutes of Health. (2008).

381] Onderzoek naar de evaluatie van de veiligheid, verdraagbaarheid en immunogeniciteit van ACC-001 bij proefpersonen met de ziekte van Alzheimer. US National Institutes of Health. (2008).

[382]. Alzheimer Vaccin Proef op Veiligheidsrisico's geschorst. Medpage Vandaag. (2008).

[383]. Bapineuzumab bij patiënten met een milde tot matige ziekte van Alzheimer/Apo_e4 Non-carriers, Klinisch Onderzoek. US National Institutes of Health. (2008).

R. Sperling, C. Jack, S. Black, M. Frosch, S. Greenberg, B. Hyman, et al.
Amyloid-gerelateerde beeldvormingsafwijkingen in amyloid-modificerende therapeutische studies: aanbevelingen van de Alzheimer's Association Research Roundtable Workgroup.
Alzheimers Dement. 7 (2011). 367–385.

385] Onderzoek naar veiligheid, verdraagbaarheid en werkzaamheid om proefpersonen met een lichte cognitieve stoornis te evalueren. Klinisch onderzoek. US National Institutes of Health. (2008).

386] Onderzoek naar de evaluatie van de veiligheid, verdraagbaarheid en werkzaamheid van PBT2 bij patiënten met de ziekte van Alzheimer in het begin. Klinisch onderzoek. US National Institutes of Health. (2008).

E. Tobinick.
Tumor necrose factor modulatie voor de behandeling van de ziekte van Alzheimer: rationale en actueel bewijs.
CNS Drugs. 23 (2009), blz. 713-725.

E. Tobinick, H. Gross, A. Weinberger, H. Cohen.
TNF-alfa modulatie voor de behandeling van de ziekte van Alzheimer: een pilotstudie van 6 maanden.
MedGenMed. 8 (2006), blz. 25.

W. S. Griffin.
Perispinaal etanercept: potentieel als Alzheimer-therapie.
J Neuroontsteking. 5 (2008), blz. 3.

E. Tobinick.
Perispinaal etanercept voor de behandeling van de ziekte van Alzheimer.
Curr Alzheimer Res. 4 (2007), pp. 550-552.

X. Cheng, Y. Shen, R. Li. TNF:
een therapeutische strategie voor de ziekte van Alzheimer.
Drug Discov Today. 19 (2014), blz. 1822-1827.

C.M. Wischik, P. Bentham, D.J. Wischik, K.M. Seng. Tau
aggregation inhibitor (TAI) therapie met remberTM arresteert de ziekteprogressie bij milde en matige Alzheimer gedurende 50 weken.
Alzheimers Dement. 4 (2008), blz. T167.

C. Harrington, J. Rickard, D. Horsley.
Methylthioniniumchloride (MTC) werkt als een tau aggregatie-inhibitor (TAI) in een cellulair model en keert de tau-pathologie om in transgene muismodellen van de ziekte

van Alzheimer.
Alzheimers Dement. **4** (2008), blz. T120-121.

R. Doody, S. Gavrilova, M. Sano, R. Thomas, P. Aisen, S. Bachurin, et al.
Effect van dimebon op de cognitie, de activiteiten van het dagelijks leven, het gedrag en de globale functie bij patiënten met de ziekte van Alzheimer: een gerandomiseerde, dubbelblinde, placebogecontroleerde studie.
Lancet. 372 (9634): (2008), blz. 207-215.

I. Bezprozvanny. **De opkomst en ondergang van Dimebon.**
Drugs Nieuws Perspectief. 23 (2010), blz. 518-523.

[396] Pfizer en Medivation maken de resultaten bekend van twee fase 3-studies in het klinische ontwikkelingsprogramma voor de ziekte van Dimebon (latrepirdine*) Alzheimer (NASDAQ:MDVN) (2012).

A. Wendler, M. Wehling.
Vertaalbaarheidsscore bij de ontwikkeling van geneesmiddelen: acht casestudies.
J Transl Med. 10 (2012), blz. 39.

T. Baddeley, J. McCaffrey, J. Storey, J. Cheung, V. Melis, D. Horsley, et al. **Complexe dispositie van methylthioninium redox vormen bepaalt de werkzaamheid in Tau aggregatie inhibitor therapie voor de ziekte van Alzheimer.**
J Pharmacol Exp Ther. 352 (2015), pp. 110-118.

C.M. Wischik, C.R. Harrington, J.M. Etage. **Tau-aggregatieremmingstherapie voor de ziekte van Alzheimer.**
Biochem Pharmacol. 88 (2014), blz. 529-539.

R. Marciniak, K. Sheardova, P. Cermáková, D. Hudeček, R. Sumec, J. Hort.
Effect van meditatie op de cognitieve functies in de context van veroudering en neurodegeneratieve ziekten.
Voorste Gedrag Neurosci. 8 (2014), blz. 17.

E. Larouche, C. Hudon, S. Goulet.
Potentiële voordelen van op mindfulness gebaseerde interventies bij lichte cognitieve stoornissen en de ziekte van Alzheimer: een interdisciplinair perspectief.
Gedrag Brain Res. 276 (2015), pp. 199-212.

Z. Jaunmuktane, S. Mead, M. Ellis, J. Wadsworth, A. Nicoll, J. Kenny, et al. **Bewijs voor menselijke overdracht van amyloid-β pathologie en cerebrale amyloïde angiopathie.**
De natuur. 525 (7568): (2015), blz. 247-250.

A. Abbott.
Autopsies onthullen tekenen van Alzheimer bij groeihormoonpatiënten.
De natuur. 525 (7568): (2015), blz. 165-166.

C. Martin, L. Solís, M. I. Concha, C. Otth.
Herpes Simplex Virus Type 1 als risicofactor voor de ziekte van Alzheimer.
Revista Médica de Chile. 139 (2011), pp. 779-786.

M.A. Wozniak, A.P. Mee, R.F. Itzhaki.
Herpes simplex virus type 1 DNA bevindt zich binnen de amyloïde plaques van de ziekte van Alzheimer.
J Pathol. 217 (2009), pp. 131-138.

R. F. Itzhaki.
Herpes simplex virus type 1 en de ziekte van Alzheimer: toenemend bewijs voor een belangrijke rol van het virus.
Front Aging Neurosci. 6 (2014), blz. 202.

R.F. Itzhaki, R. Lathe, B. J. Balin, M. J. Ball, E. L. Bearer, H. Braak, et al. **Microbes en Alzheimer.**
J Alzheimers Dis. 51 (2016), pp. 979-984.

R. Alonso, D. Pisa, A. Rábano, L. Carrasco. De
ziekte van Alzheimer en verspreide mycosen.
Eur J Clin Microbiol Infect Dis. 33 (2014), blz. 1125-1132.

D. Pisa, R. Alonso, A. Rábano, I. Rodal, L. Carrasco.
Verschillende hersengebieden zijn geïnfecteerd met schimmels in de ziekte van Alzheimer.
Sci Rep. 5 (2015), pp. 15015.

Fungus, de boeman. De econoom. 22 oktober 2015.

D. Kumar, S. Choi, K. Washicosky, W. Eimer, S. Tucker, J. Ghofrani, et al. **Amyloid-β peptide beschermt tegen microbiële infectie in muizen en wormen modellen van de ziekte van Alzheimer.**
Sci Transl Med. 8 (340): (2016), pp. 340ra72.

G. Kolata. **Kan Alzheimer Stem van Infecties? Het maakt zinnig, zeggen de experts.**
De New York Times. (25 mei 2016).

De dader van Alzheimer kan andere ziekten bestrijden. Wetenschapsnieuws. 16 juni 2016.

N.J. Dougall, S. Bruggink, K. P. Ebmeier.
Systematische controle van de diagnostische nauwkeurigheid van 99mTc-HMPAO-

SPECT bij dementie. Ben J Geriatr
Psychiatrie. 12 (2004), blz. 554-570.

A.P. Carpenter, M.J. Pontecorvo, F.F. Hefti, D.M. Skovronsky. **Het gebruik van de verkennende IND bij de evaluatie en ontwikkeling van 18F-PET radiofarmaca voor amyloïde beeldvorming in de hersenen: een overzicht van de ervaring van één bedrijf.**
Q J Nucl Med Mol Imaging. 53 (2009), blz. 387-393.

[416] K. Leung
(E)-4-(2-(6-(2-($^{18F\text{-}fluoro\text{-}ethoxy}$) ethoxy) ethoxy) pyridine-3-yl)vinyl)-N-methylbenzeenamine [[^{18F}]AV-45].
Molecular Imaging en Contrast Agent Database. (2010).

G.D. Rabinovici, W.J. Jagust.
Amyloïdbeeldvorming bij veroudering en dementie: het testen van de amyloïdhypothese in vivo.
Gedraag je Neurol. 21 (2009), blz. 117-128.

J.T. O'Brien. **Rol van beeldvormingstechnieken bij de diagnose van dementie.**
Br. J. Radiol. 80 Spec nr. 2 (2007), blz. S71-77.

[419] FDA-panel beveelt voorwaardelijke goedkeuring voor PET-agent aan. Imaging Technology News. 21 januari 2011.

C.M. Clark, J.A. Schneider, B. Bedell, T.G. Beach, W.B. Bilker, M. Mintun, et al. **Gebruik van florbetapir-PET voor beeldvorming van beta-amyloïde pathologie.**
JAMA. 305 (2011). 275–283.

Amyvid. Communautair register van geneesmiddelen voor menselijk gebruik. Europese Gemeenschap. (2013).

M.S. Chong, S. Sahadevan.
Preklinische Alzheimer: diagnose en voorspelling van progressie.
Lancet Neurol. 4 (2005), blz. 576-579.

N. Sharma, A. N. Singh. **Het verkennen van biomarkers voor de ziekte van Alzheimer.**
J Clin Diagn Res. 10 (2016), pp. KE01-06.

Parkinson informatie pagina. NINDEN. 30 juni 2016.

S. Sveinbjornsdottir. **De klinische symptomen van de ziekte van Parkinson.**
J Neurochem. 139 Suppl. 1: (2016), pp. 318-324.

L.V. Kalia, A.E. Lang.
Parkinson.
Lancet. 386 (9996): (2015), blz. 896-912.

J.H. Royden. De
Netter collectie van medische illustraties. Een compilatie van schilderijen.
Philadelphia, PA: Saunders Elsevier. (2013), pp. 161.

J.L. Barranco-Quintana, M.F. Allam, A.S. Del Castillo, R.F. Navajas. Ziekte van
Parkinson en thee: een kwantitatief overzicht.
J Am Coll Nutr. 28 (2009), pp. 1-6.

A. Samii, J. G. Nutt, B. R. Ransom.
Parkinson. Lancet. 363
(9423): (2004), pp. 1783-1793.

M. Barichella, E. Cereda, G. Pezzoli.
Belangrijke voedingskwesties in het beheer van de ziekte van Parkinson.
Bewegingsverwarring. 24 (2009), blz. 1881-1892.

J.E. Ahlskog.
Heeft krachtige lichaamsbeweging een neuroprotectief effect bij de ziekte van Parkinson?
Neurologie. 77 (2011), pp. 288-294.

GBD 2015 Disease Injury Incidence Prevalence Collaborators.
Wereldwijde, regionale en nationale incidentie, prevalentie en jaren leven met een handicap voor 310 ziekten en verwondingen, 1990-2015: een systematische analyse voor de Global Burden of Disease Study 2015.
Lancet. 388 (2016), pp. 1545-1602.

433. GBD 2015 Doodsoorzaken van medewerkers van de afdeling Dood.
Globale, regionale en nationale levensverwachting, all-cause mortaliteit en oorzaak-specifieke mortaliteit voor 249 doodsoorzaken, 1980-2015: een systematische analyse voor de Global Burden of Disease Study 2015.
Lancet. 388 (10053) (2016), blz. 1459-1544.

D. Truong, R. Bhidayasiri. **Parkinson.**
Internationale Neurologie, [2e] druk. Redacteuren: R. Lisak, D. Truong, W. Carroll, R. Bhidayasiri John Wiley & Sons. (2016), pp. 188-196.

A. D. Mosley.
De encyclopedie van de ziekte van Parkinson.
New York: Feiten in het dossier. (2de Ed.) (2010), blz. 89.

C.E. Leyton, L.I. Golbe.
Levensverwachting bij de ziekte van Parkinson.
Neurologie. 91 (2018), pp. 991-992

J. Parkinson.
Een Essay op de Shaking Palsy.
Londen: Whittingham en Roland voor Sherwood, Neely en Jones. (1817).

J.M. Shulman, P.L. De Jager, M.B. Feany. Ziekte van
Parkinson: genetica en pathogenese.
Ann Rev Pathol. 6 (2011), pp. 193-222.

A. J. Lees.
Onopgeloste kwesties met betrekking tot de schuddende verlamming op de viering van de 250ste verjaardag van James Parkinson.
Mov Disor. 22 Suppl. 17 (2007), blz. S327-334.

P. Davis. Michael J. Fox. De TIME 100. Tijd. (2007).

J. Macur.
Voor de Phinney Family, een droom en een uitdaging.
De New York Times. (26 maart 2008).

R.L. Brey.
Muhammad Ali's Boodschap: Blijf vooruitgaan.
Neurologie nu. 2 (2006), blz. 8.

K. Alltucker.
Alan Alda heeft de ziekte van Parkinson: Hier zijn 5 dingen die je moet weten.
USA Today. (31 juli 2018).

H. Ling, L. A. Massey, A. J. Lees, P. Brown, B. L. Day.
Hypokinesie zonder decimensie onderscheidt progressieve supranucleaire parese van de ziekte van Parkinson.
Hersenen. 135 (2012), pp. 1141-1153.

Ziekte van Parkinson vs. Parkinsonisme. National Parkinson Foundation. (2017).

Queen Square Brain Bank diagnostische criteria voor de ziekte van Parkinson. (2017).

A. Schrag.
Epidemiologie van bewegingsstoornissen.
In E. Tolosa, J. Jankovic (Eds.). Ziekte van Parkinson en bewegingsstoornissen. Hagerstown, Maryland: Lippincott Williams & Wilkins. (2007), pp. 50-66.

K. Nuytemans, J. Theuns, M. Cruts, C. Van Broeckhoven.
Genetische etiologie van de ziekte van Parkinson in verband met mutaties in de genen SNCA, PARK2, PINK1, PARK7 en LRRK2: een mutatie-update.
Menselijke Mutatie. 31 (2010), blz. 763-80.

W.R. Galpern, A.E. Lang. Interface
tussen tauopathieën en synucleinopathieën: een verhaal van twee eiwitten.
Ann Neurol. 59 (2006), blz. 449-458.

D. Aarsland, E. Londos, C. Ballard.
Dementie en dementie bij de ziekte van Parkinson met Lewylichamen: verschillende aspecten van één entiteit.
Int Psychogeriatr. 21 (2009), pp. 216-219.

451] Foto door Arthur Londe uit Nouvelle Iconographie de la Salpètrière, vol. 5, pp. 226.

J. Charcot, G. Sigerson.
Lezingen over de ziekten van het zenuwstelsel.
Philadelphia: Henry C. Lea. (1879), blz. 113.

J. Jankovic.
Ziekte van Parkinson: klinische kenmerken en diagnose.
J Neurol Neurosurg Psychiatrie. 79 (2008), blz. 368-376.

G. Cooper, G. Eichhorn, R. L. Rodnitzky.
Parkinson.
Neurowetenschappen in de geneeskunde. Totowa, NJ: Humana Press. (2008), pp. 508-512.

A.J. Lees, J. Hardy, T. Revesz.
Parkinson.
Lancet. 373 (9680) (2009), blz. 2055-2066.

M.T. Banich, R.J. Compton.
Motorbesturing. Cognitieve neurowetenschappen.
Belmont, CA: Wadsworth, Cengage leren. (2011), pp. 108-144.

M. Longmore, I. B. Wilkinson, T. Turmezei, C. K. Cheung.
Oxford Handbook of Clinical Medicine.
Oxford University Press. (2007), blz. 486.

V. S. Fung, P. D. Thompson.
Stijfheid en spasticiteit.
In E. Tolosa, Jankovic (Eds.). Ziekte van Parkinson en bewegingsstoornissen. Hagerstown, MD: Lippincott Williams & Wilkins. (2007), blz. 504-513.

S. B. O'Sullivan, T. J. Schmitz.
De ziekte van Parkinson.
Fysieke revalidatie (5e Ed.). Philadelphia: F.A. Davis. (2007), blz. 856-57.

S. C. Yao, A. D. Hart, M. J. Terzella.
Een evidence-based osteopathische benadering van de ziekte van Parkinson.
Osteopathische huisarts. 5 (2013), pp. 96-101.

M. Hallett, W. Poewe.
Therapeutica van de ziekte van Parkinson en andere bewegingsstoornissen.
John Wiley & Sons. (2008), blz. 417.

M.M. Hoehn, M.D. Yahr.
Parkinsonisme: begin, vooruitgang en sterfte.
Neurologie. 17 (1967), pp. 427-442.

R. Pahwa, E. Lyons.
Handboek van de ziekte van Parkinson.
CRC-pers. (Derde Ed.), (2003), blz. 76.

N. Caballol, M. J. Martí, E. Tolosa.
Cognitieve disfunctie en dementie bij de ziekte van Parkinson.
Mov Disor. 22 (Suppl. 17): (2007), blz. S358-366.

K.L. Parker, D. Lamichhane, M.S. Caetano, N.S. Narayanan.
Uitvoerende dysfunctie bij de ziekte van Parkinson en timing tekorten.
Front Integr Neurosci. 7 (2013), blz. 75.

S. N. Gomperts.
Lewy Body Dementias: Dementie met Lewy Bodies en de ziekte van Parkinson.
Continuüm (Minneap Minn). 22 (2016), pp. 435-463.

S. Garcia-Ptacek, M. G. Kramberger. Ziekte
van Parkinson en dementie.
J Geriatr Psychiatry Neurol. 29 (2016), blz. 261-270.

A. Noyce, J. Bestwick, L. Silveira-Moriy., C. Hawkes, G. Giovannoni, A Lees et al. **Meta-analyse van vroege niet-motorische kenmerken en risicofactoren voor de ziekte van Parkinson.** Ann
Neurol. 72 (2012), pp. 893-901.

S. S. Shergill, Z. Walker, C. Le Katona.
Een vooronderzoek naar de lateraliteit van de ziekte van Parkinson en de gevoeligheid voor psychose.
J Neurol Neurosurg Psychiatrie. 65 (1998), blz. 610-611.

J. H. Friedman. **Psychose van de ziekte van Parkinson 2010: een overzichtsartikel.**
Parkinsonisme Relat Disord. 16 (2010), blz. 553-560.

Y. E. Kim, B. S. Jeon.
Klinische implicatie van REM-slaapgedragsstoornis bij de ziekte van Parkinson.
J Parkinsons Dis. 4 (2014), blz. 237-244.

L.M. de Lau, M. M. Breteler.
Epidemiologie van de ziekte van Parkinson.
Lancet Neurol. 5 (2006), blz. 525-535.

G.E. Barreto, A. Iarkov, V.E. Moran. **Gunstige effecten van nicotine, cotinine en zijn metabolieten als potentiële agentia voor de ziekte van Parkinson.**
Front Aging Neurosci. 6 (2015), blz. 340.

G. Çamcı, S. Oğuz.
Associatie tussen de ziekte van Parkinson en *Helicobacter Pylori*.
J Clin Neurol. 12 (2016), pp. 147-150.

D. J. McGee, X. H. Lu, E. A. Disbrow.
Mogelijkheid van een Pathogene Rol voor Helicobacter pylori bij de ziekte van Parkinson.
J Parkinsons Dis. 8 (2018), pp. 367-374.

L.M. Chahine, M.B. Stern, A. Chen-Plotkin.
Biomarkers op basis van bloed voor de ziekte van Parkinson.
Parkinsonisme Relat Disord. 20 (2014), blz. S99-103.

S. Lesage, A. Brice. **De ziekte van Parkinson: van monogene vormen tot genetische vatbaarheidsfactoren.**
Hum Mol Genet. 18 (2009), pp. R48-59.

L.V. Kalia, A.E. Lang.
Parkinson. Lancet. 386 (9996):
(2015), blz. 896-912.

D. T. Dexter, P. Jenner.
Ziekte van Parkinson: van pathologie tot moleculaire ziektemechanismen.
Free Radic Biol Med. 62 (2013), blz. 132-144.

T. B. Stoker, K. M. Torsney, R. A. Barker.
Pathologische mechanismen en klinische aspecten van de ziekte van Parkinson met GBA1-mutaties.

In: T. B. Stoker, J. C. Groenland, redactie. Parkinson: Pathogenese en klinische aspecten.
Brisbane: Codon Publicaties. (2018).

C.A. Davie.
Een overzicht van de ziekte van Parkinson.
Br. Med Bull. 86 (2008), blz. 109-127.

Z. Gan-Or, P. A. Dion, G. A. Rouleau.
Genetisch perspectief op de rol van de autofagie-lysosoomroute bij de ziekte van Parkinson.
Autofagie. 11 (2015), blz. 1443-1457.

M. Quadri, W. Mandemakers, M. Grochowska, R. Masius, H. Geut, E. Fabrizio et al.
LRP10 genetische varianten bij de ziekte van Parkinson en dementie in de familie met Lewy bodies: een genoombrede link- en sequencingstudie.
Lancet Neurol. 17 (2018), pp. 597-608.

D. V. Dickson.
Neuropathologie van bewegingsstoornissen.
In E. Tolosa, J. Jankovic (Eds.). Ziekte van Parkinson en bewegingsstoornissen. Hagerstown, MD: Lippincott Williams & Wilkins. (2007). blz. 271-283.

T. Jubault, S. Brambati, C. Degroot, B. Kullmann, A. Strafella, A. Lafontaine et al.
Regionale hersenstamatrofie bij idiopathische Parkinson door anatomische MRI.
PLoS One. 4 (2009), blz. e8247.

J. Obeso, M. Rodríguez-Oroz, B. Benitez-Temino, F. Blesa, J. Guridi, C. Marin et al.
Functionele organisatie van de basale ganglia: therapeutische implicaties voor de ziekte van Parkinson.
Mov Disor. 23 (2008), blz. S548-559.

J. Obeso, M. Rodriguez-Oroz, C. Goetz, C. Marin, J. Kordower, M. Rodriguez et al.
Ontbrekende stukjes in de Parkinson-puzzel.
Nat Med. 16 (2010), blz. 653-661.

W.J. Schulz-Schaeffer. **De synaptische pathologie van alfa-synucleïne aggregatie bij dementie met Lewy lichamen, de ziekte van Parkinson en de ziekte van Parkinson dementie.**
Acta Neuropathol. 120 (2010), blz. 131-143.

P. González-Sánchez, J. Satrústegui, F. Palau, A. Del Arco.
Calcium Deregulatie en Mitochondriale Bio-energetica in GDAP1-Gerelateerde CMT Ziekte.
Int J Mol Sci. 20 (2019), pp. 403.

E.C. Hirsch.
IJzertransport bij de ziekte van Parkinson.
Parkinsonisme Relat Disord. 15 (2009), blz. S209-211.

Het Nationaal Samenwerkend Centrum voor Chronische Omstandigheden.
Het diagnosticeren van de ziekte van Parkinson.
Londen: Royal College of Physicians. (2006), blz. 29-47.

W. Poewe, G. Wenning.
De differentiële diagnose van de ziekte van Parkinson.
Eur J Neurol. 9 (2002), blz. 23-30.

W.R. Gibb, A.J. Lees. **De relevantie van het Lewy-lichaam voor de pathogenese van de idiopathische ziekte van Parkinson.**
J Neurol Neurosurg Psychiatrie. 51 (1988), pp. 745-752.

G. Rizzo, M. Copetti, S. Arcuti, D. Martino, A. Fontana, G. Logroscino.
Nauwkeurigheid van de klinische diagnose van de ziekte van Parkinson: Een systematische evaluatie en meta-analyse.
Neurologie. 86 (2016), pp. 566-576.

R. Postuma, D. Berg, M. Stern, W. Poewe, C. Olanow, W. Oertel et al.
MDS klinische diagnostische criteria voor de ziekte van Parkinson.
Mov Disor. 30 (2015), blz. 1591-601.

D. Berg, R. Postuma, C. Adler, B. Bloem, P. Chan, B. Dubois et al.
MDS onderzoekscriteria voor de prodromale ziekte van Parkinson.
Mov Disor. 30 (2015), blz. 1600-1611.

D. J. Brooks.
Beeldvormende benaderingen van de ziekte van Parkinson.
J Nucl Med. 51 (2010), blz. 596-609.

S. T. Schwarz, M. Afzal, P. S. Morgan, N. Bajaj, P. A. Gowland, D. P. Auer.
Het 'slikstaartje' uiterlijk van het gezonde nigrosoom - een nieuwe nauwkeurige test van de ziekte van Parkinson: een case-control en retrospectieve transversale MRI-studie bij 3T.
PLoS One. 9 (2014), blz. e93814.

P. Mahlknecht, F. Krismer, W. Poewe, K. Seppi.
Meta-analyse van dorsolaterale nigrale-hyperintensiteit op magnetische resonantie beeldvorming als marker voor de ziekte van Parkinson.
Bewegingsverwarring. 32 (2017), pp. 619-623.

S. Suwijn, C. van Boheemen, R. de Haan, G. Tissingh, J. Booij, R. M. de Bie. **De diagnostische nauwkeurigheid van dopaminetransporter SPECT beeldvorming voor het opsporen van nigrostriataal celverlies bij patiënten met de ziekte van Parkinson of met klinisch onzeker Parkinsonisme: een systematische beoordeling.**
EJNMMI Res. 5 (2015), blz. 12.

DaTSCAN goedkeuringsbrief. FDA.gov. Food and Drug Administration.

J.C. Groenland, T.B. Stoker.
De ziekte van Parkinson: Pathogenese en klinische aspecten.
Codon Publicaties. (2018), pp. 109-128.

J. Costa, N. Lunet, C. Santos, J. Santos, A. Vaz-Carneiro
Blootstelling aan cafeïne en het risico op de ziekte van Parkinson: een systematische herziening en meta-analyse van observationele studies.
J Alzheimers Dis. 20 (2010). S221–238.

C. Ma, Y. Liu, S. Neumann, X. Gao.
Nicotine uit het roken van sigaretten en dieet en de ziekte van Parkinson: een overzicht.
Vertaal Neurodegener. **6**: (2017), blz. 18.

J.J. Gagne, M.C. Power.
Anti-inflammatoire geneesmiddelen en risico op de ziekte van Parkinson: een meta-analyse.
Neurologie. 74 (2010), blz. 995-1002.

B.S. Connolly, A.E. Lang.
Farmacologische behandeling van de ziekte van Parkinson: een overzicht.
JAMA. 311 (2014), pp. 1670-1683.

C. Olanow, S. Warren, F. Stocchi, A. E. Lang. **De niet-motorische en niet-depaminergeerbare breuken van PD.**
Wiley-Blackwell. (2011).

[508] Het Nationaal Samenwerkend Centrum voor Chronische Omstandigheden.
Symptomatische farmacologische therapie bij de ziekte van Parkinson.
Londen: Royal College of Physicians. (2006), blz. 59-100.

J. Zhang, L. C. Tan.
Herziening van de medische behandeling van de ziekte van Parkinson: Levodopa versus Dopamine Agonist.
Curr Neuropharmacol. 14 (2016), pp. 356-363.

D. J. Pedrosa, L. Timmermann.
Beoordeling: beheer van de ziekte van Parkinson.
Neuropsychiatr Dis Treat. 9 (2013), pp. 321-340.

Het Nationaal Samenwerkend Centrum voor Chronische Omstandigheden.
Palliatieve zorg bij de ziekte van Parkinson.
De ziekte van Parkinson. Londen: Royal College of Physicians. (2006), blz. 147-151.

N. Maria.
Levodopa farmacokinetiek, van maag tot hersenen. Een onderzoek naar patiënten met de ziekte van Parkinson.
Linköping: Linköping University Electronic Press. (2017), blz. 10.

W. H. Oertel.
Recente vooruitgang in de behandeling van de ziekte van Parkinson.
F1000Research. 6 (2017), pp. 260.

C. C. Aquino, S. H. Fox.
Klinisch spectrum van levodopa-geïnduceerde complicaties.
Bewegingsverwarring. 30 (2015), pp. 80-89.

M. M. Goldenberg.
Medisch beheer van de ziekte van Parkinson.
P & T. 33 (2008), blz. 590-606.

R. Ceravolo, D. Frosini, C. Rossi, U. Bonuccelli.
Impulsbeheersingsstoornissen bij de ziekte van Parkinson: definitie, epidemiologie, risicofactoren, neurobiologie en management.
Parkinsonisme Relat Disord. 15 (2009), blz. S111-115.

E. Tolosa, R. Katzenschlager.
Farmacologisch beheer van de ziekte van Parkinson.
In E. Tolosa, J. Jankovic (Eds.). Ziekte van Parkinson en bewegingsstoornissen. Hagerstwon, MD: Lippincott Williams & Wilkins. (2007), blz. 110-145.

Het Nationaal Samenwerkend Centrum voor Chronische Omstandigheden.
Niet-motorische kenmerken van de ziekte van Parkinson.
De ziekte van Parkinson. Londen: Royal College of Physicians. (2006), blz. 113-133.

M. Hasnain, W. Vieweg, M. Baron, M. Beatty-Brooks, A. Fernandez, A. Pandurangi.
Farmacologische behandeling van psychose bij oudere patiënten met Parkinson.
Am J Med. 122 (2009), blz. 614-22.

Persmededelingen - FDA keurt eerste medicijn goed voor de behandeling van hallucinaties en waanideeën in verband met de ziekte van Parkinson. www.fda.gov.

R.G. Elbers, J. Verhoef, E. van Wegen, H. Berendse, G. Kwakkel.
Interventies voor vermoeidheid bij de ziekte van Parkinson.
Cochrane Database Syst Rev. (10): (2015), pp. CD010925.

Het Nationaal Samenwerkend Centrum voor Chronische Omstandigheden.
Chirurgie voor de ziekte van Parkinson.
De ziekte van Parkinson. Londen: Royal College of Physicians. (2006), blz. 101-11.

J. Bronstein, M. Tagliati, R. Alterman, A. Lozano, J. Volkmann, A. Stefani et al.
Diepe hersenstimulatie voor de ziekte van Parkinson: een deskundige consensus en overzicht van belangrijke zaken.
Arch Neurol. 68 (2011), blz. 165.

R. Dallapiazza, P. Vloo, A. Fomenko, D. Lee, C. Hamani, R. Munhoz, et al. **Overwegingen voor patiënt en doelwit selectie in diepe hersenstimulatie chirurgie voor de ziekte van Parkinson.**
In: T. Stoker, J. Greenland, redactie. Parkinson: Pathogenese en klinische aspecten. Brisbane: Codon Publicaties (2018)

Het Nationaal Samenwerkend Centrum voor Chronische Omstandigheden.
Andere belangrijke interventies.
De ziekte van Parkinson. Londen: Royal College of Physicians. (2006), blz. 135-46.

V. A. Goodwin, S. H. Richards, R. S. Taylor, A. H. Taylor, J. L. Campbell.
De effectiviteit van oefeninterventies voor mensen met de ziekte van Parkinson: een systematische review en meta-analyse.
Mov Disor. 23 (2008), blz. 631-640.

E. E. Dereli, A. Yaliman.
Vergelijking van de effecten van een door een fysiotherapeut begeleid trainingsprogramma en een zelf begeleid trainingsprogramma op de kwaliteit van leven van patiënten met de ziekte van Parkinson.
Clin Rehabil. 24 (2010), blz. 352-362.

[528]. S. B. O'Sullivan, T. J. Schmitz.
Fysieke revalidatie 5e editie, (2007) pp. 873, 876, 1383.

S. B. O'Sullivan, T. J. Schmitz. Fysieke revalidatie 5e editie, (2007), pp. 879

S. B. O'Sullivan, T. J. Schmitz. Fysieke revalidatie 5e editie, (2007) pp. 877

S. B. O'Sullivan, T. J. Schmitz. Fysieke revalidatie 5e editie, (2007) pp. 880

C. M. Fox, L. O. Ramig, M. R. Ciucci, S. Sapir, D. H. McFarland, B. G. Farley. **De wetenschap en praktijk van LSVT/LOUD: neurale plasticiteitsdiscipline bij de behandeling van personen met de ziekte van Parkinson en andere neurologische aandoeningen.**
Seminarie Speech Lang. 27 (2006), blz. 283-299.

L. Dixon, D. Duncan, P. Johnson, L. Kirkby, H. O'Connell, H. Taylor, et al. **Ergotherapie voor patiënten met de ziekte van Parkinson.**
Cochrane Database Syst Rev. (3): (2007), pp. CD002813.

B. Ferrell, S. Connor, A. Cordes, C. Dahlin, P. Fine, N. Hutton, et al.
De nationale agenda voor kwaliteitsvolle palliatieve zorg: het Nationaal Consensusproject en het Nationaal Kwaliteitsforum.
J Pijn Symptom Manage. 33 (2007), blz. 737-744.

S. Lorenzl, G. Nübling, K. M. Perrar, R. Voltz.
Palliatieve behandeling van chronische neurologische aandoeningen. Ethische en juridische kwesties in de Neurologie.
Handboek Klinische Neurologie. 118 (2013), pp. 133-139.

R. Ghoche. **Het conceptuele kader van de palliatieve zorg wordt toegepast om de ziekte van Parkinson te bevorderen.**
Parkinsonisme Relat Disord. 18 (2012), pp. S2-5.

S. K. Wilcox.
Uitbreiding van de palliatieve zorg naar patiënten met de ziekte van Parkinson.
Br J Hosp Med (Lond). 71 (2010), blz. 26-30.

K. Moens, I. J. Higginson, R. Harding.
Zijn er verschillen in de prevalentie van palliatieve zorggerelateerde problemen bij mensen met vergevorderde kanker en acht niet-kanker aandoeningen? Een systematisch overzicht.
J Pijn Symptom Manage. 48 (2014), blz. 660-677.

G. Casey. **De ziekte van Parkinson: een lange en moeilijke reis.**
Nurs N Z. 19 (2013), pp. 20-24.

W. Poewe. **De natuurlijke geschiedenis van de ziekte van Parkinson.**
J Neurol. 253 (2006), blz. VII2-6.

541] GBD 2013 Sterfgevallen van medewerkers van de Dood.
Wereldwijde, regionale en nationale leeftijdsspecifieke all-cause en oorzaak-specifieke sterfte voor 240 doodsoorzaken, 1990-2013: een systematische analyse voor de Global Burden of Disease Study 2013.
Lancet. 385 (9963): (2015), blz. 117-171.

T. R. Mhyre, J. T. Boyd, R. W. Hamill, K. A. Maguire-Zeiss.
Parkinson. Subcellulaire Biochemie.
Subcell Biochem. 65 (2012), pp. 389-455.

L. Kadastik-Eerme, N. Taba, T. Asser, P. Taba.
Incidentie en sterfte van de ziekte van Parkinson in Estland.
Neuroepidemiologie. (2019), blz. 1-10.

P.J. García-Ruiz.
Prehistorie van de ziekte van Parkinson.
Neurologie. 19 (2004), blz. 735-737.

D. J. Lanska.
Hoofdstuk 33: de geschiedenis van bewegingsstoornissen.
Handboek Klinische Neurologie. 95 (2010), blz. 501-546.

P.J. Koehler, A. Keyser.
Siddering in Latijnse teksten van Nederlandse artsen: 16de-18de eeuw.
Mov Disor. 12 (1997), blz. 798-806.

E. D. Louis.
De shaking palsy, de eerste vijfenveertig jaar: een reis door de Britse literatuur.
Mov Disor. 12 (1997), blz. 1068-1072.

S. Fahn. **De geschiedenis van dopamine en levodopa in de behandeling van de ziekte van Parkinson.**
Mov Disor. 23 (2008), blz. S497-508.

J. Guridi, A. M. Lozano.
Een korte geschiedenis van pallidotomie.
Neurochirurgie. 41 (1997). blz. 1169-1180, bespreking 1180-1183.

O. Hornykiewicz.
L-DOPA: van een biologisch inactief aminozuur tot een succesvol therapeutisch middel.
Aminozuren. 23 (2002), blz. 65-70.

S. Ovallath, B. Sulthana.
Levodopa: Geschiedenis en therapeutische toepassingen.
Ann Indian Acad Neurol. 20 (2017), pp. 185-189

L.J. Findley.
De economische gevolgen van de ziekte van Parkinson.
Parkinsonisme Relat Disor. 13 (2007), blz. S8-S12.

Parkinson - 'the shaking palsy'. GlaxoSmithKline. (2009).

National Parkinson Foundation - Missie. (1982).

Onderwijs: Vreugde in het geven. Tijd. (18 januari 1960).

Over de ziekte van Parkinson. (2011)

American Parkinson Disease Association: Thuis.
American Parkinson Disease Association. (1961).

Over EPDA. European Parkinson's Disease Association. (2010).

E. Brockes 'Het is het geschenk dat steeds weer wordt aangenomen'. The Guardian. (11 april 2009).

Michael J. Fox wordt eredokter in het Karolinska Instituut.   Karolinska Institutet. 5 maart 2010.

Wie we zijn. Davis Phinney Foundation. (2004)

W. Matthews.
Ali's Fighting Spirit.
Neurologie nu. 2 (2006), blz. 10-23.

P. Tauber.
Ali: Nog steeds magie.
De New York Times. (17 juli 1988).

P.F. Dimond.
Geen nieuwe ziekte van Parkinson Verwacht op korte termijn.
GEN-nieuwshoogtepunten. GEN-Genetic Engineering & Biotechnology News. (2010).

J.W. Langston, P. Ballard, J.W. Tetrud, I. Irwin.
Chronisch Parkinsonisme bij de mens als gevolg van een product van meperidine-analoge synthese. Wetenschap. 219 (4587): (1983), pp. 979-980.

F. Cicchetti, J. Drouin-Ouellet, R. E. Gross.
Milieutoxines en de ziekte van Parkinson: wat hebben we geleerd van door pesticiden veroorzaakte diermodellen?
Trends Pharmacol Sci. 30 (2009), pp. 475-483.

B.K. Harvey, Y. Wang, B.J. Hoffer.
Transgene knaagdiermodellen van de ziekte van Parkinson.
Acta Neurochir Suppl. 101 (2008), blz. 89-92.

D. Blum, S. Torch, N. Lambeng, M. Nissou, A. L. Benabid, R. Sadoul, et al. **Moleculaire paden betrokken bij de neurotoxiciteit van 6-OHDA, dopamine en MPTP: bijdrage aan de apoptotische theorie bij de ziekte van Parkinson.**
Prog Neurobiol. 65 (2001), blz. 135-172.

L.R. Feng, K.A. Maguire-Zeiss.
Gentherapie bij de ziekte van Parkinson: rationale en status.
CNS Drugs. 24 (2010), 177–192.

P. LeWitt, A. Rezai, M. Leehey, S. Ojemann, A. Flaherty, E. Eskandar, et al. **AAV2-GAD gentherapie voor de ziekte van Parkinson in een vergevorderd stadium: een dubbelblind, schijn-chirurgisch gecontroleerd, gerandomiseerd proces.**
Lancet. Neurol. 10 (2011), pp. 309-319.

[571] Neurologix Files to Liquidate Under Chapter 7 Bankruptcy.

[572]. s Werelds eerste Parkinson-vaccin wordt getest. Nieuwe Wetenschapper. Londen. (7 juni 2012).

J. Jankovic, I. Goodman, B. Safirstein, T. Marmon, D. Schenk, M. Koller et al. **Veiligheid en verdraagzaamheid van meervoudige oplopende doses van PRX002/RG7935, een Anti-α-Synuclein Monoklonaal Antilichaam, bij patiënten met de ziekte van Parkinson: Een gerandomiseerd klinisch onderzoek.**
JAMA Neurol. 75 (2018), pp. 1206-1214.

D. E. Redmond.
Cellulaire vervangingstherapie voor de ziekte van Parkinson - waar zijn we nu?
Neurowetenschapper. 8 (2002), blz. 457-488.

T. B. Stoker.
Stamcelbehandelingen voor de ziekte van Parkinson. Hoofdstuk 9.
Bij de ziekte van Parkinson: Pathogenese en klinische aspecten T. B. Stoker, J. C. Groenland, redactie. Brisbane (AU): Codon Publicaties; (2018).

G. Koch.
rTMS effecten op levodopa geïnduceerde dyskinesieën bij patiënten met de ziekte van Parkinson: het zoeken naar effectieve corticale doelen.
Herstel Neurol Neurosci. 28 (2010), blz. 561-568.

T. Platz, J. C. Rothwell.
Hersenstimulatie en hersenreparatie - rTMS: van dierproeven tot klinische proeven - wat weten we?
Herstel Neurol Neurosci. 28 (2010), blz. 387-398.

O. Suchowersky, G. Gronseth, J. Perlmutter, S. Reich, T. Zesiewicz, W. Weiner.
Praktijkparameter: neuroprotectieve strategieën en alternatieve therapieën voor de ziekte van Parkinson (een evidence-based review): verslag van het Quality Standards Subcommittee van de American Academy of Neurology".
Neurologie. 66 (2006). 976–982.

M.S. Lee, P. Lam, E. Ernst.
Effectiviteit van tai chi voor de ziekte van Parkinson: een kritisch overzicht.
Parkinsonisme Relat Disor. 14 (2008), blz. 589-594

M.S. Lee, E. Ernst.
Qigong voor bewegingsstoornissen: Een systematisch overzicht.
Mov Disor. 24 (2009), blz. 301-303.

M.S. Lee, B.C. Shin, J.C. Kong, E. Ernst.
Effectiviteit van acupunctuur voor de ziekte van Parkinson: een systematisch overzicht.
Mov Disor. 23 (2008), blz. 1505-1515.

L. Raguthu, S. Varanese, L. Flancbaum, E. Tayler, A. Di Rocco.
Favabonen en de ziekte van Parkinson: nuttig 'natuurlijk supplement' of nutteloos risico?
Eur J Neurol. 16 (2009), blz. e171.

H. Tremlett, K. C. Bauer, S. Appel-Cresswell, B. B. Finlay, E. Waubant.
Het darmmicrobioom bij menselijke neurologische aandoeningen: Een overzicht.
Ann Neurol. 81 (2017), pp. 369-382.

L. Klingelhoefer, H. Reichmann. De
darm- en niet-motorische symptomen bij de ziekte van Parkinson.
In Rev Neurobiol. 134 (2017), pp. 787-809.

P. Dayalu, R. L. Albin.
Ziekte van Huntington: pathogenese en behandeling.
Neurol Clin. 33 (2015), blz. 101-114.

N.S. Caron, G.E. Wright, M.R. Hayden M.P. Adam, H. Ardinger, R. Pagon, et al.
Huntington Disease.
GeneReviews. (2014). Universiteit van Washington, Seattle.

S. Frank.
Behandeling van de Ziekte van Huntington.
Neurotherapeutica. 11 (1): (2014). 153–160.

S. L. Benestad, P. Sarradin, B. Thu, J. Schönheit, M. A. Tranulis, B. Bratberg.
Gevallen van scrapie met ongewone kenmerken in Noorwegen, aanduiding van een nieuw type, Nor98. Vet Rec 153: (2003), blz. 202-208.

A. Durr, M. Gargiulo, J. Feingold.
De presymptomatische fase van de ZvH.
Kolonel Neurol. 168 (2012), pp. 806-808.

F. F. Ferri.
Ferri's differentiële diagnose: een praktische gids voor de differentiële diagnose van symptomen, symptomen en klinische stoornissen.
Philadelphia, PA: Elsevier/Mosby. (2de Ed.) (2010). pp. Hoofdstuk H.

T. C. Vale, F. Cardoso.
Chorea: Een reis door de geschiedenis.
Tremor Other Hyperkinet Mov (NY). 5. (2015), Pii tre 5-296.

F.S. Collins, **Huntingtin Disease.**
Nationaal Instituut voor Menselijk Genoomonderzoek.NIH. USA. (2016).

N. S. Wexler. De
Ziekte van Huntington: Advocacy Driving Science.
Annu Rev Med 63 (2012), pp. 1-22

Huntington's Disease Society of America - Onze geschiedenis. (2008).
E. van Duijn, E. M. Kingma, R. C. van der Mast.
Psychopathologie in geverifieerde genendragers van de ziekte van Huntington.
J Neuropsychiatrie Kliniek Neurosci. 19 (2007), 441–448.

F.O. Walker.
De **Ziekte van Huntington.**
Lancet. 369 (9557) (2007), blz. 218-228.
M.P. Adam, H.A. Holly, R.A. Pagon, S.E. Wallace, L.J.H. Bean, K. Stephens.
Huntington Ziekte.
GeneReviews boekenplank. Seattle (WA), Universiteit van Washington. (2007).

K. Hammond, B. Tatum.
Het gedragssymptomen van de ziekte van Huntington.
Huntington's Outreach Project voor Onderwijs, op Stanford. (2010).

B. Kremer.
Klinische neurologie van de ZvH. In
G. Bates, P. Harper, L. Jones (Eds.). Huntington's Disease. Oxford:
Oxford University Press. (2002), blz. 28-53.

A. C. Wagle, S. A. Wagle, I. S. Marková, G. E. Berrios.
Psychiatrische morbiditeit bij de ziekte van Huntington.
Neurol Psychiatry Brain Res 8 (2000), pp. 5-16.

A. Montoya, B. H. Price, M. Menear, M. Lepage.
Beeldvorming van de hersenen en cognitieve stoornissen bij de ziekte van Huntington.
J Psychiatry Neurosci. 31 (2006). 21–29.

N.A. Aziz, M.A. van der Marck, H. Pijl, M.G. Olde Rikkert, B. Bloem, R. Roos.
Gewichtsverlies bij neurodegeneratieve aandoeningen.
J Neurol. 255 (2008). 1872–1880.

Boekje van de Huntington Society of Canada Caregiver's Handbook for Advanced-Stage Huntington Disease. HD Soc van Canada. (2007).

J.F. Gagnon, D. Petit, V. Latreille, J. Montplaisir.
Neurobiologie van slaapstoornissen bij neurodegeneratieve aandoeningen.
Huidig farmaceutisch ontwerp. 14 (2008). 3430–3445.

E.D. Murray, N. Buttner, B. H. Price.
Depressie en psychose in de neurologische praktijk.
In W. Bradley, R. Daroff, G. Fenichel, J. Jankovic (Eds.). Bradley's neurologie in de klinische praktijk (6e Ed.). Philadelphia, PA: Elsevier/Saunders. (2012), pp. 108.

J.M. van der Burg, M. Björkqvist, P. Brundin. **Voorbij de hersenen: wijdverspreide pathologie bij de ZvH.**
Lancet Neurol. 8 (2009), 765–774.

M. Katsuno, H. Banno, K. Suzuki, Y. Takeuchi, M. Kawashima, F. Tanaka, et al.
Moleculaire genetica en biomarkers van polyglutamineziekten.
Curr Mol Med. 8 (2008), blz. 221-234.

M.A. Nance, R.H. Myers.
Jeugdig begin Huntington's ziekte-klinische en onderzoeksperspectieven.
Ment Retard Dev Disabil Res. Rev. 7 (2001), pp. 153-157.

E. Passagier. Kleurenatlas van de Genetica (2nd Ed.). Thieme. (2001), blz. 142.

R.M. Ridley, C.D. Frith, T.J. Crow, P.M. Conneally.
Anticipatie op de ZvH wordt via de mannelijke lijn geërfd, maar kan bij het vrouwtje ontstaan.
J Med Genet. 25 (1988), pp. 589-595.

A. Semaka, S. Creighton, S. Warby, M. R. Hayden.
Voorspellend onderzoek naar de ziekte van Huntington: interpretatie en betekenis van tussenliggende allelen.
Clin Genet. 70 (2006). 283–294.

N. Wexler, A. Young, R. Tanzi, H. Travers, S. Starosta-Rubinstein, J. Penney, et al.
Homozygoten voor de ZvH.
De natuur. 326 (6109): (1987), pp. 194-197.

F. Squitieri, C. Gellera, M. Cannella, C. Mariotti, G. Cislaghi, D. Rubinsztein, et al.
Homozygositeit voor CAG-mutatie bij de ziekte van Huntington wordt geassocieerd met een ernstiger klinisch verloop.
Hersenen. 126 (2003), blz. 946-955.

H. Goehler, M. Lalowski, U. Stelzl, S. Waelter, M. Stroedicke, U. Worm, et al. **Een proteïne-interactienetwerk verbindt GIT1, een verbeteraar van de jacht op de samenvoeging, met de ziekte van Huntington.**
Mol Cell. 15 (2004), blz. 853-865.

K. E, Glajch, G. Sadri-Vakili.
Epigenetische mechanismen betrokken bij de pathogenese van de ziekte van Huntington. J
Huntingtons Dis. 4 (2015), blz. 1-15.

P. Harjes, E. E. Wanker.
De jacht op de jachtfunctie: interactiepartners vertellen veel verschillende verhalen.
Trends Biochem Sci. 28 (2003), pp. 425-433.

E. Cattaneo, C. Zuccato, M. Tartari.
Normale jachtfunctie: een alternatieve benadering van de ZvH.
Nat Rev Neurosci. 6 (12): (2005). 919–930.

D. C. Rubinsztein, J. Carmichael.
Ziekte van Huntington: moleculaire basis van neurodegeneratie.
Expert Rev Mol Med. 5 (2003), blz. 1-21.

M. Bloch, M. R. Hayden.
Advies: voorspellende tests voor de ZvH in de kindertijd: uitdagingen en implicaties.
Am J Hum Genet. 46 (1990), blz. 1-4.

G.P. Bates, R. Dorsey, J.F. Gusella, M.R. Hayden, C. Kay, B.R. Leavitt, et al. **Huntington disease.**
Nat Rev Dis Primers. 1 (2015), pp. 15005.

M. Anglada-Huguet, L. Vidal-Sancho, N. Cabezas-Llobet, J. Alberch, X. Xifró. **Pathogenese van de ziekte van Huntington: Hoe kan men Excitotoxiciteit en Transcriptionele Dysregulatie, Huntington's Ziekte-Moleculaire Pathogenese en Huidige Modellen bestrijden?**
Nagehan Ersoy Tunalı, IntechOpen. (2017).

Z. Liu, T. Zhou, A. C. Ziegler, P. Dimitrion, L. Zuo.
Oxidatieve Stress in Neurodegeneratieve Ziekten: Van Moleculaire Mechanismen tot Klinische Toepassingen.
Oxid Med Cell Longev. 2017: (2017), blz. 2525967.

A. Kumar, R. R. Ratan.
Oxidatieve Stress en de Ziekte van Huntington: Het goede, het slechte en het lelijke.
J Huntingtons Dis. 5 (2016), pp. 217-237.

D. Purves, G. Augustine, D. Fitzpatrick, W. Hall, A. LaMantia, J. McNamara et al.
Modulation of Movement by the Basal Ganglia, Circuits in the Basal Ganglia System.
In Purves D (Ed.). Neurowetenschappen (2nd Ed.). Sunderland, MA: Sinauer Associates. (2001).

C.S. Lobsiger, D.W. Cleveland.
Gliacellen als intrinsieke componenten van niet-cel-autonome neurodegeneratieve aandoeningen.
Nat Neurosci. 10 (2007), blz. 1355-1360.

A. R. Crossma
n **Functionele anatomie van bewegingsstoornissen.**
Journal of Anatomy. 196 (2000), blz. 519-525.

J. Duffy.
Motorische spraakstoornissen: Substraten, Differentiaaldiagnose en Beheer.
St. Louis, Missouri: Elsevier (^{3e}) Ed. (2013), pp. 196-197.

J. Petruska, M. J. Hartenstine, M. F. Goodman.
Analyse van Strand Slippage in DNA Polymerase Uitbreidingen van CAG/CTG Triplet Herhalingen Geassocieerd met Neurodegeneratieve Ziekte.
Journal of Biological Chemistry. 273 (1998), blz. 5204-5210.

J.S. Steffan, L. Bodai, J. Pallos, M. Poelman, A. McCampbell, B. L. Apostol et al. **Histone deacetylase inhibitors arresteren polyglutamine-afhankelijke neurodegeneratie in Drosophila.**
De natuur. 413 (6857): (2001), blz. 739-743.

F. Gaillard.
De **Ziekte van Huntington.**
Radiologie foto van de dag. www.radpod.org. (2007).

A. K. Rao, L. Muratori, E. D. Louis, C. B. Moskowitz, K. S. Marder.
Klinische meting van mobiliteits- en evenwichtsstoornissen bij de ziekte van Huntington: geldigheid en reactievermogen.
Ganghouding. 29 (2009), blz. 433-436.

De UHDRS (Unified Huntington's Disease Rating Scale). UHDRS en Database. HSG. (2009).

R. H. Myers
Huntington's genetica.
NeuroRx. 1 (2004), blz. 255-262.

G. Evers-Kiebooms, A. Tibben, I. Liebaers, G. De Wert, C. De Die-Smulders.
Reproductieve opties voor toekomstige ouders in gezinnen met de ZvH: Klinische, psychologische en ethische reflecties.
Hum Reprod Update. 19 (2013), pp. 304-315.

K. Forrest Keenan, S. A. Simpson, Z. Miedzybrodzka, D. A. Alexander, J. Semper. **Hoe komen partners te weten over het risico van de ZvH in een relatie met een koppel?**
J Genet Couns. 22 (2013), pp. 336-344.

C. Erwin, J. Williams, A. Juhl, M. Mengeling, J. Mills, Y. Bombard, et al. **Perceptie, ervaring en reactie op genetische discriminatie bij de ziekte van Huntington: de internationale RESPOND-HD studie.**
Am J Med Genet B, Neuropsychiatrisch Genet. 153B (2010), pp. 1081-1093.

C.M. Burson, K.R. Markey.
Genetisch advies bij voorspellende genetische tests voor neurologische aandoeningen bij volwassenen.
Seminarie Pediatr Neurol. 8 (2001), blz. 177-186.

J.A. Smith, S. Michie, M. Stephenson, O. Quarrell.
Risicoperceptie en besluitvormingsprocessen bij kandidaten voor genetische tests voor de ziekte van Huntington: Een Interpretatieve Fenomenologische Analyse.
J Health Psychol. 7 (2002), blz. 131-144.

M.R. Hayden.
Voorspellende tests voor de ZvH: een universeel model?
Lancet Neurol. 2 (2003), blz. 141-142.

Richtlijnen voor de moleculaire genetica voorspellende test bij de ziekte van Huntington.
International Huntington Association (IHA) en de World Federation of Neurology (WFN) Research Group on Huntington's Chorea.
Neurologie. 44 (1994), blz. 1533-1536.

M. Losekoot, M. J. van Belzen, S. Seneca, P. Bauer, S. A. Stenhouse, D. E. Barton.
EMQN/CMGS best practice richtlijnen voor het moleculair genetisch testen van de ziekte van Huntington.
Eur J Hum Genet. 21 (2013), pp. 480-486.

J.D. Schulman, S.H. Black, A. Handyside, W.E. Nance.
Preimplantatie genetische testen voor de ziekte van Huntington en bepaalde andere dominante erfelijke aandoeningen.
Clin Genet. 49 (1996), blz. 57-58.

H.J. Stern, G.L. Harton, M.E. Sisson, S.L. Jones, L.A. Fallon, L.P. Thorsell et al. **Niet bekendgemaakte preimplantatie genetische diagnose voor de ziekte van Huntington.**
Prenat Diagn. 22 (2002), blz. 503-507.
U. Muthane. **Voorspellende genetische testen bij de ziekte van Huntington.**
Ann Indian Acad Neurol. 14 (2011), pp. S29-30.

A. Kuliev, Y. Verlinsky.
Preimplantatiediagnose: een realistische optie voor geassisteerde voortplanting en genetische praktijk.
Curr Opinie Obstet Gynecol. 17 (2005), blz. 179-183.

R. MacLeod, A. Tibben, M. Frontali, G. Evers-Kieb., A. Jones, A. Martinez-D et al.
Aanbevelingen voor de voorspellende genetische test bij de ziekte van Huntington.
Clin Genet. 83 (2013), pp. 221-231.

S.A. Schneider, R.H. Walker, K.P. Bhatia. De
Ziekte van Huntington: wat te overwegen bij patiënten met een negatieve gentest van de ZvH.
Nat Clin Practice Neurol. 3 (2007). 517–525.

S. Frank, J. Jankovic.
Vooruitgang in het farmacologische beheer van de ZvH.
Drugs. 70 (2010), pp. 561-571.

R.M. Bonelli, G.K. Wenning, H.P. Kapfhammer. Ziekte
van Huntington: huidige behandelingen en toekomstige therapeutische modaliteiten.
Int Clin Psychopharmacol. 19 (2004), blz. 51-62.

C. F. Lee, Y. Chern.
Adenosine receptoren en de Ziekte van Huntington.
In Rev Neurobiol. 119 (2014), blz. 195-232.

C. Simonin, C. Duru, J. Salleron, P. Hincker, P. Charles, A. Delval, et al. **Associatie tussen cafeïne-inname en leeftijd bij het begin van de ziekte van Huntington.**
Neurobiol Dis. 58 (2013), pp. 179-182.

J.R. Yancey, K.W. Lin.
Het vergelijken van bewijsniveaus tussen het kiezen van wijselijk en essentieel bewijs Plus.
Evid Based Med. 22 (2017), pp. 196.

P.H. Panagiotakis, J.A. DiSario, K. Hilden, M. Ogara, J.C. Fang. De
plaatsing van de DPEJ-buis voorkomt aspiratiepneumonie bij risicopatiënten.
Voeding in de Klinische Praktijk. 23 (2008), blz. 172-175.

L. Quinn, M. Busse, M. Broad, H. Dawes, C. Ekwall, N. Fritz, et al.
EHDN Fysiotherapie Begeleidingsdocument.
European HD Network Physiotherapy Working Group (2009), blz. 91.

L. Quin, M. Busee.
Ontwikkeling van fysiotherapeutische begeleiding en op behandeling gebaseerde classificaties voor mensen met de ZvH.
Neurodegener Dis Manag. 2 (2012), blz. 21-31.

H. Khalil, L. Quinn, R. van Deursen, R. Martin, A. Rosser, M. Busse. **Het gebruik van een home-based oefen-DVD bij mensen met de ZvH: de perspectieven van de deelnemers.**
Fysiek. 92 (2012), pp. 69-82.

E. Travers, K. Jones, J. Nicol.
Palliatieve zorg bij de ZvH.
In J Palliat Nurs. 13 (2007), blz. 125-130.

[658] FDA keurt eerste medicijn voor behandeling van Chorea in Huntington's Disease goed". Amerikaanse Food and Drug Administration. (15 augustus 2008).

S. Morsy, S. Khalil, M. Doheim, M. Kamel, D. El-Basiony, H. Ahmed Hassan, et al.
Efficiëntie van ethyl-EPA als behandeling voor de ziekte van Huntington: een systematische herziening en meta-analyse.
Acta Neuropsychiatr. 31 (2019), pp. 175-185.

P. Harper.
Genetische counseling en presymptomatische testen.
In G. Bates, P. Harper, L. Jones (Eds.). Huntington's Disease - Derde editie. Oxford: Oxford University Press. (2002), blz. 198-242.

P.S. Harpe
r **Huntington: een klinisch, genetisch en moleculair model voor polyglutamineherhaalde aandoeningen.**
Philos Trans R Soc Lond B Biol Sci. 354 (1386): (1999), blz. 957-961.

S. Andrew, Y. Goldberg, B. Kremer, H. Telenius, J. Theilmann, S. Adam, et al. **De relatie tussen trinucleotide (CAG) herhalingslengte en klinische kenmerken van de ziekte van Huntington.**
Nat Genet. 4 (1993), blz. 398-403.

D. Crauford, J. Snowden.
Neuropyschologische en neuropsychiatrische aspecten van de ZvH.
In G. Bates, P. Harper, L. Jones (Eds.). Huntington's Disease - Derde editie. Oxford: Oxford University Press. (2002), blz. 62-87.

L. Di Maio, F. Squitieri, G. Napolitano, G. Campanella, J. Trofatter, P. Conneally.
Zelfmoordrisico bij de ZvH.
J Med Genet. 30 (1993), blz. 293-295.

P. Harper.
De epidemiologie van de ZvH.
In G. Bates, P. Harper, L. Jones (Eds.). Huntington's Disease - Derde editie. Oxford: Oxford University Press. (2002), blz. 159-189.

I. Sharon, R. Sharon, J. P. Wilkens, T. Ersan.
Huntington Dementie.
Emedicine, WebMD. Medscape. (2010).

E. Driver-Dunckley, J. N. Caviness. De
Ziekte van Huntington.
In A. Schapira (Ed.). Neurologie en Klinische Neurowetenschappen. Mosby Elsevier. (2007), blz. 879-885.

S. J. Evans, I. Douglas, M. D. Rawlins, N. S. Wexler, S. J. Tabrizi, L. Smeeth. **Prevalentie van de ziekte van Huntington bij volwassenen in het Verenigd Koninkrijk op basis van diagnoses die zijn geregistreerd in de algemene praktijkregisters.**
J Neurol Neurosurg Psychiatrie. 84 (2013), pp. 1156-1160.

R. Avila-Giróo.
Medische en sociale aspecten van de chorea van Huntington in de staat Zulia, Venezuela. Adv Neurol. 1 (1973), pp. 261-266.

J. Gusella, N. Wexler, P. Conneally, S. Naylor, M. Anderson, R. Tanzi, et al.
Een polymorfe DNA-merker die genetisch verbonden is met de ziekte van Huntington.
De natuur. 306 (5940): (1983), pp. 234-238.

F. Squitieri, S. Andrew, Y. Goldberg, B. Kremer, N. Spence, J. Zeisler, et al.
analyse van het DNA haplotype van de ziekte van Huntington onthult aanwijzingen voor de oorsprong en mechanismen van CAG uitbreiding en redenen voor geografische variaties in de prevalentie.
Hum Mol Genet. 3 (1994), blz. 2103-2114.

O. Sveinsson, S. Halldórsson, E. Olafsson.
Een ongewoon lage prevalentie van de ZvH in IJsland.
Eur Neurol. 68 (2012), blz. 48-51.

J.O. Sipilä, M. Hietala, A. Siitonen, M. Päivärinta, K. Majamaa.
Epidemiologie van de ziekte van Huntington in Finland.
Parkinsonisme Relat Disord. 21 (2015), blz. 46-49.

E. W. Almqvist, D. S. Elterman, P. M. MacLeod, M. R. Hayden.
Hoge incidentie en afwezige familiegeschiedenis bij een kwart van de patiënten met de ziekte van Huntington in British Columbia.
Clin Genet. 60 (2001), blz. 198-205.

G. Huntington.
Op Chorea.
Medisch en chirurgisch verslaggever Philadelphia. 26. Den Haag: Nijhoff. (1872), blz. 317-321.

K. Bellenir.
Huntington Ziekte.
Genetische stoornissen Sourcebook (3rd Ed.). Detroit: Omnigrafie. (2004), blz. 159-179.

P. Harper. De Ziekte
van Huntington: een historische achtergrond.
In G. Bates, P. Harper, L. Jones (Eds.). Huntington's Disease - Derde editie. Oxford: Oxford University Press. (2002), blz. 3-24.

A. Wexler, N. Wexler.
De vrouw die de zee in liep.
Huntington's en the Making of a Genetic Disease. Yale University Press. (2008), blz. 288.

J.C. Lunds **Chorea Sti Viti i Sætersdalen. Uddrag af Distriktslæge Medicinalberetning voor 1860.**
Beretning Om Sundhedstilstanden: 137-138.

D. J. Lanska.
George Huntington (1850-1916) en erfelijke chorea.
J Hist Neurosci. 9 (2000), blz. 76-89.

I. A. Brody, R. H. Wilkins.
Huntington's chorea.
Arch Neurol. 17 (1967), pp. 331.

S. E. Jelliffe, E. B. Muncey, C. B. Davenport.
Huntington's Chorea: Een studie in Erfgoed.
J Nerv Ment Dis. 40 (1913), pp. 796-799.

C.B. Davenport, E.B. Muncey. Huntington's
chorea in relatie tot erfelijkheid en eugenetica.
Ben J Insanity. 73 (1916), pp. 195-222.

P.R. Vessie.
Op de overdracht van de chorea van Huntington voor 300 jaar - de Bures-familie.
J Nerv Ment Dis. 76 (1932), pp. 553-573.

A. R. Wexler.
Chorea en gemeenschap in een negentiende-eeuwse stad.
Bull Hist Med. 76 (2002), blz. 495-527.

P.M. Conneally. Ziekte
van Huntington: genetica en epidemiologie.
Am J Hum Genet. 36 (1984), blz. 506-526.

N. S. Wexler.
Huntington's disease: advocacy driving science.
Annu Rev Med. 63 (2012), pp. 1-22.

Het Venezuela Huntington project. De website van de Stichting Erfelijke Ziekte. Stichting Erfelijke Ziekte. (2008).

M. Macdonald.
Een nieuw gen dat een trinucleotideherhaling bevat die uitgebreid en onstabiel is op de chromosomen van de ziekte van Huntington.
Cel. 72 (1993), blz. 971-983.

L. Bertram, R. E. Tanzi.
De genetische epidemiologie van neurodegeneratieve ziekten.
J Clin Invest. 115 (2005), blz. 1449-1457.

A. La Spada, D. Roling, A. Harding, C. Warner, R. Spiegel, I. Hausmanowa-Pet et al.
Meiotische stabiliteit en genotype-fenotype correlatie van de trinucleotide herhaling in X-gelinkte spinale en bulbaire spieratrofie.
Natuurlijke Genetica. 2 (1992), blz. 301-304.

C.A. Ross, S.J. Tabrizi. Ziekte
van Huntington: van moleculaire pathogenese tot klinische behandeling.
Lancet Neurol. 10 (2011), pp. 83-98.

Wat is HD? Vereniging voor de Ziekte van Huntington.

C.B. Davenport.
Huntington's Chorea in Relation to Heredity and Eugenics.
Proc Natl Acad Sci USA. 1 (1915), pp. 283-285.

B. E. Rollin. De
regulering van dierproeven en de opkomst van de dierethiek: een conceptuele geschiedenis.
Theor Med Bioeth. 27 (2006), blz. 285-304.

R.M. Doerflinger.
Het probleem van misleiding bij embryonaal stamcelonderzoek.
Cel Prolif. 41 (2008), blz. 65-70.

M.A. Chapman.
Voorspellende tests voor genetische ziekten bij volwassenen: ethische en juridische implicaties van het gebruik van koppelingsanalyses voor de ZvH.
Am J Hum Genet. 47 (1990), blz. 1-3.

M. Huggins, M. Bloch, S. Kanani, O. Quarrell, J. Theilman, A. Hedrick, et al. **Ethische en juridische dilemma's die zich voordoen tijdens voorspellende tests voor de ziekte van Alzheimer: de ervaring van de Ziekte van Huntington.**
Am J Hum Genet. 47 (1990), blz. 4-12.

[699] Insurance Genetics Moratorium verlengd tot 2017.
Vereniging van Britse Verzekeraars. (Persbericht). 5 april 2011.

Expert steunt de onthulling van de gentest. BBC-artikel. 7 juni 2007.

J. Binedell, J. R. Soldan, J. Scourfield, P. S. Harper.
Voorspellend onderzoek naar de ZvH: het geval voor een assessmentbenadering van verzoeken van adolescenten.
J Med Genet. 33 (1996), blz. 912-918.

P. Borry, T. Goffin, H. Nys, K. Dierickx.
Voorspellende genetische tests bij minderjarigen voor volwassen genetische ziekten.
Mt Sinai J Med. 75 (2008), blz. 287-296.

P.R. Braude, G.M. De Wert, G. Evers-Kiebooms, R.A. Pettigrew, J.P. Geraedts. **Nietopenbaarmaking preimplantatie genetische diagnose voor de ZvH: praktische en ethische dilemma's.**
Prenat Diagn. 18 (1998), blz. 1422-1426.

De International Huntington Association. (2013).

Resolutie 531 van de Amerikaanse Senaat. Amerikaanse Senaat. (6 april 2008).

L. Odling-Smee.
Biomedische filantropie: De geldboom.
De natuur. 447 (7142): (2007), blz. 251.

CHDI Foundation, Inc. (2011).

E. Check.
Biomedische filantropie: liefde of geld. De
natuur. 447 (7142): (2007), blz. 252-253.

C. Turner, A. H. Schapira.
Mitochondriale zaken van de hersenen: de rol in de ZvH.
J Bioenerg Biomembr. 42 (2010), blz. 193-198.

E.J. Wild, S.J. Tabrizi.
Doelstellingen voor toekomstige klinische proeven met de ZvH: wat zit er in de pijplijn?
Bewegingsverwarring. 29 (2014), blz. 1434-1445.

S. Solomon,
Taube om het onderzoek naar de ziekte van Huntington in de VS voor 3 miljoen dollar te financieren.
The Times of Israel. (3 mei 2017).

I. Munoz-Sanjuan, G. P. Bates.
Het belang van de integratie van fundamenteel en klinisch onderzoek voor de ontwikkeling van nieuwe therapieën voor de ziekte van Huntington.
J Clin Invest. 121 (2011), pp. 476-483.

J.L. McBride, M.R. Pitzer, R.L. Boudreau, B. Dufour, T. Hobbs, S.R. Ojeda et al.
Preklinische veiligheid van RNAi gemedieerde HTT onderdrukking in de resusmakaak als mogelijke therapie voor de ZvH.
Mol Ther. 19 (2011), blz. 2152-2162.

H. Kordasiewicz, L. Stanek, E. Wancewicz, C. Mazur, M. McAlonis, K. Pytel et al.
Aanhoudende therapeutische omkering van de ziekte van Huntington door voorbijgaande onderdrukking van de jacht op de synthese.
Neuron. 74 (2012), pp. 1031-1044.

D. W. Barnes, R. J. Whitley.
Antivirale therapie en longziekte.
Borst. 91 (1987), blz. 246-251.

Landmark Huntington's proces begint. (2015).

717] Veiligheid, verdraagzaamheid, farmacokinetiek en farmacodynamiek van IONIS-HTTRx bij patiënten met de ziekte van Early Manifest Huntington. ClinicalTrials.gov. (2015).

E. J. Wild, R. Boggio, D. Langbehn, N. Robertson, S. Haider, J. R. Miller, et al.
Kwantificering van gemuteerde jacht op eiwit in het hersenvocht van patiënten met de ziekte van Huntington.
J Clin Invest. 125 (2015), pp. 1979-1986.

A. Chase. Ziekte van
Huntington: hersenvocht en MRI-biomarkers voor prodromale HD.
Nat Rev Neurol. 11 (2015), blz. 245.

M.S. Keiser, H.B. Kordasiewicz, J.L. McBride. Gen
onderdrukking strategieën voor dominant geërfde neurodegeneratieve ziekten: lessen

uit de ziekte van Huntington en spinocerebellaire ataxie.
Hum Mol Genet. 25 (2016), pp. R53-64.

C.D. Clelland, R.A. Barker, C. Watts.
Celtherapie bij de ziekte van Huntington.
Neurosurg Focus. 24 (2008), blz. E9.

P.E. Cundiff, S.A. Anderson.
Effect van geïnduceerde pluripotente stamcellen op de studie van de ziekte van het centrale zenuwstelsel.
Huidige Adviezen Genet Dev. 21 (2011), pp. 354-361.

Klinische proeven zijn afgerond. Huntington Studiegroep. (2012).
J.A. O'Daly.
De rol van het cerebellum en de hersenstam in de bouw van de menselijke psique.
LAP LAMBERT omniscriptum Gmbh & Co. KG. Bahnhufstraβe 28, 6611 Saarbrücken Deutschland Duitsland (2017), blz. 1-85.

J.A. O'Daly.
Ultrastructuur van teleost netvlies I: kegels, staven, horizontaal, bipolair, amacrines, buisvormige cellen, buitenste en binnenste plexiforme lagen.
Br. J. Med. Med. Res. 19 (2017), blz. 1-16.

J.A. O'Daly.
Ultrastructuur van teleost netvlies II: interstitiële amacrines, ontwrichte amacrines, ganglioncellen, Müller vezel, adrenerge-terminals, oligodendroglia, binnenste plexiforme laag, glycogeen cytochemie.
Br. J. Med. Med. Res. 19 (2017), blz. 1-25.

J.A. O'Daly.
Ultrastructuur van het teleost netvlies.
LAP LAMBERT omniscriptum Gmbh & Co. KG. Bahnhufstraβe 28, 6611 Saarbrücken Deutschland Duitsland, (2017), blz. 1-76.

J.A. O'Daly.
De oorsprong van het zenuwstelsel ligt in de hersenen.
LAP LAMBERT omniscriptum Gmbh & Co. KG. Bahnhufstraβe 28, 6611 Saarbrücken Deutschland Duitsland, (2017), pp. 1-85.

J.A. O'Daly.
De rol van het cerebellum en de hersenstam in de bouw van de menselijke psique.
LAP LAMBERT omniscriptum Gmbh & Co. KG. Bahnhufstraβe 28, 6611 Saarbrücken Deutschland Duitsland, (2017), pp. 1-85.

J.A. O'Daly.
Geweten en onbewuste evolutie in de ziekte van Alzheimer.

LAP LAMBERT omniscriptum Gmbh & Co. KG. Bahnhufstraβe 28, 6611 Saarbrücken Deutschland Duitsland, (2018), pp. 1-221.

J.A. O'Daly.
Menselijke wezens, God begrippen, menselijke relatie met de andere dimensies.
LAP LAMBERT omniscriptum Gmbh & Co. KG. Bahnhufstraβe 28, 6611 Saarbrücken Deutschland Duitsland, (2018), pp. 1-297.

J.A. O'Daly, R. Lezama, P. J. Rodriguez, E. Silva, N. R. Indriago, G. Peña, et al.
Antigenen van *Leishmania* amastigotes veroorzaakten klinische remissie van psoriasis.
Arch Dermatol Res 301 (2009), pp. 1-13.

J.A. O'Daly, R. Lezama, J. Gleason.
Isolatie van *Leishmania* amastigotes eiwitfracties, die lymfocytenstimulatie en remissie van psoriasis veroorzaakten.
Arch Dermatol Res. 301 (2009), pp. 1-17.

J.A. O'Daly, B. Rodriguez, T. Ovalles, C. Pelaez.
Lymfocytensubsets in het perifere bloed van patiënten met psoriasis voor en na behandeling met leishmania-antigenen.
Arch Dermatol Res. 302 (2010), pp. 95-104.

J.A. O'Daly, J.P. Gleason, G. Peña, I. Colorado.
Gezuiverde proteïnen uit *leishmania* amastigotes induceerden vertraagde type overgevoeligheidsreacties en remissie van collageen-geïnduceerde artritis in diermodellen.
Arch Dermatol Res 302 (2010), pp. 567-581.

J.A. O'Daly, J. Gleason.
Antigenen van *Leishmania* amastigotes die een klinische remissie van psoriasis veroorzaken: Relatie tussen Leishmaniasis en psoriasis.
J Clin Dermatol DERMA. 1 (2010), blz. 47-57.

J.A. O'Daly, J. Gleason, R. Lezama, P. J. Rodriguez, E. Silva, N. R. Indriago.
Antigenen van Leishmania amastigotes die een klinische remissie van psoriatische artritis veroorzaken.
Arch Dermatol Res 303 (2011), pp. 399-415.

J.A. O'Daly.
Psoriatische artritis: Soorten, gezondheidseffecten en behandelingen.
Boek hoofdstuk NOVA uitgevers New York (2011).

J.A. O'Daly.
Psoriatische ziekte: een systemische pathologie, gestructureerd door psoriasis,

psoriatische artritis en comorbiditeiten.
J Clin Rheumatol Musculoskelet Med. 21 (2011), blz. 1-11

J.A. O'Daly.
Psoriasis, een systemische ziekte buiten de huid, zoals blijkt uit psoriatische artritis en vele comorbiditeiten. Klinische remissie met een Leishmania amastigotes-vaccin, een serendipiteitsvinding.
Intech Publishers, Book Chapter J. A. O'Daly Ed. (2012), blz. 1-57.

741] J. A. O'Daly, H. Spinetti, M. B. Rodríguez, L. Acuña, P. García, L. Castillo et al.
Amastigote proteïnen van verschillende stammen van leishmaniasis beschermen de mens tegen leishmaniasis in het gebied van Guatire, Edo. Miranda, Venezuel a.
Gaceta Médica de Caracas. 103 (1995), blz. 133-177.

742] J. A. O'Daly, H. Spinetti, M. B. Rodríguez, L. Acuña, L. Castillo, L. Zambrano, et al.
Vergelijking van de therapeutische effecten van het mengsel van promastigote + BCG, amastigote-gezuiverde antigenen en Glucantime in een hyperendemisch gebied van cutane Leishmaniasis, in Guatire, Edo, Miranda, Venezuela.
Gaceta Médica de Caracas 103 (1995), blz. 327-357.

J.A. O'Daly, H.M. Spinetti, J. Gleason, M. B. Rodriguez.
Klinische en immunologische analyse van acute en chronische cutane leishmaniasis, voor en na verschillende behandelingen.
J Parasitol Res. Artikel ID 657016, (2013), blz. 12
J.A. O'Daly, P. Garcia, M.B. Rodriguez, T. Ovalles.
Leishmania promastigotes afgescheiden/uitgescheiden producten, karakterisering en bescherming van BALB/c-muizen tegen virulente parasieten door vaccinatie.
Ann Infect Dis 1 (2012), pp. 1-12.

J.A. O'Daly.
Een vergelijking van de moleculaire biologie van Trypanosomen en Leishmaniae en de impact daarvan op de ontwikkeling van methoden voor de diagnose en vaccinatie van Leishmaniasis en de ziekte van Chagas.
Biol Res. 26: (1993), blz. 219-224.

J.A. O'Daly.
Antigenen van Leishmania amastigotes beschermen de mens tegen Leishmania.
Lap Lambert Academic publishing is in imprint der/is een handelsmerk van omniscriptum Gmbh & Co. KG. Bahnhufstraβe 28, 6611 Saarbrücken Deutschland Duitsland (2017), pp. 1-94

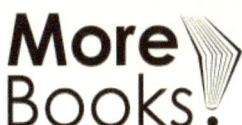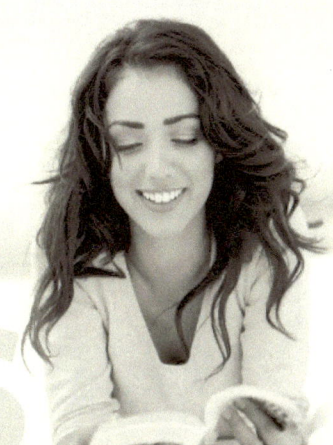

I want morebooks!

Buy your books fast and straightforward online - at one of world's fastest growing online book stores! Environmentally sound due to Print-on-Demand technologies.

Buy your books online at
www.morebooks.shop

Kaufen Sie Ihre Bücher schnell und unkompliziert online – auf einer der am schnellsten wachsenden Buchhandelsplattformen weltweit! Dank Print-On-Demand umwelt- und ressourcenschonend produziert.

Bücher schneller online kaufen
www.morebooks.shop

KS OmniScriptum Publishing
Brivibas gatve 197
LV-1039 Riga, Latvia
Telefax: +371 686 204 55

info@omniscriptum.com
www.omniscriptum.com

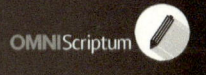

www.ingramcontent.com/pod-product-compliance
Lightning Source LLC
LaVergne TN
LVHW041703060526
838201LV00043B/560